普通高等教育医学类系列教材

医患关系学

第 2 版

U0389129

主　编　王明旭　尹　梅

副主编　赵增仁　巩守平　金哲虎　段文利

编　委（以姓氏笔画为序）

王　彧（哈尔滨医科大学）　　　　　　　　王成伟（新疆医科大学附属肿瘤医院）

王明旭（西安交通大学）　　　　　　　　　王战云（哈尔滨医科大学附属第一医院）

王洪亮（吉林大学白求恩第一医院）　　　　王桂芝（新疆医科大学第六附属医院）

王晓彤（哈尔滨医科大学附属第二医院）　　尹　梅（哈尔滨医科大学）

田志强（山西白求恩医院）　　　　　　　　史　策（哈尔滨医科大学附属第一医院）

吉鹏程（西安交通大学）　　　　　　　　　巩守平（西安医学院）

吕　晔（西安交通大学第二附属医院）　　　刘　峰（铜川市人民医院）

安富荣（西北妇女儿童医院）　　　　　　　李轶龙（哈尔滨医科大学附属第一医院）

李惠艳（哈尔滨医科大学附属第三医院）　　肖　巍（四川省科学城医院）

宋　彬（西安交通大学）　　　　　　　　　张　萌（哈尔滨医科大学）

张少毅（四川大学华西第二医院）　　　　　张持晨（南方医科大学）

张洪松（四川大学）　　　　　　　　　　　张维帅（哈尔滨医科大学）

张敬宇（河北医科大学第二医院）　　　　　和新颖（西安交通大学第一附属医院）

金哲虎（延边大学附属医院）　　　　　　　宗亚力（江苏省徐州仁慈医院）

屈　波（成都医学院第一附属医院）　　　　赵增仁（河北医科大学第一医院）

段文利（北京协和医院）　　　　　　　　　高　明（安徽医科大学第二附属医院）

董　麟（四川省都江堰市妇幼保健院）　　　韩　竹（哈尔滨医科大学附属第二医院）

温春峰（西安医学院）

秘　书　宋晓琳（哈尔滨医科大学）

科学出版社

北　京

内 容 简 介

  和谐医患关系是构建和谐社会的重要因素之一。战胜疾病是医患双方共同努力的目标。医患关系学既研究影响诊疗疾病和医患关系的诸多因素，又探索如何以沟通医患双方相关信息来优化诊疗疾病，改善医患关系，同时研究如何将心理学、行为科学以及人文和社会等学科的理论和一些方法运用到改善医患关系中，丰富医学科学的内涵，推进现代医学诊治疾病和维护人类健康的发展。

  本书可作为高等医药院校教材，也可作为医务工作者、医疗行政管理人员、医学院校师生参考书。

图书在版编目（CIP）数据

医患关系学/王明旭，尹梅主编. —2 版. —北京：科学出版社，2024.3
普通高等教育医学类系列教材
ISBN 978-7-03-077275-6

Ⅰ. ①医… Ⅱ. ①王… ②尹… Ⅲ. ①医患关系–医学院校–教材
Ⅳ. ① R197.323.4

中国国家版本馆 CIP 数据核字（2023）第 251734 号

责任编辑：王锞韫/责任校对：宁辉彩
责任印制：赵 博/封面设计：陈 敬

科学出版社 出版

北京东黄城根北街 16 号
邮政编码：100717
http://www.sciencep.com

保定市中画美凯印刷有限公司印刷
科学出版社发行 各地新华书店经销

*

2008 年 5 月第 一 版 开本：787×1092 1/16
2024 年 3 月第 二 版 印张：14
2024 年 7 月第十九次印刷 字数：410 000

定价：65.00 元
（如有印装质量问题，我社负责调换）

前　言

健康是人与社会全面发展的必然要求，是民族昌盛和国家富强的重要标志。2016 年中共中央、国务院印发了《"健康中国 2030"规划纲要》，2017 年党的十九大报告提出实施健康中国战略，2019 年《国务院关于实施健康中国行动的意见》出台，2022 年党的二十大报告进一步提出推进健康中国建设。医疗卫生事业的发展是打造健康中国、构建社会主义和谐社会的重要内容，健康、紧密、和谐的医患关系是其中不可或缺的关键因素和重要路径。新时代健康中国战略的部署实施赋予了医患关系新内涵、新要求，体现出鲜明的时代特征、明确的问题导向和强烈的创新需求。

从第 1 版教材出版至今，已有十几年。医学科学的进步、医学教育的发展以及国家卫生保健制度改革的不断深化，都对医患关系学提出了新的要求。因此，我们对第 1 版教材进行了修订。

本教材的再版，我们遵循了理论上要善于发声、实践上要精于指导的基本原则，在顶层设计和视野拓宽的基础上，进一步优化了结构，有机整合了教材内容，改写、充实、调整了部分章节，将原书十七章整合为十二章，使教学内容更符合"更新、更深、更精"的目标。主要修订的章节内容为：原书中第九章至第十四章都是关于医患沟通的内容，鉴于目前医患沟通已经有专门的课程和教材，本版中删除了这部分内容，只保留了一节相关的内容；增加了四章新的内容：医患关系的基本理论、特定情境下的医患关系、新兴卫生服务中的医患关系和医学发展中的医患关系；较大改写了医患关系的影响因素、和谐医患关系的构建和医患冲突中的医患关系；补充调整了医患权利和义务的内容。

教材修订是一项复杂的工作，既要保留原教材的精华，又要有机融入新观点、新知识，再版教材的编写更注重针对性、规范性、灵活性和创新性的协调发展，根据学科互补与发展的需要，本版教材的编写队伍中增加了在本学科领域内有影响力的临床专家和管理者，修订内容凝结着每一位编者的心血和智慧。本教材由国内 27 所高等院校和医疗机构合作完成。具体写作分工如下：第一章，王明旭、吉鹏程；第二章，尹梅、史策、张萌、田志强、张持晨；第三章，赵增仁；第四章，宋彬、李惠艳、肖巍；第五章，张维帅、王战云、张少毅；第六章，屈波、高明、韩竹、王成伟、王桂芝；第七章，张敬宇、王洪亮、金哲虎、温春峰、刘峰、尹梅、宋晓琳；第八章，宗亚力、王晓彤、董麟、李轶龙、徐继生、刘峰；第九章，张洪松；第十章，和新颖、安富荣；第十一章，巩守平、吕晔、段文利、陈虹；第十二章，王彧，修订教材的编写秘书由宋晓琳担任。本教材适合医学生及医务工作者使用，也适合作为医学伦理学、医学社会学等课程的参考教材。

本教材的顺利完成，首先要感谢科学出版社的领导和编辑们的真诚信任和委托；其次要感谢所有参编作者的共同努力与协作。在修订过程中，《中国医学伦理学》杂志吉鹏程主任和哈尔滨医科大学人文社科学院宋晓琳老师在教材统稿和校对方面做了非常多的工作，在此一并表示最衷心的感谢！

尽管我们做了相当大的努力，但由于水平有限，有些想法在书中还是不能完全实现，疏漏也在所难免，诚盼各位同道和使用本教材的同学们提出宝贵的意见！

王明旭　尹　梅

2023 年 4 月

目　　录

第一章 绪 论

离开自然环境，人类生存所依赖的必需的物质条件就没法满足；离开社会，人就不能称为人，这是由人的社会性决定的，人具有社会性是人区别于其他动物的重要标志。人类在长期的社会生活中，形成了各种各样的关系。医患关系是医务人员与患者在医疗过程中产生的特定医治关系，是医疗人际关系中的关键。

本章从医患关系概述、医患关系学概述、医患关系学与其他学科的关系三部分对医患关系学的基础内容进行解读。关于医患关系概述，从人际关系的概念、形式和特点出发，引出医患关系的相关理论和医患关系学的内涵；关于医患关系学概述，讨论了医患关系学的研究对象、研究内容、研究任务及其意义、现状和趋势；关于医患关系学与其他学科的关系，讨论了医患关系学与医学、法学、心理学、行为医学、人际关系学、医学伦理学等多学科之间的相互关系。这三部分内容构成了医患沟通学的基础，对学习本学科具有非常重要的意义。

第一节 医患关系概述

人是群居的动物，为了生存和发展就必须和他人结成各种关系。每个人一生下来就处于原已存在的各种社会关系中，并通过自身的选择和活动发展着各种人际关系。人际关系从本质上说是一种社会关系，它受各种复杂的社会关系的制约，反过来，它又影响着不同社会关系之间相互作用的方式。

我们每一个人处在社会生活中，要扮演不同的社会角色，在每一种社会生活环境中都要与其他人产生关系，这就形成了在家庭中的亲子关系、夫妻关系；在学校中的师生关系、同学关系；在单位中的同事关系；在社会交往中的朋友关系、亲戚关系、同乡关系、同行关系，虚拟世界中的网友关系等。总之，有的关系是因为生下来所处的血缘、亲缘、地缘形成的；有的关系是因为业缘形成的，在现代通信技术高度发达的当下，有的关系则是因为网缘形成的，而各种关系可能是相互交织的。人际关系受到经济、社会、政治、文化等各方面因素的影响，每个个体都生活在各种各样的人际关系之中。

一、人际关系

(一)人际关系的概念和内容

从广义上讲，人际关系是指人们在物质交往和精神交往基础上形成和发展起来的人与人之间的各种联系。人际关系是与人类同步发生与发展的最普遍的一种关系，它是人们之间最直接、最常见的一种关系，存在于人们社会关系的各个方面。它存在于人际认知、人际情感和人际行为之中。

从狭义上讲，人际关系是指人们在社会生活中，通过互相认知、情感互动和交往行为而形成和发展起来的人与人之间的相互关系。这个概念反映了以下三点：①人际关系是在人与人之间发生社会性交往和协同活动的条件下产生的；②它反映了个人与群体满足其社会需求的心理状态；③人际关系的变化和发展，取决于双方彼此交往中物质和精神的需要被满足的程度。

(二)人际关系的性质和特点

1. 人际关系的性质 人际关系（除与生俱来的血缘、亲缘、地缘关系外）是人与人之间在社会交往中建立起来的，其动机是出于某一种需要，或者说是为了实现某一种目的，具有一定的利益性。也就是说，人际关系建立的基础是需要，需要包括物质需要与精神需要，物质需要和精神需要也可以认为是利益需要和情感需要。从这个角度来看，人际关系大致可以分为积极、和谐的关系和消极、紧张的关系。

如果交往能够满足双方的需要，相互间就会产生并保持相互间亲近的心理关系，如友谊、信任可使人们互相接近，这就是积极的关系，这种关系强调宽容、接纳、和谐共处，营造友好轻松的气氛；在建立积极的关系时要注意文明交往、尊重彼此、团结友爱、相互包容，这样的关系才会带来正能量。比如在医务活动中，患者由于寻求康复来到医院而产生求医行为。如果医务工作者在与患者接触过程中，理解患者的感受，尊重患者的人格，能够切实地解除患者的疾病痛苦，双方就会建立良好的人际关系。相反，即使患者由于健康需要主动来找医生，但如果医生的态度生硬，不懂得尊重和关怀患者，双方就很难建立起良好的人际关系。

并不是所有的关系都是积极的，一些认知的分裂或者利益冲突则会使关系双方产生厌恶乃至敌对的情绪。表现比较突出的是国家与国家之间、地区与地区之间，有的可以和平共处、有的却战争绵延，给地区和世界安定带来了挑战。在一些组织内部或者不同的组织之间，也会存在消极、紧张的关系，这些紧张、消极的关系必然影响人与人之间的交往，可能引起人们消极、否定的情感体验。

2. 人际关系的特点　人际关系是和人们的情感体验直接联系的。良好的人际关系使人心情舒畅、精神愉悦，可以促进学习和工作效率的提高。相反，人们如果处于经常发生矛盾和冲突的人际关系中，经常受到不愉快的言论和行为的刺激，就会处于悲伤、抑郁和烦躁的情绪状态中，就会感受到压抑、孤独和无助感，进而影响正常学习和工作，进一步还会影响身心健康。

人际关系是一种交往，是互动的，双方总会以一定的方式对对方的言行作出应答。至于双方互动的方式则取决于这种关系的性质、双方互动的条件和环境，以及双方所处的地位和扮演的社会角色。例如，领导与被领导者的互动方式显然不同于同事间的互动方式；教师与学生之间的互动方式也不同于医务人员与患者之间的互动方式。人际交往的互动过程取决于人们的需要及满足需要的方式，有的交往也许经过一次互动就完成了，有的则需要持续相当长的过程以至终身。

（三）人际关系的要素

人际关系的要素包括了认知、情感、行为三方面。其中，相互认知是人际关系的前提，情感互动是人际关系的特征，行为交往是人际关系的手段。

1. 认知　相互认知是人际关系的前提条件，人际关系是在人与人的交往过程中，通过彼此相互感知、识别、理解而建立的心理关系。

2. 情感　情感互动是人际关系的重要特征，人际关系以彼此满意或不满意、喜爱或厌恶等情绪情感为特征。只有对满足需要的事物才能产生积极的情绪体验，而对阻碍需要满足的事物则产生消极的情绪体验。

3. 行为　行为交往是人际关系的沟通手段，在人际关系中，不论是认知因素还是情感因素，都要通过行为表现出来。行为是指言语、举止、作风、表情、手势等一切表现个性的外部动作，它是建立和发展人际关系的手段。

当前，中华民族正在向第二个百年奋斗目标迈进，我们要批判地继承古今中外思想家们提出的某些人际关系的理论和方法，更要继承中华民族人际关系的优良传统。在建设和谐社会、倡导公民建立良好人际关系的工作中，要体现文明礼貌、履行职责、发扬美德、团结友爱等特点，为中华民族的伟大复兴贡献力量。

二、医患关系

处理好医患关系是实践医学目的、发扬医学职业精神的关键环节，是实现医学行为的社会保障功能、使医疗活动有序运行的关键部分。医患关系是伴随着医疗活动诞生的，自从有了人类的医疗活动，便随之产生了医患关系。当前，我国医改工作全面深入推进，分级诊疗、医养结合等宏观医改政策在全面推进；互联网医疗、智慧医疗、人工智能、手术机器人等高新前沿技术在快速地应用于具体的医疗实践中；我国社会快速进入老龄化对医疗服务造成的压力以及重大公共卫生事件对医疗的需求等都给医患关系带来了挑战，也给我们思考构建和谐医患关系带来了机遇。为了更好地承担起医学救死扶伤、治病救人的崇高使命，构建和谐的医患关系，深入研究医患互动的规律；研究医患之间相互尊重、相互信任的行为机制；分析医患双方各自的社会角色、行为模式及其权利和义务，以及医患之间有效沟通的原则和方法是十分必要的。医患关系学所面临的这些重大课题，要求每个医务工作者和医院管理工作者、卫生管理者、医学科研工作者、智能医疗器械设备开发者乃至我们的医学生都必须重视医患关系学，并学习、研究、实践之。

（一）医患关系的概念

医患关系是重要的人际关系之一。健康是人类永恒的需求，医疗实践因而成为人类最重要的实践活动之一，伴随着医疗服务活动的医患关系也成为一种最基本的人际关系。医患关系有狭义和广义两种理解：狭义的医患关系指医生和患者个体之间的相互关系；广义的医患关系指以医务人员为中心的包括所有与医疗服务有关的一方，与以患者为中心的包括所有与患者健康利益有直接关系的一方所构成的群体与群体之间的多方面的关系。简言之，即以医生为主体的人群与以患者为主体的人群之间的关系。正如西格里斯（Sigcrist）所指出的那样："每一个医学行动始终涉及两类当事人：医生和患者，或者更广泛地说，医学团体和社会，医学无非是这两群人之间多方面的关系。"医患关系是整个医学关系中最本质的内容，是涉及医疗质量和医疗服务水平的关键环节。医患双方都是具有主体意识的主体，医者施医，帮助患者恢复健康；患者求医，接受来自医者的治疗和指导，以争取早日康复。医患关系这种双向活动，不但决定了双方在医疗活动中的地位和作用，也决定了双方的权利和义务。它要求医者必须尊重患者，尊重患者知情同意、不受伤害和获得最佳服务的权利，患者也应当接受医者正确的医疗和指导，遵从医嘱，以达到早日康复的目的。从这个角度考虑，广义的医患关系：一则医学行为是一种团队行为，不调动所有与医疗服务相关人员的主动性和积极性，就无法严格保障医疗质量的落实；二则和患者利益直接有关的人和群体，如患者的家属等，他们会对患者发挥很大的影响，不做好这方面必要的沟通工作，也会影响正确医疗方案的执行；三则无论是医方还是患方，与之相关的各个方面对整个医疗过程的合理性和合法性都发挥着重要监督作用，是改进医疗服务不可缺少的力量。医患关系看似是一种自然的、客观存在的关系，但由于涉及的医患双方都是有主观意志的人，都是具有不同性格、不同生活经历、不同价值观念、不同认知水平和不同心理及社会需求的人，双方就可能出现各种碰撞，乃至一些不可预见的情况，因此，对医患关系进行深入研究，了解它的本质和特点，了解它的运行规律，是必要的。

（二）医患关系的性质和特点

医患关系具有多方面的社会属性，如何把握其本质属性，是理解医患关系特点和内容的基础。

1. 医患关系的性质 医疗服务是一种特殊性质的社会服务，它不同于一般的消费服务，也不同于各种形式的管理服务和行政服务，它是涉及人们生命安危和健康保障的一种特殊服务。医患关系的各种属性中，最本质的是契约关系和信托关系，也包括了法律关系。

（1）契约关系：医患关系是建立在平等、自愿基础上的契约关系。门诊患者挂号就诊，住院患者办住院手续，医患双方实际就形成了在医疗活动之中权利和义务的约定，形成了契约关系。医患双方在法律地位上是平等的，双方相互信任，都有各自的独立人格和意志，没有高低、贵贱、主从之分，不存在管理与被管理、领导与被领导的关系。医师既不是患者的领导，也不是患者的雇员；患者既不是医师的下级，也不是医师的雇主，双方是为了追求健康利益而走在一起的，双方应当相互尊重、平等相待。医务人员在诊治活动中要尊重患者的权利、人格和情感体验，患者也应当尊重医务人员的职业自主权、人格和他们的劳动。医患任何一方都不能把自己的意志强加给另一方，不能强迫一方听命于自己。医患双方应当遵循诚信原则，严格履行自己的义务和承诺，应当向对方提供准确和详细的医疗活动所必需的信息。医患双方应当遵循他们所承担的社会角色的行为规范，特别是法律规范和道德规范。

（2）信托关系：把医师看作生命和健康的守护神。"信托"中的信就是指医患相互间的信任，主要是医师取得患者的信任。为此医师一是要取得患者的信任，二是不要辜负这种信任。信任关系是医患关系建立的基础，患者如果不信任某个医师，就不可能到他那里去就诊。医师是靠自己的学识、技术、素质和全心全意为患者服务的精神赢得患者信任的。托是指托付、寄托，即把保障自己健康和生命的重任托付给医师，这是在对医师高度信任的基础上产生的一种行为。在医疗活动中，患者是求医者，由于他们缺乏医学知识和诊疗技术，他们需要从医师那里取得专业的指导和帮助，达到祛病健身的目的。患者求医的目的是明确的，消除病痛的愿望是迫切的，对医师寄予的期望是极高的，这就分外加重了医师身上的责任。这种信托要求，使医患双方在相互信赖的基础上结成了一种特殊的关系。

2. 医患关系的特点　医患关系作为一种人际关系，既体现为医师对患者的关怀和救助关系，也体现为对患者的沟通和指导关系。患者作为"需方"，医务人员作为"供方"，他们之间形成一种特殊的供需关系。在这种关系中，需方是核心，供方是围绕着需方需求开展活动的，主要表现为以下一些特点。

（1）医患双方利益的根本一致性：医患关系是围绕着患者健康利益建立起来的，患者求医，医者施治，医患之间形成了相互依存、密不可分的关系。医生因患者而存在、发展，医学因研究疾病而形成庞大的理论和技术体系。没有患者，医生就失去了存在的价值，没有医生，患者的健康和生命安全也会失去有效的保证。患者求医，是为了把自己的疾病治愈，医生看病，也是为了救死扶伤，促进患者的康复，双方在根本利益上是一致的。医生的服务态度越好，医疗技术越高明，就越会赢得患者和社会的尊敬和肯定，就越能体现其自我实现的价值。患者则希望所有医生都成为妙手回春的好医生，只要去求医，就会药到病除。这种根本利益的一致性很容易使医患之间形成亲密和互信的关系，这种情况在其他行业中是比较少见的。医患关系应当成为社会上最和谐的人际关系，这是医患双方的共同期望，也是全社会的共同期望。当然，不是说医患关系之中就没有矛盾，医患关系和其他人际关系一样，受多种因素的影响，也会出现各种不同性质、不同程度的矛盾。但医患双方根本利益的一致性，却是医患关系的一个根本特点。

（2）人文性：医患关系是一种重要的人际交往关系，是医生对患者实施救助过程发生的人际交往关系。医患关系中不仅具有深厚的文化积淀，而且充满着人文精神，充满着利他主义精神，是人类社会互助精神的充分发扬和升华。医生承担着为患者提供保健照顾的义务，成为患者患病期间可以信赖、可以依托的支柱。患者在患病期间，被允许可以发生在正常情况下不允许发生的行为，成为患者角色中的重要内容，医生对这些行为举止是宽容的、关怀的，并尽量使患者免受疾病的煎熬而尽快康复。医生对患者抗病行为是激励的，使用一切方法调动患者和疾病抗争的积极性。医生不仅关怀患者身体健康问题，也关心患者的心理健康问题。医生关怀患者是不要求回报的，医生对患者感情是真挚的，是不夹杂求得某些与医疗无关利益内容的。医生关怀患者，但始终保持以清醒的科学态度对待疾病，而不是使某种情感扰乱对疾病的诊治，医生对患者的情感是倾注在为患者提供最佳医疗服务上的。应当看到，随着医学科学技术的发展，大量的高新技术、智慧诊疗设备介入医疗过程，医生对设备的依赖逐步增强，影响了医患间的思想情感交流；医学分科越来越细，专科化使得一个医生只对某种疾病负责或疾病的某个环节精通，从而分解了前来就诊的患者，削弱了医患间的思想情感联系；加之受生物医学模式的长期影响，一些医生只关心解剖结构、病理变化、细菌和病毒等，不关注整体的人。这些因素的存在，更加要求把患者看作一个整体的人，如果丢掉了人本原则，医学就会失去灵魂。

（3）平等性：医患间的平等关系源于他们都是具有独立人格和自由意志的人，医生与患者应该建立起相互尊重、平等对待的关系。一是尊重人的生存权和健康权，坚持人的生存权和健康权是神圣不可侵犯的，医生对任何受到健康威胁的患者都有救助的义务，见死不救是医务人员最大的失职；二是医患双方所处的地位是平等的，双方之间都是具有法定权利和义务的主体，他们之间的交往是平等的，谁也没有支配对方的特权；三是医生对患者应当一视同仁、平等对待，不论患者社会地位高低、工作性质如何，不论患者与医务人员是否认识，不论患者是否能给医务人员提供方便，都应普同一等，他们的人格都应得到尊重，他们的权利都应得到维护，对任何患者都不能特殊对待；四是患者要平等对待所有医务人员，尊重他们的人格和职业，不能因为他们分工不同和在医疗活动中发挥的作用不同，而采取不同的态度，从而伤害一部分人的自尊心和人格；五是医患间的平等关系是一种建立在文明和礼仪基础上的人际关系，医务人员作为医患关系主导的一方，更应严格要求自己，医务人员应该行为端庄、语言文明、态度和蔼可亲，关怀、爱护和体谅患者，善于用自己的言行去调整患者的心理状态，医务人员与患者接触过程中应该始终保持理性状态，不能因任何因素产生不利于患者的不良情绪。医生良好的言行和公正态度会给患者以良性影响，有利于在医患之间构建和谐的互动关系。

（三）医患关系的内容

医患关系是发生在医疗服务过程中的人际关系，根据与诊疗实施有无直接关系，可分为技术关系和非技术关系。其中，技术关系是联系医患关系的纽带，是构成医患关系的基础；非技术关系是实施诊疗以外但又与诊疗密切相关的医患间的关系，没有这些关系，医患之间就难以进行有效的互动，诊疗工作也难以顺利施行。

1. 技术关系 医学是一种"高技术、高压力、高风险、高负荷"的技术工作，医生运用自己的医学知识和医学技术对患者诊疗，患者则主动配合这种治疗并要求医生说明这样做的目的和意义。医患双方都是在有意识地进行互动，医生直接或通过各种仪器在患者身上进行操作，患者则通过接受操作达到治疗疾病的目的。医患双方在这种技术行为中的相互交往，就构成医患间的技术关系。医患间的技术关系是医患关系的基石，患者求医就是为了获得医生的技术帮助，如果没有这种需求，医患双方就不会开展交往。医生的技术水平、诊断治疗水平、人文关怀能力等，对于患者的康复具有重要意义。正确的诊断和恰当的治疗是医学技艺的极高要求，也是解除患者身心痛苦最有效的手段。由于医患双方是在医疗技术服务过程中形成的特定的人际关系，在医患的技术关系中必然会渗入情感、伦理、法律、经济、文化等诸多方面的内容。我们在分析医患技术关系时可以把它抽象出来加以研究，但在现实生活中抽象的技术关系是不存在的，它是和其他关系紧密结合为一体的。医生在施治中应当将与诊断治疗有关的各种信息准确地传递给患者，使患者充分知情。医患双方的技术关系是一种最重要、最直接的交往，医生的医术直接关系着患者的生命安危。因此，医生不断自觉地提高医术，对于提高医疗服务质量，减少医疗风险，赢得患者信任是一个不可或缺的条件。

2. 非技术关系 医患之间的非技术关系是指在实施医疗技术过程中，医患双方所涉及的其他方面的关系，如经济关系、文化关系、伦理关系、法律关系和心理关系等，即反映在医疗服务态度和医疗作风方面的医患关系。

（1）经济关系：体现在医患关系中就是一种利益关系。医疗机构虽具有社会公益性质，但它本身并不是直接的福利载体。医院的耗费需要得到经济补偿，无论这种补偿是来自行政支持、社会保险机构或是患者个人。医生从事的是高投入、高技术和高风险的劳动，应该取得相应的劳务报酬。从医疗服务角度考虑，医生应尽量节约卫生资源，尽量减少患者的经济支出，使患者以最小的经济支出获得最大的健康效益。但由于在一段时间内过分强调医疗单位的创收，依靠经济利益作为推动医疗服务发展的动力，成为"看病难、看病贵"的因素之一。医院为了创收导致的过度医疗和有的医师为了保护自己导致的防御性医疗，都增加了患者的经济支出，这些问题正在解决中。

（2）文化关系：患者和医务人员都是生活在一定文化氛围中并具有文化属性的人。由于人们的生活习惯、社会经历、人生观和价值观、宗教信仰和社会角色等方面都存在差异，必然会给医患交往带来各种影响，在诊疗活动中，双方彼此要理解并尊重这些差异。例如，医生必须尊重患者的宗教信仰和文化习俗，在语言和行为交流过程中不能触犯对方的忌讳。医疗服务有时还会涉及跨文化的领域，就更应尊重对方的文化习俗及其思维方式。

（3）伦理关系：医疗服务的人际关系性质决定了它的伦理性质，医患在交往中必须遵守约定俗成的道德原则和道德行为规范。医务人员是为了患者而存在的，医学的社会职能决定了医生应当把救死扶伤作为自身至高无上的使命，这就决定了医生必须坚持把患者利益放在首位的原则，凡是有利于患者的健康的事就必须去做，凡是不利于患者健康的事就绝不能去做。医生必须尊重和爱护患者，必须尊重和坚决维护患者的权利。患者也应该遵守就医道德，尊重医生的权利，自觉履行应尽的义务，自觉维护正常的医疗秩序。医患双方的地位既然是平等的，在道德要求上也应当是双向的、平等的，这是建立医患双方互信机制的基础。由于在医患关系中，患者是求医者，是需要救助者，处于弱势地位，而医生则处于主导地位，因而在道德关系上医生也处于主导地位，发挥主导作用，对自己提出更高的道德要求，这正是医学职业精神和医学目的的具体表现。

（4）法律关系：在医疗活动中，医患双方的权利和义务都受法律的保护、调节和约束，都应该在法律允许的范围内行使各自的权利，履行各自的义务。医患双方的权利和义务既是不容侵犯的，又是不能超越的。患者就医应当享受法律所赋予的各种权利，有得到治疗、保健和促进康复的权利。如果患者自身的权利受到侵犯，因医疗发生不应有的伤害、残障，甚至死亡以及受到人格侮辱等，患者及其家属有权诉诸法律，依照法律要求医生或医院道歉、赔偿或追究其相应的法律责任。依法办事是处理医生侵犯患者权利行为的必要途径，但绝不能游离于法律之外，绝不能以极端方式"闹医院""打医生""杀医生"。这些不理智的行为，是法治社会不允许的。患者就医时如果不遵守就医秩序，侵犯医生权益，出现违法行为，扰乱医疗工作秩序，也必须受到相应的法律制裁。如2014年4月28日，最高人民法院、最高人民检察院、公安部、司法部、国家卫生和计划生育委员会五部门联合发布《关于依法惩处涉医违法犯罪维护正常医疗秩序的意见》，明确了六类涉医违法犯罪行为的定罪量刑依据。这被认为是分量最重的一次发文。2015年，国家再次明确打击涉医违法犯罪的态度与力度，十二届全国人大常委会将涉医违法犯罪纳入刑法修正案（九），为打击涉医违法犯罪和"医闹"提供了有力的法律保障。此外，医务人员还可以根据国家法律规定，对某些特定的患者、人群强制执行医疗活动，以保障整个社会的健康利益。

（5）心理关系：人际交往，贵在交心。在医患关系中，双方建立在心理互动基础上的行为互动，是医患间最直接、最重要的一种互动方式。医患之间需要进行充分的认知交流、情感交流和意志交流。医患双方的认知交流是他们进行心理互动的基础。其内容则是以对疾病的认知作为基本内容的。医生需要从患者那里获得有关疾病的详尽信息，有时患者的一句话或讲述的一个细节，会给疾病的诊断提供重要的信息。在医患认知交流过程中，医生应尽量与患者的认知结构对接，使他们能顺利地接受和理解来自医生的信息，准确无误地按照自己的认知方式和思维方式去消化它。认知对行为具有重要的指导作用，前提是确信这种认知是正确的和有用的。医生通过认知交流去影响患者，是为消除他们的疑虑、使他们确立配合诊治活动所采取的必要行为。医患认知交流中医生处于主导地位，但这不能简单地理解为医生说和患者听，认知只有在互动中才能发展。医患的认知交流不仅要改变患者的认知状态，还必须把改变患者的认知状态和改变其情感状态、意志状态紧密结合起来，只有把知情同意的活动过程从整体上完全调动起来，医生的治疗方案才能有效落实，才能充分发挥其促进患者康复的作用。

医患之间的情感交流是一种特殊的情感交流，它不同于亲人间的情感交流或朋友间的情感交流，而是发生于医疗过程中具有医学职业特征的一种情感交流。它是为提高医疗质量而进行的交流，是把重点放在影响患者情感活动的一种交流。在这种交流中要为开展医疗活动营造有利的氛围。现代的诊疗环境和过去医生到患者家临诊，虽有很大区别，但在医生应和患者及其家属保持情感一致、悲天悯人、同情患者的患病遭遇等方面却是相同的。如果医生和患者在情感表现上差距太大，根本不顾及患者的感受，双方不仅会出现巨大的反差，妨碍医患间的情感交流，也会给诊治行为带来不利影响。医生在处理医患情感交流时，要重视患者、尊重患者，让患者真实体验到医生是把他摆在首位的。医生对待患者绝不能漠然视之，对他们的痛苦视若无睹，对他们的要求置之不理，对他们的语言不注意倾听，那就会加重患者的负担，对治疗造成不利影响。医患进行情感交流时，应以患者乐于接受为前提，要尽量改善患者的心境，使他们逐步从痛苦的感受中解脱出来。医患情感交流的一个主要目的是消除患者的负面情绪，患者由于疾病会产生多种负面情绪，医生通过在医疗服务过程中的情感交流，用语言、治疗措施、适宜的动作等调动患者的积极情绪，使患者心情逐步开朗起来，使患者身心康复得到同步发展。

医患的意志交流是医患心理交流的一个重要方面。医生应当富有人格魅力，用其坚定的意志和果断的措施感染患者，使患者受到鼓舞，提高其信心。医生的话对患者的影响是巨大的，即使是相同的一句话，从一般人口中说出和从医生口中说出，对患者发挥的作用是完全不同的，也就是说，医生的话在患者心中是极其重要的，特别是患者信任的医生的话。医生应当利用自己的言行影响患者的意志，这有利于患者顺利度过疾病过程，是其他方法所无法代替的。

医患关系非技术层面的内容是广泛的，也是重要的。把医患关系的技术层面和非技术层面紧密结合起来，进行恰当的处理，对于构建和谐的医患关系，消除医患关系中的不和谐因素是重要的。

三、医患关系学

在医疗卫生活动中，医患双方每天都在建立医患关系，双方因为疾病或者其他卫生服务需求进行着不同内容的交流，但这些都属现象领域问题，并不能说每个医务人员、每位医患关系研究者都把握住了医患关系的本质和规律，都能够理性认识医患关系，能够为和谐医患关系的建设提供系统性、理论性、学理性的建议和意见或者指导。

因此，为了深入了解医患关系的内涵，了解医患关系中既存在着一致的利益又存在矛盾的原因，特别是当前医患关系中存在的一些突出问题，了解和谐的医患关系中为什么还存在不和谐的问题，了解影响和谐医患关系构建的各种因素，了解构建和谐医患关系的原则、方法及其保障机制等，就必须了解医患关系的本质及其运转规律，了解医患双方的心理特征、行为特征和角色特征，研究医患双方心理和行为互动的方式和规律，研究在社会经济、政治、文化等多种因素作用下医患关系存在的实然状态和应然状态，了解两种状态的距离以及构建理想的医患关系模式的驱动机制和方法等。以解决现实医患关系中存在的问题，推动构建合理的与优化医疗服务相适应的医患关系模式，促进医患之间相互尊重、相互信任机制的建立，满足人们日益增长的丰富多元的医疗卫生健康方面的需求。这就是推动医患关系学学科建立和发展的使命，是一项需要持续进行研究的重大任务。

医患关系学是研究医患之间关系的本质和规律的科学，是以参与医患关系的医务人员和患者以及与患者有直接利害关系的人群为研究对象的，这种关系既有技术关系的内容，也有非技术关系的内容，但不论哪方面的内容，都是从人际关系这个角度出发进行研究的，是以人的心理活动和行为活动为主要内容进行研究的，因而它是属于人文社会科学性质的学科。研究医患关系学固然要建立它自身的理论观点，但重点应放在指导和谐医患关系的构建上，因而它是一门应用性的科学，是以解决医患关系中存在的各种实际问题为中心的科学，它更应提供解决医患关系中存在问题的各种原则、方法，以及各种社会保障措施。由于医患关系问题的产生涉及多种社会因素，涉及复杂的利益关系，涉及医患双方对医学目的、医学职能的认识，也涉及医患间的利益冲突以及双方在解决这些问题所采取的不对等方式等。因此，医患关系已不仅是局限于医生和患者之间的关系，也不仅是局限于医疗服务机构与患者利益代理人之间的关系，它的建立和变化受到多方因素的影响，也就导致了医患关系问题的解决成为一项具有社会系统工程性的工作。

总之，医患关系学应当是以研究医患关系的规律和运行机制，研究构建和谐医患关系的原则、方法和保障制度为主要内容的应用性学科。

第二节　医患关系学概述

医患关系学应当研究现实存在的医患关系，研究目的是改善医患关系，消除医患间不应有的不和谐因素，使医患双方能够团结一致、抗击疾病，使医学更好地为人类的健康事业造福。

一、医患关系学的研究对象

医患关系主要指医患人际直接交往的关系，是医患之间行为和心理互动的关系，即使是医患间的技术关系，其内容是技术方面的，但在形式方面仍是行为和心理互动的关系，即涉及医患双方的诊断治疗行为而非诊断治疗本身的内容。医患关系由于涉及医患双方的多重主观因素和客观条件的影响，尽管是因健康需求结合在一起的，但医患双方仍然存在着矛盾乃至冲突。理想的医患关系应当是和谐的、相互尊重和相互信任的关系，但现实的医患关系却往往与之有差距，有时甚至发展到打医生、砸医院的严重程度。应该看到，医患关系是动态发展的关系，受多种因素的影响。在正常情况下，由于疾病的好转，医患在交往过程中彼此沟通和加深理解，医患关系应当是越发展越亲密。也应看到在医患交往中也会形成某些误解和不快，矛盾不断积累，以至爆发冲突。一般来说，社会和患者对医生是尊敬的，但对医疗机构和医生服务状态的不满情绪也经常会出现，以至造成医患关系的紧张。由于医疗服务是一种经常性的、大量的服务，绝大多数医务人员都在兢兢业业、勤勤恳恳地为患者服务，但只要有少数医患关系出现紧张的情况，累积起来就是一个不小的数目。2019年，我国全国医疗卫生机构总诊疗人次达87.2亿人次，2019年居民到医疗卫生机构平均就诊6.2次，即使只有0.1%的概率出现医患关系紧张现象，其绝对数量也是巨大的。

医患关系是涉及广泛社会因素的关系，是在客观世界影响下的关系，考查医患关系就必然要从社会大背景出发，才能作出比较准确的判断，寻求有效的解决方法。有些医患关系紧张的现象或事件，虽然有医生和患者个人的原因，但常常并不是起主要作用的因素，在这些个人原因的背后，常有复杂的社会因素在起作用。例如，长期以来，我国的医疗卫生事业发展存在失衡现象，医疗资源有限，又过度集中于大城市，基层卫生机构和小医院的技术水平、设备等条件难以满足患者的需求，造成小医院服务不足，大医院负荷过重。群众对大医院信任度高、期望值大，患者就医人数多，使大医院应接不暇，服务过程难免会出现一些欠缺。医生负担重，超负荷运转，也会出现一些负面情绪。这些因素有时就会造成医患关系的紧张。近年来，国家本着"保基本、强基层、促改革、促健康"的原则，在教育、医疗卫生、人才配置等方面通过一系列制度设计，全面提高基层医疗卫生服务能力，极大地改善了基层的医疗情况，但仍有很长的一段路要走。经济因素有时也是影响医患关系的重要因素，在诊治疾病上，医患双方有着共同的目的；在经济利益上，医患之间又存在着冲突。这固然有医生个人品德方面的问题，主要却是由体制和机制方面的缺陷造成的，不能简单地归咎于医生。再如，医患之间沟通不充分，患者对医生面临的风险和技术上的局限性缺乏认识，医生又对患者缺乏同情和关爱。一旦达不到患者的期待，花了很多钱，却见不到明显的效果，甚至死了人，这时患者及其家属往往难以抑制自身的愤怒情绪，而迁怒于医生。这些本非医生责任引发的问题，医生也会感到满腹委屈，从而造成医患双方的紧张关系。有些媒体特别是一些自媒体出于猎奇和抢新闻的动机，出于吸引眼球、增加关注和引发轰动效应的本位考虑，把本质上是相互利益基本一致的矛盾，无形中加以夸大，把医患双方对立起来，这对构建和谐医患关系是毫无益处的。

可见，医患之间紧张关系的产生，既有医务人员个人因素，又和社会存在的一些问题有着密切关系。解决这样的问题如果不从深层的社会因素方面着手，单纯希望依靠对医务人员进行制度约束和道德教育来解决，是难以完全奏效的。

从医患关系学的研究对象看，一直以来，对医患关系的研究还是很不深入的，在构建和谐医患关系问题上还有许多问题需要正确面对和解决。例如，政府和媒体在推动和谐医患关系构建上做了很多有益的工作，但政府在推动卫生改革、合理配置卫生资源、解决引发医患紧张关系的体制和机制方面还有很多工作要做，对此，政府要继续深入改革。

二、医患关系学的研究内容

医患关系学对医患关系涉及的多个层面问题应进行系统的研究，不厘清医患关系中的这些问题，不探讨这些问题的本质，不寻求其内在的规律性，不把握影响医患关系的各种社会因素的运行机制及其作用于医患关系的特征和方式，不研究构建和谐医患关系的原则和方法，就无法解决我们所面临的各种复杂的医患关系问题。

医患关系是围绕医疗服务展开的，是实现医学目的、发挥医学职业精神的关键环节。为了理解医患关系的本质和特点，为了深入分析医患关系的内涵，必须对医学目的和医学的职业特征进行系统的研究和全面把握。医学是伴随人类一起诞生和发展的，是社会发展中不可缺少的子系统。医学担负着预防疾病、促进和保护健康的重要社会责任，是救死扶伤的社会使者，它承担着对各种疾病的治疗和保健任务。现代医学要求提高人们的生命质量和生活质量，在生命结束时应该追求安详的死亡。医学起着保护社会生产力、促进社会文明发展、稳定社会秩序、推动社会道德改善和协助人的全面发展的作用。医学目的和医学原则构成医学职业精神的主要内涵，医学行为正是为了履行医学精神，实践医学社会职能。医务人员是实践医学职业精神的主体，医生的敬业精神主要就体现在为实现医学目的、为患者全心全意服务的活动上。进行这些活动又必然体现在医患关系中，体现在医患双方的心理互动和行为互动中。可见，医患关系学首先要深入研究医学目的和医学职业精神，要求在医患关系中充分体现这一精神，要求把这一精神贯穿于医患关系的所有环节和所有活动中。医学目的和医学职业精神是构建和谐医患关系的灵魂。

医患关系是牵动着整个社会的一种关系，医学是在遵循客观、真实、公正、仁爱等行为准则的基础上开展医疗服务活动的，医务人员被誉为白衣天使，是生命的挽救者和健康的保护者。医患关系不单纯是医务人员个体与患者个体的关系，它还向社会展示着医学目的和医学精神，体现为在整个社会发挥的健康保健作用上。所以，在深层社会意义方面，医患关系体现着医学界与社会的关系。医务人员的服务形象不单纯是个人问题，他的行为举止，他的服务表现，都会成为人们认识医学的一个符号，成为人们认识医学目的和医学职业精神的一个符号。医务人员作为医学界的一个部分，他们的行为都会成为医学界的一种表现。医学界则应代表医学目的和医学职业精神充分运用自己的话语权，规范医务人员的行为，推进医务人员自觉践履医学精神，向社会传达医务人员的心声，传达医务人员努力为社会服务的意向，也向人们传达医学本身存在的问题，医学技术具有的局限性和风险，促进医学界与社会之间的沟通与对话，使人们更加客观地了解医学的服务能力，从而建立社会与医学界、患者与医务人员之间相互尊重和相互信任的机制。因此，医患关系学不仅要从微观领域研究医务人员和患者的相互关系，还应从整体上研究医学界与社会的相互关系，从而使每个医务人员认识自己的社会职责和义务。

医患关系学研究医患双方的关系必然要涉及医患双方主体的研究，要研究医生角色和患者角色，研究这些角色的特有内涵，他们各自的社会特征、社会行为规范和在社会行为中所发挥的作用。要研究这些角色的内在特色和外部形象，研究他们所处的社会地位和应有的表现，研究社会对医生或患者角色的社会期待，以及这些期待是否合理、完善及有无误解。如果期待过高会产生什么问题，期待过高是怎样引起的，期待过高会有什么危害，怎样才能矫正这些过高的期待等。要研究这些角色的品格，他们的认识、情感和意志特征；他们的道德和法律行为特征；他们的社会联系特征；他们的社会活动空间等。医患关系是双方主体之间的关系，他们双方都具有各自的权利和义务，他们的权利应当给予充分保障，他们又必须坚决履行自身应尽的义务。事实上，社会角色就是由一整套权利和义务的规范和行为模式组成的。因此，研究医生与患者各自的权利和义务也是医患关系学必须研究的内容。只有把权利义务规范化、可行化和操作化，才能合理地进行医患关系的构建，及时对他们之间出现的矛盾和冲突予以化解。

　　医患关系在不同患者和不同医务人员之间的表现是千差万别的，但又常表现为不同的类型。医患关系是随着时代不断变化的，患者主体的觉醒和维权意识的加强是不断变化中出现的一个显著趋势。人们为了构建合理的医患关系，对医患关系的模式进行了深入的研究，不同学者根据不同的标准把现存的医患关系模式进行了分类，并指出各种不同模式出现的根据和适用状况。这些研究是很有意义的，对于构建合理的医患关系具有现实的指导意义。关于医患关系模式的研究的共同点是：一方面患者是有主体意志的人，患者在人格上和医生是完全平等的，医患交往既是基于健康需求又是出于患者自愿的选择，因此，患者对疾病的诊治方案应有知情同意的权利、参与的权利、协商的权利。另一方面由于医师是专家，在专业问题上具有独到的研究，具有专门的经验和技术，具有对疾病诊断和施治的能力。因而，医师在疾病诊治中必然发挥主导和指导作用，如果他们没有这种能力，患者也就不会向他们求医或咨询了。如何把这二者恰当地结合起来，是构建医患关系模式的核心，也是医患关系学所必须研究的内容。

　　医患关系是在复杂的社会环境中、在诸多社会因素影响下形成发展的，医患关系涉及多种社会利益。因此，医患关系学必须深入研究影响医患关系建立和发展的各种因素，研究这些因素对医患关系影响的特点、方式和机制，研究这些因素发挥正面或负面作用的条件和作用方式，研究如何消除这些因素的消极影响和提高其积极影响的条件和方法。医患关系学应当深入研究社会主义市场经济条件下构建和谐医患关系的条件和方法。医患关系的运转是不能与市场经济脱轨的，市场经济是社会宏观的经济环境，在社会主义市场经济条件下如何实现社会效益和经济效益的统一，如何发挥政府的主导作用和市场的调节作用；如何在调整机制、促进良性竞争的前提下鼓励社会资源投资公益事业，多渠道办医，提高服务质量；如何合理配置卫生资源，完善医疗保障制度，促进医疗服务公平；如何在市场经济条件下保持医疗机构的公益性质等，都不是离开市场经济这个前提所能解决的。

　　医患关系的运转有赖于医患沟通，医患沟通是医患之间开展交往、建立良好关系的基本工具和手段。通过沟通人们才能交流思想，才能加强理解，更深入地认识对方。医患双方都需要详细了解有关疾病诊疗的信息，都需要准确掌握这些信息，都需要随着医疗活动的发展进一步深化信息的交流。医患之间产生矛盾和误解往往是沟通不够引起的，为了化解矛盾，消除疑虑也需要加强沟通才能解决。沟通的实质在于"通"，在于双方在认知上、情感上达到基本一致。因而，沟通不是一件容易的事，"沟而不通"以至加剧矛盾的现象在现实生活中是经常发生的。"沟而不通"经常是引起医疗纠纷的重要原因之一，"沟而不通"再和利益纠葛交织在一起，就会使问题更加复杂化。为此，医患关系学应当把医患沟通作为重点加以研究，医患双方是医疗过程中的统一体，是承担不同角色、具有不同需要和利益的统一体，他们的认识、愿望、期待和需求既受各自因素的影响，又受共同因素的制约。因此，医患关系学既要研究启动医患动机的共同规律，又要研究他们各自的社会特点、社会需求、个性特征等方面的活动规律，研究在他们之间开展有效沟通的原则和方法。

　　医患双方既存在着利益一致，又存在着矛盾和冲突。冲突是矛盾的激化和发展，医患纠纷则是医患冲突的外显化和表面化。医患冲突属于冲突的一种，是在医患关系中发生的特殊的人际冲突。医患冲突是医患双方在目标、观念、利益或行为期望出现分歧和矛盾时的结果，是双方关系失调或关系紧张的一种表现。医患冲突具有突发性、直接性和复杂性等特点，已构成当前社会冲突中的一个严峻问题。医疗纠纷是医患冲突的进一步发展，医疗纠纷是思想感情、期望等潜在冲突的行为表现，有时需要通过行政调解或司法介入才能解决。医疗纠纷发生的原因有由医务人员引起的，如医疗事故是由医疗机构及其医务人员的主观过失造成的，属于违法行为。有些纠纷是由于医学发展水平限制造成的，如在现有医学科学技术条件下发生无法预料或不能防范的不良后果引起的医疗纠纷，就不属于医务人员的责任。有些纠纷则是由于患方过错引起的，如患者不按医嘱服药或私自服药，隐瞒病史或真实症状，不配合治疗等，医务人员不存在过失，医务人员也不应对此负责。医患纠纷的解决首先应当分清责任，解决方式则可根据具体情况而定。

三、医患关系学的研究任务

医患关系学的研究任务是适应新的医学模式，在医患关系运转规律的基础上建立新的理论观念，形成新的运行机制，构建合理的医患关系模式，使医务人员培养自觉处理医患关系的能力，在探求医患关系的现实课题的基础上，构建和谐医患关系。

（一）确立新的理论观念

要从当前时代特点、从现代医患关系学的基本理论观点出发，根据现实存在的医患关系问题，在深入认识医学目的、医学职业精神和医学界在现代社会中作用的基础上，确立新的理论观念。要本着着眼经济社会发展的需求，体现人类共同的健康利益的需求，本着最大限度地减轻各种疾病和外因对人们造成的损伤，转变医学思维方式，重建新型的医患关系。新型医患关系应坚持以人为本的原则，充分体现医患双方从人道主义精神出发，进行思想互动和行为互动。坚持遵从满足人民群众日益增长的健康需求的原则，着眼于人的全面发展，保障公民的健康权益，站在这样的高度去为患者服务，从而保证医患关系具有充分的现代健康内涵。坚持公平、公正原则，在努力探求保证人民公平享有基本卫生保健的原则指导下，建立适合人民群众方便就医、安全用药、合理负担的医疗卫生服务以及与之相适应的医患关系。

（二）努力促进形成医患关系的运行机制

深化医疗卫生体制改革，推动公立医院高质量发展，改革以药补医机制，实施药品收入分开，遏制大处方、滥开药等不良行为，适当提高医务人员的医疗技术服务价格等机制，将给医患关系的运行注入新的活力。有利于促进患者以最小经济耗费获得最大健康利益机制的形成，有利于促进适宜技术推广和合理用药机制的形成，对于消除医患之间经济利益的冲突、促进医患双方利益取向更为一致机制的形成、改善医患关系有一定的推进作用。遵循政府主导、社会参与、转换机制、加强监管的原则，将从多方面改善医患之间关系的运行机制。

（三）构建合理的医患关系模式

构建合理的医患关系模式关键在于构建医患间的信任机制，医患间一旦失去了互尊和互信，彼此设防，在医方容易形成过度的防御医疗，在患方则认为医方是为了在自己身上榨取经济利益才进行医疗服务的。医患间的互尊和互信既受内部因素的影响也受外部因素的影响。外部因素包括社会形态、经济体制、政策制度、文化氛围、现实道德状况以及法律法规等。也就是说社会信任机制的建立和有序运转会极大地影响医患关系。从内部因素来说，是指医患双方直接互动的心理内容和行为内容。如果医生既能保证技术上的优质服务，又能处处体谅患者，尽可能减少患者的经济支出，就会对患者产生更大的吸引力，会极大地推动合理的医患关系模式的建立。医生如果再能充分尊重患者，处处维护患者的权利，那么根据患者的实际情况建立最佳的医患关系模式就有了充分落实的条件。

（四）推动医务人员形成处理医患关系的能力

在医患关系构建中，医生起着主导作用，培养医生主动引导患者构建合理医患关系的能力，对于解决医患关系中存在的问题，对于及时化解医患之间处于萌芽状态的冲突，解决双方的期望冲突、观念冲突、价值冲突及利益冲突等，都可以起到积极作用。医生构建起新的理论观念和方法观念，对于调适医患关系将有很大作用。为了进行调适，医方应主动调整自己的行为模式，以达到使患者改变行为模式和进行调适的目的。医生通过对患者的人格尊重，包括礼貌待人、不侮辱人、不损害人、建立理解和信任等，会赢得患者的回应。医生信守自己的承诺，身体力行，更会使患者感动。医生在处理和患者存在的一些潜在冲突中，注意求同存异，注意不强加于人，注意采取"引而不发"的态度，会使患者感到医生的人格魅力。医生善于使用整合功能、激励功能和匡正功能，会比较好地调动患者的积极性。显然，医务人员具有这些能力，对于构建良好的医患关系会发挥充分的作用。

（五）研究医患关系面临的各种课题

医患关系是当前社会关注的一个热点问题，医患关系紧张不但影响着患者的求医行为和遵医行为，也影响着医生的医疗行为，破坏着医患双方互信机制。由于医患关系紧张导致的某些患者的极端行为，对医疗秩序造成了重大干扰。现实提出了大量的问题有待于医患关系学予以研究和解决。例如，生物-心理-社会医学模式的医患关系；卫生资源总量对医患关系的影响；卫生资源配置对医患关系的影响；医疗保障体系与医患关系；政府职责与医患关系；市场机制与医患关系；医药关系、医际关系与医患关系；医患关系在临床诊治中的地位和作用；医患关系在优化服务质量中的作用；医患关系与医患沟通；医务人员在推动医患关系发展中的作用；医疗机构、医务人员和医学生掌握医患关系学的作用和意义；等等。可见，医患关系学承担着推动构建和谐医患关系、推动形成医学职业精神、推动优化医疗服务的任务，是医务人员和医学生必须掌握的一门科学。

四、医患关系学研究的意义、现状和趋势

医患关系学属于社会学范畴，它所研究的主题是医患关系，是社会的而非自然的。它涉及的是医患之间的相互交往、他们的思考和感受、他们相互间的态度和交往方式等。社会学的研究不是思辨性的而是实证性的，它所搜集的是可观察性的经验资料，但又必须选择适当的概念来代表他们所研究的对象。一般来说，这些要领可分为实体概念、属性概念和关系概念，包括科学研究中新提出的概念。社会学研究要选择适当的变量并分析各个变量在变动中的相互关系。变量可分为观察变量和中介变量，观察变量是人们可以直接观察到的变量，如教育程度、社会经济地位、年龄、家庭结构等；中介变量是不能直接观察的变量，如动机、需要、情绪、态度、价值观念等。医患关系学研究的对象是人，是医患双方具有主体性的人及其相互关系，因为他们具有主体意识，可以通过主体意识控制、影响和改变人们的具体行为。人们的行为容易受到干扰，涉及因素很多，研究者也容易受到政治、伦理等因素的特定制约，保持客观性存在较大困难，因而对医患双方态度和行为的解释和预测，无法达到自然科学的那种精确程度。当然，我们也不应否定这种研究的重要性，并应努力尽量客观地搜集资料，得出与实际相一致的结论。

学习医患关系学是为了优化医患关系，使医患关系的运转符合医学目的的要求，符合保障患者就医权利的要求，符合实现对疾病最优化治疗的要求。医患关系是在医生主导下运行和发展的，学习和研究医患关系学正是为了发挥医生的主导作用，及时发现和解决医患关系中存在的问题，以保证医患关系合理和有效的运转。

（一）掌握医患关系学的理论知识，主动审视医患关系的发展趋势

每个医生和医学生都应学习医患关系学的知识，掌握医患关系的运行规律，掌握医患关系学的理论、原则和方法，主动审视医患关系的现状及其发展趋势。为此要在了解医学目的、医学职业精神、医患双方的社会角色、医患双方的权利和义务以及医患关系的本质和特征等基本理论的基础上，审视和研究现实的医患关系，在充分把握患者具体情况的基础上，把握住医患交往的要点，成为使医患关系顺利和实现优化医疗服务的保障。那种对医患关系不重视、不研究和不理性对待的观点是不可取的。医患关系学是一门实践性很强的应用科学，必须坚持理论联系实践的原则，才能真正学好它、用好它，充分发挥它在指导医疗服务活动中的作用。

（二）熟悉医患关系的构建原则，维护医患双方的合法权益

医患关系是贯穿于医疗服务全过程的一种最基本、最重要的人际关系，是医患之间心理互动和行为互动的关系。医患双方都要求能够建立起相互尊重、相互信任的关系，都不希望出现矛盾和不必要的紧张，都不希望不愉快的交流。为此，医患双方就需要遵守从文化传统、风俗习惯、

思想态度、行为规范到礼仪交往的语言运用等一系列原则。医生不能因任何原因而对患者不一视同仁，患者也必须遵守医院所制定的各种有关的规定制度。医生应对法律赋予医患双方的权利和义务十分清楚，坚决维护患者的合法权益，不能以任何借口、任何方式侵犯这种权益。近些年来，社会中也出现了一些伤医、杀医事件，侵犯了医务工作者的合法权益，相关部门和社会也通过各种途径予以关注和调整，因此，在新的背景下，需要学习医患关系学，全面综合思考，维护医患双方的合法权益。

（三）医患沟通是构建和谐医患关系的重要前提，医务人员必须掌握沟通的原则和方法

医患沟通是满足医患关系、医疗目的以及优化医疗服务过程的必要手段。医患关系是为了解决求医和施治而建立起来的。医生需要了解患者才能提出有效的治疗方案，患者需要了解医生才能知道施治的意图和自身如何配合医生的治疗。可以说，没有医患沟通就不可能实现医疗服务。医患之间只有通过沟通才能进行认知、感情和意志的交流，才能把对方需要的信息准确地传递给对方，才能消除可能产生的误解和矛盾，才能更加关注和理解对方。医患之间只有通过沟通才知道对方是怎样想的，对方的需要是什么，对方的期待是什么。沟通是主体间相互理解的重要手段，充分的沟通和理解是构建双方相互满意关系的基础，是构建和谐医患关系的基础。

沟通看似简单实际是一件很复杂的事情，人们相互沟通是为了协调彼此的认识，协调彼此的行为，是为了缩短彼此的距离，产生相互间的吸引力。为了实现有效的沟通，就必须遵守沟通的基本原则，掌握沟通的艺术，学会个性化的沟通方法。医患关系学非常重视沟通的原理、原则和方法的研究，并要求每个医生将其完美地运用于临床实践之中。

（四）医生在医患关系构建中起着主导作用，医生应时刻关注这点，引导医患关系健康发展

在医患关系中由于医患双方在医疗服务中所处的地位不同，所承担的社会角色不同，所发挥的作用不同，他们在医患关系构建中所发挥的作用也是存在差别的。医生一般主导着医患关系的构建和发展，使医患关系逐渐沿着它的不同层面展开。患者迫切需要医生有效地施治，医生也力图在医疗服务过程中充分显示出自己的技术水平和对患者的职业性质的关爱，二者要求是一致的，而这种一致是以医生主动施治为前提的。一般地说，如果医生不能主导医疗服务的进行，他就无法取得患者的信任和对患者产生影响。医生为了实现主导医患关系的构建，就必须全面了解患者的情况。为此，医生应当了解患者的性格特征、思维方式、认知结构、知识水平、价值观念、生活经历、对疾病的看法以及由疾病引起的认知、情感、意志变化等，只有在个体化的原则下充分把握患者的个性，才能更有效地引导医患关系的构建，发挥这种构建在医疗服务过程中的作用。

（五）学习和研究医患关系学是为了构建和谐的医患关系，深化医患双方利益的一致性

在现实的医患关系构建中，只要医生充分努力，充分尊重和关爱患者，这种关系基本上就会是和谐的，当然，在和谐中也会存在着不和谐的因素。可以说在医师努力构建的医患关系中，是整体和谐中存在着部分的不和谐。只有充分看到这种情况，才能走向更加和谐的状态。如果看不到和谐中存在不和谐的因素，就不会清醒，就不会主动加以调整，促进医患关系向更加和谐的方向发展。如果只看到不和谐的因素，看不到整体上是和谐的，便会产生动摇，甚至丧失信心，无法沿着正确方向继续进行构建。如果每一具体的医患关系的构建都沿着和谐、更加和谐的方向发展，全社会的和谐医患关系就不难建立，而且同样会沿着和谐、更加和谐的方向发展。这就是研究和学习医患关系学的主要目的和意义。和谐医患关系的构建不但会改变医疗服务的面貌，而且会推动整个社会的和谐发展。

第三节 医患关系学与其他学科的关系

医患关系学是研究医学领域主体之间互动关系的，是一门交叉性学科，它涉及多种学科的知识。医患关系的研究需要借助多门学科的理论和方法，需要认识主体活动及主体间相互作用的机制和规律。

一、医患关系学与医学

医学是认识人的生命活动规律、防治疾病、促进健康的科学知识体系和实践活动。医学中的基础医学、临床医学、预防医学和康复医学等是从不同角度研究这些规律和促进实践活动的。医患关系学是医学的一部分，是从医学活动中人际关系这个角度研究医学行为的。由于它所关注的是医患双方主体在医学中以及与医疗活动领域中形成的各种关系，它不仅注意疾病性质、疾病危重程度、疾病诊断和治疗中可能出现的各种问题，而且关注这些问题对医患关系的影响。因而，它较之一般医学，更加注重心理因素和社会因素与医学知识之间的结合点，更加注重人的社会因素和心理因素对医患沟通技术的渗透，更加注重人的因素及其相互作用。医患关系是离不开医学这个基础的，没有健康需求，医患双方就不会结合，更不可能发生这种对立统一的关系。但医患关系学的重点不是对疾病的具体的诊断和治疗，而是在诊治活动中形成的各种不同的人际关系。医生在诊治活动中必须善于处理这些关系，否则，诊治活动也无法正常运行。

二、医患关系学与法学

法律是采用强制手段调整人际关系的一种行为规范，是人们必须遵守的不可违背的一种行为规范。没有法律就无法保证社会的有序运转，就无法整合人们的各种行为。法学是研究法律和法规形成、变化、发展规律的科学。法学分为理论法学与应用法学两类，其中应用法学与医患关系学的关系更为密切。医疗机构是依法设立的医疗服务机构，它依法向患者提供他们所需要的各种服务，医疗过程中形成的各种文件都是具有法律性质的文件。法律规定了医疗机构、医务人员和患者的各种权利和义务。从严格的意义上说，患者权利只有受到法律保护时才能真正得到保障。应该说在实际工作中，对患者权利的尊重还是很不够的，也要看到患者维权意识在觉醒、在发展，在现实中发生的医疗纠纷也只有依靠法律才能得到解决。可以说在现代医患关系中充满了法律内涵，不从法学方面进行剖析，就无法把握医患关系的本质和特征。《中华人民共和国民法典》和有关的卫生法律法规正在为构建和谐医患关系发挥着重要作用。

三、医患关系学与心理学

心理学特别是社会心理学及医学心理学提供的理论和方法，为医患关系学提供了重要的理论和方法等方面的支持。心理学的基本任务是研究心理现象的规律，主要是研究心理活动过程即认知、情感、意志等心理过程的机制，心理特征的形成过程及其机制，心理过程和心理特征的相互关系，以及所有这些方面的规律性。显然，要了解医患双方的心理互动关系，没有基本的心理知识是无法实现的。社会心理学研究社会行为背后的社会心理过程及其规律性，即研究社会心理现象是怎样产生的，它的变化过程是怎样的，又发挥着什么作用。社会心理隐藏在社会行为背后，它既可与社会行为一致，也可与社会行为背离。社会心理是指在一定生活状况下形成的、互有影响的多数人共有的心理现象。患者和医生都是在特定工作活动中形成的共同体，他们双方都必然会形成共同的心理现象，这就为理解医患关系提供了宽厚的理论基础。医学心理学主要是研究人类在健康与疾病相互转化过程中特别是处于疾病过程中表现出的心理现象及其规律，这对理解患者的心理状态、患者的行为特征以及患者在求医行为中对医生的期待和要求等，显然是十分重要的，为理解医患关系提供了重要的理论和方法依据。心理学还为理解医患互动和医患沟通提供了重要的理论和方法依据，可以说不掌握患者的心理特征及其活动规律，是无法构建和谐医患关系的。

四、医患关系学与行为医学

行为医学是研究行为因素对健康和疾病的影响作用的科学。行为是心理活动的外部表现，又是人们心理活动与外界联系的中介环节。人的行为受心理活动的支配，心理活动又受行为结果的调整和纠正。人的心理活动如何外化为行为既受社会环境的约束，又受人际关系的性质和活动的内容约束。人们的心理活动与行为活动既有一致性，又存在着矛盾。心理活动与行为的矛盾不单表现为心理期望不一定能得到实现，而且由于受各种条件约束会以相反的方式表现出来。人的行为可以概括为言行。语言是思想内容的物化，是表达思想并和他人交流信息的工具。行为特别是操作行为是主要改变客观包括改变自身的活动。语言和行为在构建和谐医患关系中发挥着巨大作用，语言是实现医患沟通的主要工具，也是进行心理咨询和心理治疗的不可缺少的手段。行为互动是医患交往的主要内容，无论是技术关系还是非技术关系主要都是通过行为交往实现的。行为科学和行为医学的理论会对构建合理医患关系提供巨大支持，人们如何选择自己的行为，根据何种规范进行行为活动，提倡什么行为，反对什么行为，对于和谐医患关系的构建是至关重要的。

五、医患关系学与人际关系学

人际关系学的研究内容包括：人际关系现象；人际关系发展规律；人际关系运转的社会机制和个体机制；处理人际关系的行为原则和社会规范；处理人际关系的技术、艺术及方法等。人际关系现象是世界上较复杂的社会现象之一，人是千差万别的，决定着人际关系也是千差万别的，人际关系既包括人们之间的精神关系，又包括人们之间的物质关系，而这二者间又存在着错综复杂的关系。人际关系学不是停留在人际关系现象的描述上，它的重点是揭示支配人际关系的规律性。人际关系总是受着社会历史条件的制约，受经济制度和经济条件的制约，受社会风俗习惯的影响，受文化礼仪规则的限制，受民族、职业、宗教、道德乃至性别等因素的约束等。在人际交往中，要求知己知彼，知己要找到自己恰当的位置，了解自己的优点和缺点、优势和弱势，要做自己性格的主人，学会对自己负责；知人则应了解人的复杂性，了解人的变化性，了解人的长处和短处；等等。在人际交往中要善于使用各种"语言"，如形象语言、风度语言、表情语言、动作语言和狭义的口头语言、书面语言等。语言要实在、要饱含真情、要合情入理、要言之有物、要含蓄、要善思善听。在行为上要得体、理性和适合自己的身份等。诸如此类的一些理论、方法和技术，对于医患关系学的构建是极为重要的。人际关系学是医患关系学的母体之一，是建立医患关系学的主要支撑学科之一。

六、医患关系学与医学伦理学

医学伦理学是医学与伦理学的交叉学科，是研究医学道德的科学。医学道德属于职业道德，是医务人员在医疗服务活动中必须遵循的道德原则，是规范医务人员职业行为的行为标准。伦理关系是人们相互交往中必然具备的一种关系，中国古代就把道德关系称为人伦。人们交往必须具有人的原则、人的思考和人的价值观念，凡是存在人际关系的地方，就存在伦理关系，有对行为的道德要求。医患关系是一种人际关系，是一种人际救助关系，自然会打上更深刻的道德烙印。这就是古今中外的医学家为什么一致强调和重视医患间伦理关系的根本原因。在医患关系中医者是为患者服务的，是帮助患者康复的。医生面对的是人而不是物件，在这种情况下医生必须把患者的利益放在首位，在医生施医过程即开展医疗服务的过程中必须具有利他主义精神，必须心无旁骛地把医疗工作做好，而不能让与医学目的不相干的私心杂念参与其中。也就是说，在实践医生这一社会角色时，他必须暂时撇开其他角色的要求。医患关系中的伦理要求是鲜明的、严格的，是必须履行的。因而医学伦理学为医患关系学提供了伦理框架，是渗透在医患关系方方面面的一种极为重要的要求。研究医患关系必然也必须涉及它的伦理性质，涉及维护和促进患者健康恢复和发展的基本利益，因此，可以说医学伦理学是构建医患关系学的基本学科之一。

七、医患关系学与医学社会学、社会医学

医学社会学是社会学的分支学科之一，它是把医学问题作为社会学的一个基本问题加以研究的。医学社会学的研究涉及医学的社会性质、社会作用和医学所必须承担的社会职能，它还研究医学所发挥的社会保障作用，医生和患者承担的社会角色，医学界发挥的社会作用以及它与整个社会的互动形式和互动规律等。社会医学是研究社会因素与疾病和健康的相互作用问题，研究社会因素如经济因素、政治因素、文化因素、行为因素和社会心理因素等是怎样作用于疾病和健康问题的，应当如何发挥这些因素的积极作用和消除它们的负面影响，应当怎样采用立体思维的形式去构建人们的生活方式，全面动用社会力量推进社会的健康发展，推进健康行为的发展，以更完善地实现社会目的和医学的社会职能。医学社会学和社会医学虽然是从不同视角、不同目的研究医学与社会关系的，但它们都共同强调了医学的社会性质，强调了医学与社会因素之间的相互作用关系。这就为医学提出了一种新的理念，一种有关健康和疾病的新的理念，从而拓宽了医患关系的内涵，使医患关系不仅仅局限于医患之间的个体关系，而且使之置于广泛的社会关系网络之中。医学社会学和社会医学为医患关系的构建提供了充分的理论根据和方法依据，从而，将医患关系学的研究和发展完全置于生物-心理-社会医学模式的视野中。

八、医患关系学与医患沟通学

医患沟通学主要研究如何加强医患沟通，使医患之间信息通畅，使医患双方及时、准确和翔实地了解与自己相关的、所需要的各种信息，从而促进医患双方的相互理解、相互尊重和相互信任机制关系的建立，为构建和谐医患关系奠定坚实的基础。医患关系学是全面研究和剖析医患关系内涵的一门科学，沟通是医患双方交往中必然产生的一种现象。只要有医患关系存在，就会有医患沟通的存在，而医患沟通正是以各种现实的医患关系为依托的。医患沟通学的重点是研究医患双方如何实现有效沟通的，包括沟通的规律、沟通的形式、沟通的原则、沟通的方法、沟通的艺术、沟通的效率、沟通的作用等内容。它并不详细研究医患关系的全面构建，并不详尽研究医患关系的本质、特征、运转规律和运转机制等方面的问题。可以说，医患沟通是从医患关系中沟通这个方面深入研究医患关系的。医患关系包括医患沟通，但又不局限于医患沟通。深入研究医患沟通对于构建和谐的医患关系具有十分重要的作用，对于深化医患关系学的内容也具有十分重要的作用，但不能把医患关系学局限为医患沟通学。

（王明旭　吉鹏程）

复习思考题

1. 什么是医患关系学？

2. 学习和研究医患关系学的意义何在？

3. 医患关系学的研究任务包括哪些内容？

4. 案例讨论题

在中国医学界，吴孟超无人不知。自从获得 2005 年度国家最高科学技术奖之后，这位名医也引起了国人的普遍关注。迄今为止，治疗肝癌的最有效方法是手术切除，但难度极大。当年，当吴孟超进军肝胆外科时，这个学科在中国尚是一片空白，在世界也是薄弱学科，手术成功率非常低。吴孟超是临床大夫，但他绝不只是一个技术娴熟的开刀匠，而首先是一个富于探索精神的科学家，善于在临床中发现问题，然后通过研究予以解决。正是在临床实践与理论探索紧密结合的基础上，他创立了肝胆外科的关键理论和技术体系，使肝胆外科在我国由一个空白领域成长为国际领先的成熟学科。同时，他又是一位战略医学家，他组建的东方肝胆外科医院已经成为世界上最大的肝癌研究和治疗基地。吴孟超有精湛的医术，但他始终把医德看得比医术更重要。最令人感动的是，虽然技冠医界，名播四方，吴孟超仍然葆有最质朴美好的人性，善良而充满爱心。

现代医学非人性化倾向的表现之一是技术化，见病不见人。美国医学人文学家刘易斯·托马斯指出，触摸和谈话曾经是诊病的主要方式，现在完全被各种仪器取代了，唯有"最好的医生"才会继续做这两件事。吴孟超就是这样一个"最好的医生"。几十年来，冬天查房时，吴孟超总是先把手在口袋里捂热，然后再去接触患者的身体。每次为患者做完检查之后，他都顺手为他们拉好衣服、披好被角，并弯腰把鞋子放到他们最容易穿的地方。

（1）本案例对于医务人员形成良好医患关系的能力建设有何借鉴意义？

（2）作为一个医学生从本案例中可以得到哪些借鉴和启迪？

第二章 医患关系的基本理论

和谐医患关系的实现离不开扎实的基本理论，本章从医患关系的理论基础、基本模式及属性三个视角，对医患关系的基本理论进行剖析和解读。理论基础方面，以管理学、临床思维、医学伦理学以及行为科学四个理论为视角，探究这些理论与医患关系的联系。基本模式方面，对医患关系的经典模式——萨斯-荷伦德模式、布朗斯坦模式以及维奇模式进行详细介绍。医患关系的属性方面，从医患关系的道德属性、法律属性及社会属性三个方面对医患关系进行解读。

第一节 医患关系的理论基础

一、管理学理论

（一）管理学理论概述

1. 和谐管理理论 是 1987 年由席酉民教授提出的。它是基于"此时、此地、此行业下的和谐主题"的辨析和应对。按"人"与"物"的划分，以及管理活动常常面临的"人的不确定性""物要素的匹配、互动和组合优化性"和"环境的复杂多变性"，相应地分化出"和"与"和则"、"谐"与"谐则"等两类概念。其中，"和"定义为人及人群的观念、行为在组织中的"合意"的"嵌入"，主要关注人的主观性、主动性；由"和"的概念直接派生出"和则"，并应对组织中"人的永恒的不确定性"所显现的规律的概念，以协调人与人的共处，人与组织的共处，乃至组织间、组织与环境间的共处，如制度、规则、契约、文化、舆论、社会观念等均是"和则"所考查的内容。"谐"是指一切要素在组织中的"合理"的"投入"，是一种客观、被动的状态；"谐则"作为"谐"的派生概念，是指任何可以被最终要素化的管理问题，是可以通过数学或量化处理模式根据目标需求得以解决的。它可以是质量技术标准，也可以是结构；可以是静态的，也可以是动态的。因此，和谐管理理论的终极目标是：对复杂多变环境下的充满不确定性的一系列管理问题提出一种较为全面的解决方法，其理论能对已发生、正在发生及将发生的管理现象有广泛且良好的解释力与预见力，同时具有紧贴管理实践的精确性，并能更加简洁、易操作。

2. 风险管理理论 风险管理是社会组织或者个人用以降低风险的消极结果的决策过程，通过风险识别、风险估测、风险评价，并在此基础上选择与优化组合各种风险管理技术，对风险实施有效控制和妥善处理风险所致损失的后果，从而以最小的成本收获最大的安全保障。风险管理含义的具体内容包括：①风险管理的对象是风险；②风险管理的主体可以是任何组织和个人，包括个人、家庭、组织（包括营利性组织和非营利性组织）；③风险管理的过程包括风险识别、风险估测、风险评价、选择风险管理技术和评估风险管理效果等；④风险管理的基本目标是以最小的成本收获最大的安全保障；⑤风险管理成为一个独立的管理系统，并成为一门新兴学科。

3. 客户关系管理理论 客户关系管理（customer relationship management，CRM）指的是企业通过富有意义的交流沟通，理解并影响客户行为，最终实现提高客户获得，客户保留，客户忠诚和客户创利的目的。CRM 是一整套的先进理念、方法和解决方案。它是一项综合的信息技术（IT），也是一种新的运作模式，它源于"以客户为中心"的新型商业模式，是一种旨在改善企业与客户关系的新型管理机制。通俗地说，CRM 就是利用软件、硬件和网络技术，为企业建立一个客户信息收集、管理、分析、利用的信息系统。

医院客户关系管理（hospital customer relationship management，HCRM），是借鉴企业管理经验、服务理念，融入医院经营理念、业务流程、市场营销策略和客户服务等建立起来的"以患者为中心"的管理体系。强调医院以客户需求为中心，其中存在很重要的一个观念，即医院必须全方位地进行客户关系管理。客户关系管理的本质是以客户的最终满意为目标，通过与每个客户互动交流，了解其现实需求与潜在需求，与客户逐一建立持久、长远的双赢关系，为客户量身定制和提供个性化的医疗服务。

（二）管理学理论与医患关系

1. 和谐管理理论与医患关系　和谐管理理论建立在有限理性理论和系统方法论等基础上，根植于中国组织的发展经验。得益于系统理论与方法论的使用，和谐管理理论形成了整体视角；重视实践对秩序的作用和事物历史发展过程，和谐管理理论形成了历史视角；解释内耗对于发展起到的建设和阻碍的双重作用，和谐管理理论形成了整合视角。这些视角恰是中国传统智慧的优势所在，且言简意赅地表达出如何使用整体、历史、辩证的整合视角来考查组织。和谐管理理论对于现代管理中新问题的解决，具有重要意义和价值。该理论对组织现状可以进行分析，并且对组织进行预警与预测，这与依据管理活动规律，管理者对危机预防和控制的管理活动目的一致，都是为了使系统处于稳定可靠的和谐状态，这与医患关系管理的本质一致，因此认为和谐管理理论是医患关系管理的理论基础。将和谐管理运用到医患关系管理中，要求将医院看作一个组织整体，组织内部（科室间、上下级间、同事间）、组织外部（医患之间、外部媒体与单位之间）要以人为本，保持和谐氛围，维系在和谐状态，有利于医患关系的和谐发展，医院的整体进步与发展。

2. 风险管理理论与医患关系　风险管理理论及其方法应用范围的拓展，使其逐渐成为现代医院管理的重要内容。医患关系的持续恶化，更是使得医患关系风险因素在医院风险管理中凸显出来。医患关系风险管理就是在风险管理理论的指导下，把可能影响医患关系的各种潜在风险因素挖掘、识别出来，然后进行风险的量度、评估、监控，针对不同风险因素制定相应规避风险的应对策略。

患者满意度关系到医疗机构经营目标的实现。医疗科学是一门经验科学，医疗行为对象是人的机体和生命，这就决定了医疗行为的高风险属性以及患者对疾病诊疗的高期望值。市场经济条件下，医疗机构存在着追求效率和效益的冲动，患者追求与自己的付出水平相当的服务，过去那种医患之间信息、情感的交流被简单的契约关系取代，但由于医患双方专业知识的严重不对称，对诊疗过程、手段和结果的认可度的偏差，很容易导致医患关系的紧张。建立和谐的医患关系可以较好地缓解医疗技术限制和医疗服务供给不足对医疗需求的制约。重视医患关系建设有助于提高医疗机构的风险管理水平。在我国医院管理实践中，医疗机构对医疗风险的认识还存在很多误区，以至于医疗机构不能有效预防和及时化解医疗风险。这种风险应对态度和手段已经不能适应新的医患关系的发展特点，医患关系比较紧张，在很大程度上与目前医院风险管理理念和方式相对滞后有关。

3. 客户关系管理理论与医患关系　医疗市场竞争的加剧，医院在经营中越来越意识到营销的重要性，并把"客户"理念逐步引入到医院管理中，建立医院客户关系管理系统的目的旨在引入市场营销理念，是市场经济条件下医疗服务管理中的一项创新工程。客户关系管理理论要求以客户为中心与医患关系中要求以患者为中心的观点不谋而合。医院可将患者视为客户，对客户进行分析，了解并尽可能满足客户的需求。医院应与客户进行信息沟通。客户的信息交流不是单纯的信息输出和输入，更多的是需要医生和患者之间的双向交流，其主要的功能是实现双方的相互联系、相互影响。建立良好的医院客户关系管理系统会有助于缩短医患之间的距离，与患者建立更加密切的、长期的、友好的合作关系，建立、完善医院客户服务中心系统，让患者获得最大满意度。客户关系管理的建立，必然有效地改善医患关系，既能够保证全体公民的基本医疗服务，又通过各种医疗保障形式引导患者需求，从而更好地协调医疗服务机构、患者、政府三方的互动关系，促使医疗市场健康、有序、科学发展。

二、临床思维理论

（一）临床思维的内涵

1.临床思维的定义   临床医生由医学生成长为一个合格医师所具备的理论联系临床工作实际，根据患者情况进行正确决策的能力。临床思维不是先天就有的，而是在临床实践中通过不断积累得来的。临床思维是指运用医学科学、自然科学、人文社会科学和行为科学的知识，以患者为中心，通过充分的沟通和交流，进行病史采集、体格检查和必要的实验室检查，得到第一手资料，结合其他可利用的最佳证据和信息，结合患者的家庭和人文背景，根据患者的症状等多方面信息进行批判性分析、综合、类比、判断和鉴别诊断，形成诊断、治疗、康复和预防的个性化方案，并予以执行和修正的思维过程和思维活动。

众多的学者在临床实践中不断总结，形成了大多数临床工作者认可的临床思维概念和内涵。例如，"临床思维是对疾病现象进行调查、分析、综合、判断、推理等一系列的思维活动，以认识疾病的本质"；"临床思维是医生对患者进行调查的信息，采用'合乎逻辑和程序'的方法，从一般到个体，建立诊断假设并进行鉴别诊断的思维过程"，临床思维既是重要的诊断方法，也适用于疾病的治疗。因此，简单地说，临床思维是医生将其掌握的疾病的一般规律用到判定患者个体的假设、推理的逻辑思维过程。

2.临床思维的特点

（1）不确定性：临床医疗工作具有很大的不可预知性和不可确定性，临床医学教育之父奥斯勒曾说——医学是一门有关"不确定性"的科学和概率的艺术。

（2）概然性：临床思维的概然性体现为在有些情况下医生对患者疾病的诊断是一种概率的推测。

（3）个体性：临床思维是医生把已知人群的一般规律运用到个体中去，由于人体的个体差异，临床表现在每一个患者身上都会有所不同，一般规律无论多么完善，都无法覆盖到每一个个体。

（4）动态性：临床思维的"动态性"字面上容易理解，但内涵却十分丰富，它是指机体的稳定状态是相对的，变化状态则是绝对的。

（二）临床思维与医患关系

简单来看，医生和患者的关系似乎是单纯的主客体关系。医生是临床认识和行动的主体，在临床思维中起主导作用，决定患者的健康状况。但这只是事情的一个主要方面，另一方面还要看到，由于患者是具有主观能动性的人，他不同于自然界中的一般客体。在许多情况下，患者能够有意无意地参与临床思维。作为认识客体的患者，他对病痛的感受和叙述，对病因病程的设想等，都可以为医生的思维提供素材、引导方向，对医生诊断的形成有一定的作用，这即患者主体性的表现。在治疗中患者的主体性也很突出，医生提出的治疗方案，需要有患者的合作才能付诸实施。患者的主体性作用，对于医生的诊断是否正确、治疗是否有效都会有直接的影响。

强调临床思维的个体性，当然不是否认共性规律的指导作用，而是强调从每一个患者的实际出发来认识一般规律的特殊表现，通过个体患者的研究来验证、应用，以至丰富、发展一般性的理论。临床思维的认识对象是活的患者，是正在不断发展变化着的疾病，这就要求医生的认识具有明显的动态性。诊断作出后，还要不断验证，随着病程的发展，可能要改变或增加诊断。治疗中还要不断观察患者的种种反应，随机应变——注意调整治疗方案，消除副作用，增强疗效，加速患者的痊愈和康复。如果医生的思维停滞、僵化，将认识固定在疾病的某一阶段或诊断和治疗的某一公式（概念）上，则常常导致误诊、误治。所以，临床思维是一个反复观察、反复思考、反复验证的动态过程。认识临床思维的概然性，有利于纠正武断、偏执等弊病，有利于医生自觉地培养谦虚谨慎、尊重客观实际的作风，从而使临床工作设立在更科学、更可靠、更有效的基础上，有利于医生对待患者更加谦虚谨慎，更加尊重患者，从而获得患者对医生的信任。

三、医学伦理学理论

（一）医学伦理学理论内涵

1. 美德论 又被称为德性论、德行论。从伦理学意义上看，德性是指个体所具有的理解内化与践履伦理原则和道德规范的秉性、气质和能力，德性就是化"德"为"性"达到"从心所欲不逾矩"的境界，而麦金泰尔则认为"德性是一种获得性人类品质"。这些都表明，德性概念所标识的是道德主体自身完善的一种人格境界。这种理论相信：一个人只要拥有适宜的美德，自然就会做出好的道德评判，即做出合乎伦理的行为决策、评价和辩护。美德是指在一定社会的历史条件下经过长期的道德实践而逐渐形成的、受到普遍尊崇、具有普遍和永恒价值的优秀道德品质。

医学美德论是医学伦理学的重要组成部分，医务人员养成良好的医学美德无疑是医学伦理学的归宿和目的，是医务人员医德修养的目标和方向。医学美德论有利于医务人员塑造自己的完美品格。美德论是相对于规则论而言的，当代社会在讲规则的同时，更要讲美德，"德为先，和为贵"，古代医家都是先学儒学后学医，即首先接受儒学的基础教育，孙思邈的《备急千金要方》对医德有明确的要求，从医者首先研读儒家著作，而后学习医学技术。清代医家喻嘉言在《医门法律》中讲到，"医，仁术也。仁人君子必笃于情，笃于情则视人犹己，问其所苦，自无不到之处"。患者对医生的信任首先源于对医生人品、道德的信任，如果医生对患者尽心尽责，即使无法挽救生命，患者家属也能理解和包容。

2. 功利论 是一种"运用人们的功利效用及成果作为道德价值的基本衡量评判标准，同时又强调实践活动中实际效果的普遍性以及最大实现的伦理理论"，属于道德目的论或价值论的范畴，与道德义务论或道义论相对立。功利论，顾名思义，就是把功利或效用作为行为原则与价值评判标准的理论伦理学说。它主张人行为的道德评判标准以行为的后果为基准，凡是行为的后果给行为者及其相关的个人或群体带来权益，也就是后果的权益、利益超过弊端就符合伦理道德。判断实践行为的善恶价值标准，主要依据行为所能带来的快乐与痛苦之间的数量关系，如果一个行为带来的快乐比产生的痛苦要多，那么这个行为就是善的，反之即为恶。功利论伦理学的基本原则是增进最大多数人的最大幸福，这一原则是功利论伦理学评判、衡量一切行为道德价值的重要尺度与标准，所以这也是功利论伦理学范畴内一切道德行为的终极动机。

功利论的责任观，最大优点在于能比较容易地解决责任冲突问题。在某一具体的情境之下，源于不同角色要求或者是道德原则的两种不同行为，只能两者选其一而不能同时实现时，任何一种选择都必然会违反其中一种道德原则，道义论的责任观无法直面这个问题。但按照功利论的原则，却可以选择增进最大幸福，从而解决责任冲突难题。除此以外，功利论强调效用，以个体的独立自主为前提，肯定了道德主体追求自身权益的合理性这一理论，对当代社会发展现代市场经济这一现实要求，无疑具有巨大的促进作用。在这一现实要求之下，我们可以大胆借鉴以效用为基准的功利论，保护和鼓励合情合理合法地追求个人权益，从而推动整个社会的发展。但是功利论理论本身所固有的弊端还是显而易见的。无论是传统的还是现代的功利论，都将功利原则作为责任的终极标准和最终目的，使得责任丧失了应有的崇高性，降格为单纯的手段。靠激发人们对权利（私利）的追求来增强人们的责任感这种做法，不仅面临理论上的挑战，而且它所带来的社会实践效果也超出了限度。

3. 道义论 即"以义务和责任为行为依据的伦理学理论，主要特征表现在重点关注道德行为的动机，把义务和责任看成是道义论理论的核心概念"。道义论，又被称为义务论，是规范伦理学中的基础理论之一。道义论主张以道义、义务以及责任作为实践过程中的依据，凭借行为本身或者行为所依据的正当性原则当作评定善恶的价值标准。

作为一种完整的理论，道义论伦理学由18世纪德国哲学家康德提出，虽然有后人的继承和发展，但康德依然是道义论的典型代表哲学家。康德的道义论思想从"善良意志"的起点出发，提倡"为义务而义务"。康德认为人的道德义务，源自先验的"善良意志"，是由"善良意志"发出的"绝对命令"，也就是内心的道德法则。善良意志即意志本身的善，是宇宙间唯一没有任何条件的善，是一切善的根源，也是康德道德哲学的目标指向。而善良意志是康德义务论的首要命题，也是康德道德哲学的核心概念。因为义务是善良意志的指令，所以义务的内在也就涵盖了善良意志。因此，康德得出只有出于义务而做出行为才是善的，出于其他动因做出的行为，没有善良意志的根基，所以并不是善的。

（二）医学伦理学理论与医患关系

医患关系在本质上是一种伦理关系，而不仅仅是一种单纯的市场交易关系。医患关系的伦理要求深受医患关系发生的同一时期的主流的社会意识形态，尤其是其中的主流社会伦理思想的影响。脱离了伦理本质的医患关系，便不称其为医患关系，我们描述医患关系，也是站在其伦理维度的土壤上进行描述。医师们和医学伦理学家们等对于医患关系的研究，也大都是对其伦理本质的研究。在医患关系当中，所有与医疗活动有关的因素最后都落实到医疗工作者和患者之间的具体医疗实际活动之上，为了对双方的行为进行约束，除了外在的规定之外，更重要的还在于医患双方在道德上对各自的权利和义务的认同和遵循，医疗工作者应当把自己应尽的义务上升为道德自觉，并在此基础上享有相应的权利，而患者也应在医疗活动中享有权利的同时履行自己应尽的义务。由此，医患关系的问题便主要地成为内在的自我约束的问题，即医学伦理问题。

1. 美德论与医患关系 医学事业是仁爱的事业，一位好的医生，首先应道德高尚，医生没有仁爱之心，就很难设身处地为患者着想，急患者之所急，想患者之所想，解除患者病痛。人们称医生是人类身体的工程师、白衣天使、健康的守护神，首先源于他的高尚医德，包含仁慈、诚挚、严谨、公正和节操。医学美德是医患之间的润滑剂，是和谐医患关系的催化剂，医德是在医疗实践中形成的，并贯穿于医疗卫生工作的各个方面。政府、学校、医院齐抓共管，共同努力，才能构建和谐医患关系，维护健康有序的医疗秩序。

当今社会，医患冲突升级，医学美德的重建显得尤为重要，希波克拉底誓言和医学生誓言中提到的"助健康之完美，除人类之病痛"是对医德的最好诠释和总结。医者的价值就是为人类的健康服务，医学职业道德起着航标作用，对医务工作者的职业道德起着积极的引导作用。如果医务工作者以患者为中心，视患者如亲人，相信患者也能理解和信任医务工作者，医患关系就会和谐。人际交往中诚实守信是相互信任的基础；医学美德的弘扬有利于和谐医患关系。

2. 功利论与医患关系 伦理学中的功利论，要求人的行为产生好的结果，并以此判断其行为是否合乎道德，而把行为的动机放在行为的结果之后。大多数的医疗伦理学理论从功利论的视角分析医患关系，多关注医方，而较少提及患方。从医方的角度来说，对其行为善恶的判断，在功利论的语境下，更加注重医疗工作者的医学行为的结果，其结果的指向是服务对象、医学界及医疗卫生事业等各方面的利益，尤其是服务对象的利益。因此，在功利论的视角下审视医疗工作者在医患关系中的行为是否合乎伦理要求，是将其医疗策略的选择及相关的医学行为抉择所导致的结果，而不是其医疗策略的选择及相关的医学行为抉择的动机放在首位。从患方的角度来说，在功利论的语境下，对其行为善恶的判断，也更加注重患者的行为选择的结果，更加关注其在医疗活动中的行为选择是否导致善的结果。与此相对应，在功利论的视角下审视患者在医患关系中的行为是否合乎伦理要求，是把患者作出的行为选择的结果，而不是其行为抉择的动机放在首位。

从功利论的角度下审视并规范医患关系，对医患双方的行为进行善恶判断，以便侧重对其行为结果的考查，而把其行为选择的动机放在其次。当然，并不是完全地肯定医疗工作者医疗行为的结果和完全地忽略医疗工作者行为选择的动机，也不是完全地肯定患者行为的结果和完全地忽略患者的行为选择的动机，而是考虑其结果和动机孰轻孰重、孰先孰后的问题。

3. 道义论与医患关系 伦理学中的道义论要求人的行为有合乎道德的动机，而把行为结果的好坏置于合乎道德的动机之后。从医方的角度来说，在道义论的语境下，对其行为善恶的判断，更加注重医疗工作者的医学行为的动机，关注的是医疗工作者做出医疗相关决策的出发点是否是善意的。因此，在道义论的视阈下审视医疗工作者在医患关系中的行为是否合乎伦理要求，是把医疗策略的选择及相关的医学行为抉择的动机，而不是其医疗策略的选择及相关的医学行为抉择所导致的结果放在首位。从患方的角度来说，在道义论的语境下，对其行为善恶的判断，也更加注重病患的行为动机，更关注患者在医疗活动中的行为是否出于善意。以此相对应，在道义论的视阈下审视患者在医患关系中的行为是否合乎伦理要求，是把患者作出的行为选择的动机放在首位，而不是其行为抉择所导致的结果。

从道义论的角度审视并规范医患关系，对医患双方的行为进行善恶判断，以便侧重对其行为的选择动机的考查，而把其行为所产生的结果放在其次。当然，从这个意义上讲，并不是完全地肯定医疗工作者医疗行为的动机和完全地忽略医疗工作者行为的结果，也不是完全地肯定患者行为的动机和完全地忽略患者行为的结果，而是考虑其动机和结果孰轻孰重、孰先孰后的问题。

四、行为科学理论

（一）行为科学理论概念

1. 激励理论 自从 20 世纪二三十年代以来，国外许多管理学家、心理学家和社会学家结合现代管理的实践，提出了许多激励理论。激励理论是行为科学理论的范畴，早期的激励理论研究是对于"需要"的研究，回答了以什么为基础或根据什么才能激发调动起员工工作积极性的问题，包括马斯洛的需求层次论、赫茨伯格的双因素理论和麦克利兰的成就动机理论等。激励理论中的过程学派认为，通过满足人的需要实现组织的目标有一个过程，即需要通过制订一定的目标影响人们的需要，从而激发人的行动，包括弗鲁姆的期望理论、洛克和休斯的目标设置理论、波特-劳勒期望激励理论、亚当斯的公平理论、斯金纳的强化理论等。

激励理论，即研究如何调动人的积极性的理论。它认为，工作效率和劳动效率与职工的工作态度有直接关系，而工作态度则取决于需要的满足程度和激励因素。如美国心理学家马斯洛把人的各种需求分为生理需要、安全需要、爱与归属需要、尊重需要、自我实现需要五个层次，认为人们按照需求层次追求满足。因而管理者根据需求设置目标即可起到激励作用。另外，双因素理论提出者赫茨伯格把影响工作态度的因素分为保健因素和激励因素两类，保健因素包括组织政策、管理技术、同事关系、工资待遇、工作环境等，这些因素的改善可消除职工的不满情绪；激励因素是适合个人心理成长、能调动积极性的因素，但只维持原有的工作效率。

2. 马斯洛的需求层次论（Maslow's hierachy of human needs） 是亚伯拉罕·马斯洛于 1943 年《心理学评论》的论文《人类动机的理论》中所提出的理论。马斯洛随后延伸了这个想法，包含了他对人类天生好奇心的观察。他的理论与其他人类发展心理学的理论可以并行，尤其是针对人类成长阶段的描述。马斯洛使用了"生理""安全""爱与归属""尊重""自我实现"与"自我超越"等术语，描述人类动机推移的脉络。马斯洛的需求层次论在现代行为科学中占有重要地位，是行为科学的一个重要理论问题。

生理需要是级别最低、最急迫的需求。安全需要同样属于较低层的需求，其中包括人身安全、生活稳定、免遭痛苦、威胁或疾病，身体健康及有自己的财产等与自身安全感有关的事情。爱与归属需要和尊重需要属于较高层的需求。自我实现需要是最高层的需求，包括针对真善美至高人生境界获得的需求，因此前面四项需求都能满足，最高层的需求方能相继产生，是一种衍生性需求。超自我实现是马斯洛在晚期时所提出的一个理论，当一个人的心理状态充分满足了自我实现的需求时，所出现的短暂的"高峰体验"，通常都是在执行一件事情时，或是完成一件事情时，才能深刻体验到的这种感觉，通常都是出现在艺术家或音乐家身上。

3. 期望理论（expectancy theory） 是由北美著名心理学家和行为科学家维克托·弗鲁姆于 1964 年在《工作与激励》中提出来的理论。期望理论又称作"效价-手段-期望理论"，是管理心理学与行为科学的一种理论。这个理论可用公式表示为：激动力量=期望值×效价。在这个公式中，激动力量指调动个人积极性，激发人内部潜力的强度；期望值是根据个人的经验判断达到目标的把握程度；效价则是所能达到的目标对满足个人需要的价值。这个理论的公式说明，人的积极性被调动的大小取决于期望值与效价的乘积。也就是说，一个人对目标的把握越大，估计达到目标的概率越高，激发起的动力越强烈，积极性也就越大，在领导与管理工作中，运用期望理论调动下属的积极性是有一定意义的。期望理论是以三个因素反映需要与目标之间的关系，要激励员工，就必须让员工明确：①工作能提供给他们真正需要的东西；②他们欲求的东西是和绩效联系在一起的；③只要努力工作就能提高他们的绩效。

（二）行为科学理论与医患关系

1. 激励理论与医患关系 美国哈佛大学的心理学家威廉·詹姆斯在对职工激励研究中发现，一般情况下，职工能力发挥20%～30%，而受到充分激励后，其能力可发挥80%～90%。激励在医院管理中能有效地协调组织和个人目标的统一，医院管理者通过激励措施，可以把个人目标与医院目标合二为一，协调发展。运用激励中的奖惩手段，规范医务人员的思想行为，可以提高医务人员自身素质，为患者提供更满意的服务，促进良好的医患关系的形成。

根据医院实际情况和员工的需求特征，可实施以下各项激励机制。物质激励是促使员工努力工作的最重要的激励手段。在医院管理过程中，规范的绩效考核、科学的分配方法，是医院工作激励机制中最有效、最能直接激发医护人员工作热情和积极性的激励方式。成长激励，知识型员工的特性决定了医院员工对个人成长和职业发展的需求较为强烈，医院管理者要充分了解这一层次的需要。竞争激励，如果医院内部分配和奖惩机制不完善，不能充分调动医务人员的积极性，就会使他们面对繁重的医疗工作，身心疲惫，对患者态度生冷，敷衍草率，容易导致医患矛盾。医院文化激励，医院文化是医院在长期的发展过程中形成的为医院成员所共有的思想作风、价值观念和行为规范。创建良好的医院文化，可使医院全体成员在一个健康向上的良好心理环境中主动积极为医院工作。在医院管理实践中运用激励理论，有利于规范医院职工的思想行为、提高职工素质，在很大程度上提高了患者满意度，缓解了医患矛盾，促进了医患关系和谐发展。

2. 马斯洛的需求层次论与医患关系 从根本目标上来说，医患双方的生理和安全需要存在着一致性。对于生理和安全需要，医患双方对患者的生理需要有着同一目标，都希望通过双方的努力治愈疾病，促使患者康复，实现最基本的生理需要。并且，由于传统医学模式的影响，在诊疗过程中，医务人员总是对患者生理和安全需要的满足极为努力。随着社会经济的发展，社会价值观的不断改变，医患双方的生理和安全需要又存在着一定的矛盾性。现代社会中，在各种原因的影响下，患者对生理和安全需要的不断提高，一定程度上产生了高于现实的，不切实际的想法，而一旦这样的需要不能得到满足就影响了医患关系，甚至危及医务人员的生理和安全需要。与此同时，医务人员出于对自身的保护，即自身生理和安全需要考虑，会尽量选择保守的治疗方法，在一定程度上损害了患者的利益。如果有极少数的医务人员没有责任心，医疗技术贫乏而导致医疗事故的发生，让患者的生理和安全需要都难以满足；或是极少数患者缺乏感恩之心和社会责任感，做出伤害医务人员身体和安全的行为，这些都破坏了良好的医患关系，不利于医患关系的改善。

医患双方的爱与归属、尊重需要在同一医疗环境中得以实现，主要取决于医患双方的感性认知与相互沟通。患者的归属感需要医疗机构在环境布置、流程设计等方面融入人性化的、家庭式的设计；医务人员在处理与患者的关系时有"视患者为亲人"的态度，有"换位思考"的感性判断。患者需要得到尊重表现在希望能与医务人员平等对话。医务人员的归属感主要体现于在工作中能得到其他医务人员的密切合作和友善配合，能为处理棘手病例而通力合作。由于医患双方都以实现自身的需要为前提，所以在实际情况中双方往往会产生一定矛盾。从医务人员角度来说，工作强度的增大也会使患者产生倦怠感，这就导致了患者感到不受尊重，无法融入医疗活动。同样对患者来说，在社会舆论等众多因素的影响下，患者对医生普遍存在着不信任感，患者的不信任极大地刺伤了医生的自尊心，医生的尊重和自我实现需要难以得到满足，导致了医患双方关系的恶化。

3. 期望理论与医患关系 医疗服务中，医生与患者的期望值存在较大差别，患者期望较高的医疗服务效果，而医生期望值相对较低，期望的是可以顺利完成医疗工作。患者对医疗服务效果心理预期普遍较高。患者期望指患者在实际接受医疗服务之前，在就医经验、其他患者口碑或推荐、相关信息反馈等基础上形成的预期。具体是对医疗机构、医务人员、医疗服务、医疗费用等影响因素寄予的期待和愿望，不仅有医疗相关因素的期望，也包括对非医疗相关因素的期望，如意愿环境、配套服务等。

诊疗过程中，患者对医疗服务期望值较高，较为关注医疗服务结果而不是服务过程。从患者及其家属的角度来看，疾病应该得到有效治疗、身体和心理的病痛应当明显缓解，高额的医疗费用与不明显的医疗效果容易导致心理出现落差。医生往往更加关注医疗服务过程，医生必须服从具体的工作流程和工作制度，还要在专业医学知识的帮助下实施科学的治疗方法，使有限的资源最大化地利用到每一个患者身上，对医生的考核往往更重视医疗过程，而患者及家属心理方面的满意度难以在考核中量化。

医患期望值差距较大容易造成隔阂，因此，缩小医患之间的期望值差距可以有效改善医患之间的理解与信任。医生作为医疗服务的直接提供者，高期望值可以激励医生钻研医学知识，提升对患者及其家属的理解和人道主义关怀、责任感和医疗服务水平。而降低患者期望值，可以让患者更加客观、理性地对待医疗服务，更有效地与医疗工作人员沟通，形成彼此尊重、和谐友好的医疗氛围，最终有利于患者自身得到更好的医疗效果。

（尹 梅）

第二节 医患关系的基本模式

一、医患关系模式概述

（一）医患关系模式的含义

医患关系模式为医患之间关系或联系的标准形式或使医方和患方可以照着做的标准样式。这种样式不是人为规定的，而是在长期的医疗卫生活动中逐渐形成的，并被学者总结概括。鉴于此，我们把医患关系模式定义为：在医疗活动中形成的描述和概括医患关系的标准样式。

（二）医患关系模式分类

医患关系是医方和患方以疾病为媒介进行交往时发生的联系，所以医患关系是在医患交往中构成的，医患关系的不同是由医患交往的不同类型所决定的。医患交往是复杂多样的，根据不同的划分标准，医患之间的交往或互动有着不同的类型，如根据医患之间情感状态不同，可以将交往类型分为友好型、敌意型和情感无涉型；根据医患之间的行为方式不同，可以将交往类型分为合作型、顺从型和冲突型；根据医患之间作用状况不同，可以将交往类型分为积极型和消极型；根据医患主体地位不同，可以将交往类型分为强制型、服从型和平等协商型；根据医患之间交往和传递信息方式不同，可以分为言语型和非言语型；根据医患交往内容不同，可以将医患交往划分为技术型交往和非技术型交往。最后一种交往正是医患交往关键之所在，因为医患关系的发生，归因于疾病的存在，而疾病的诊断、预防和治疗离不开医学科学技术，没有专门的医学科技知识，就不可能达到防治疾病之目的。所以，以技术型交往为主要特点的医患技术关系是医患关系的首要模式。与此相反，就是从技术关系之外去探究医患之间的关系即非技术关系模式。

1. 医患技术关系模式 医患之间针对诊断、治疗、护理及预防保健的具体方法而进行沟通与交往时所结成的关系。这种交往关系是医患关系最主要、最直接的表现形式，过度关注这一交往关系，是生物医学模式的特征之一。国内外广泛引用的对于医患关系模式的通常论述，大都是对医患之间技术型交往关系的一种表述或概括。它们描述的是在实际医疗措施的决定和执行过程中，医生和患者的相互关系，他们各自所处的地位和采取的态度是主动还是被动，以及主动性的程度等。

美国医学社会学家帕森斯把医患关系比喻成亲子关系，他将医患关系与亲子关系进行比较分析，认为二者有相似之处。首先，两种关系都涉及一个人（孩子或患者）受另一个被社会承认有合法社会控制权利的人（父母或医生）的社会控制；其次，在这两种关系中，虽然父母或医生都必须表现出某种程度的感情中立状态，但事实上，两种关系都充满了浓重的感情色彩；最后，两种关系都把注意力集中到相似的目标上，即通过父母或医生的努力在一段时间内使孩子或患者变成能力健全的社会成员。

帕森斯关于医患关系的分析，强调了疾病的社会性质和人际交往的突出作用，淡化了患者生理症状在医患关系中的重要地位。他认为疾病使人偏离了正常的社会行为，必须由医生对其进行社会控制，在治疗过程中凸显了医生的主控作用，表现出医患关系的不对称性，这种分析为我们了解医患之间的技术关系提供了有意义的启示。但是，正像某些批评者所指出的，这一模式并不具有广泛的适用性。第一，这种医患关系模式并不适用于所有性质的疾病。如在慢性病的情况下，患者并不总是依赖于医生，他们有较大的自主性，甚至他们自己就掌握了治疗的方法；如果求医者是为了预防疾病，那么医生对其就更不负有社会控制的责任，他们对医生也不会有更多的依赖，因为这些人并非真正意义上的患者。第二，传统的一医一患的关系已经被打破，特别是随着社会环境的变化、医生数量的增多以及可供选择的医疗保健服务的多样化，逐渐弱化了医患之间的不对称性，医患平等协商关系日渐增强。第三，随着医学科学的发展，医学专业的划分越来越精细化，医生的专业知识越来越精深，一个患者必须与多个医务人员打交道，再加上患者家属的参与，从而使患者对医生的依赖感大为减弱，出现医患关系疏离的现象。第四，随着健康概念的扩展，社会心理因素逐渐受到重视，并被纳入健康定义，从而促使非专业医生的从业者日渐增多，如社会工作者、思想教育工作者、心理辅导师等，这必然使医生的技术控制作用弱化。

基于上述意见，人们从不同的角度提出了多种改进建议。其中影响较大的是萨斯-荷伦德的医患关系模式。美国医生萨斯和荷伦德认为，被帕森斯所忽视的生理症状恰恰是医患关系中最重要的影响因素之一，医患关系的技术性质直接与患者就医时的生理症状有着密切关系，在症状严重的情况下可以用帕森斯的不对称模式，但是在症状不严重时，则需要用另外的模式。为此，他们根据患者症状的严重程度提出了三种类型的萨斯-荷伦德医患关系模式。除此之外，美国的维奇还提出了维奇医患关系模式，它也属于医患技术关系模式。

2. 医患非技术关系模式　医患之间的非技术关系模式是指在医疗卫生活动过程中医生和患者由于社会的、心理的、情感的、经济的、文化的等诸方面的影响，所形成的道德关系、利益关系、法律关系、文化关系和社会关系等的非技术关系。医患之间的非技术关系是医患关系中重要的方面。传统生物医学模式之所以见病不见人，其根本疏漏就在于，医生只关心患者的病，而忽略了人。新的医学模式即生物-心理-社会医学模式的主要特点就在于以患者为中心，首先把患者当成一个人，然后才看病，亦即重视医患之间的非技术关系。医患之间的非技术关系主要包括：

（1）伦理关系：这是指在医疗卫生活动中，医患之间首先是一种伦理关系，即"施助者"和"救助者"的关系。为此，就要求医务人员具有高尚的道德修养，尊重和爱护患者，在医疗活动中表现出崇高的道德情操。同时还要求患者也应该遵守就医道德，履行患者义务，尊重医生权利，自觉维护医疗的正常秩序。医患道德关系是双向的、平等的。然而由于在实际的医患关系中医生处于主导地位，患者处于弱势地位，社会往往对医生的道德素质提出比较高的要求，这也是情理之中的，但患者的道德素质也是不容忽视的。

（2）利益关系：在医疗卫生活动中，为了满足医患双方各自的需要而产生了物质利益和精神利益的关系。医务人员为患者提供医护服务，是医疗活动的生产者，在劳动中获得薪金、奖金等经济利益和在治愈患者的劳动中得到精神愉悦。同样，患者作为医疗服务的消费者，在支付医疗费用后，消除了病痛，身心得以康复并重返工作岗位。但医患之间的利益关系不同于一般的商品交换关系，因为医疗服务是带有社会公益性质的福利性事业并以社会效益为主，这就要求广大医务工作者，在社会主义市场经济条件下，正确面对客观存在的经济利益关系，明确伦理道德关系是医患关系的崇高追求。

（3）法律关系：是指在医疗卫生活动中，医患之间存在着受法律调节的权利与义务关系。医患双方均受一系列规章制度、法律法规的保护和监督，即当患者走进医院，挂了号或办理了住院手续，就建立起一种契约关系。在这种关系中，医生必须尊重患者应有的权利，履行自己应尽的义务，而患者在接受医疗服务过程中，除了享有自身应有的权利外，同时要遵守医院的各项规定，积极配合医院治疗。医患双方都必须依法规范自己的行为，受法律约束，一旦出现医疗纠纷或医疗事故，应依有关法律法规、行政规定去解决。此外，对于国家法律规定的某些特定患者、人群，医务人员可以依法强制实施医疗活动，如可以对法定甲类传染病的患者及接触人群进行强制隔离、治疗而不征求意见。

（4）文化关系：医疗行为总是在各种各样的文化条件下发生并进行的，医患双方的文化背景不尽相同，尤其是患者，由于每个人都是潜在的患者，患者的文化背景更是千姿百态，因此，医患关系又总是表现为一定的文化关系。医患双方由于文化、信仰、宗教、风俗、生活习惯等方面的差异，彼此之间存在一个相互尊重、相互体谅、相互认可的过程，这种非技术性医患关系也是影响和制约当今医患关系的一个重要方面。

我国多年来对医患关系模式的讨论，主要都集中在医患关系的非技术方面，即不是关于预防、诊疗和治疗过程中的医生与患者的相互关系，而是关于求医过程中医生与患者的社会、心理方面的关系，也就是通常所说的服务态度、医德医风等医患之间的非技术关系。

常见的医患关系模式，无非是医患技术关系模式和医患非技术关系模式两大类，但这两大类的划分不是绝对的。事实上在具体的医患关系中，这两大类是密切联系的统一体。如著名的布朗斯坦（Braunstein）医患关系模式，将医患关系分为"传统模式"和"人道模式"两种，认为传统模式应该并正在转为"人道模式"，尤其是在他的人道模式中综合了医患关系的非技术与技术两个方面的内容。

二、经典医患关系模式

（一）萨斯-荷伦德模式

1956 年美国学者萨斯（Szasz）、荷伦德（Hollender）在《内科学成就》上发表了《医患关系的基本模式》一文，文中指出患者症状的严重程度是影响医生与患者各自主动性大小的重要因素。据此，学者萨斯、荷伦德将医患关系归纳为三种类型：主动-被动型、指导-合作型、共同参与型。这种医患关系类型划分模式被医学伦理学与医学社会学界广泛引用，成为一种典型的医患技术关系模式。

1. 主动-被动型　这是一种历史比较悠久的医患关系模式。在这一模式中，医生是主动的，患者是被动的，医生的权威性不会受到患者怀疑，患者也不会提出任何质疑，在这种医患关系模式中，医患双方的地位是不对等的。这种模式的显著特点是患者到医院就诊，请求医生给予诊疗，往往将自己处于被动地位，表现为"求医问药"，而医生掌握诊疗技术，接受患者的请求，给患者以诊治，往往以主导者自居。在这种模式中，患者不能发挥积极主动作用，不能发表自己的看法，也不能对医生的责任进行有效的监督，由于医生的完全主动和患者的完全被动，容易引发不应有的事故和差错。故西方学者又把这一模式称为"父权主义模型"。这种模式，在尊重人权，强调"以患者为中心"的今天，已受到越来越多的批评。但是，对于休克昏迷患者、危急外伤性患者、精神病患者以及难以表述自己主观意见的患者等来说则是适用的，因为这些患者已经失去了表达意见和表达主动性的任何可能性，不存在医生与患者沟通的问题，在这种特殊情况下，医生行使完全和独立的权利，按照自己的意志实施救治是合理而必要的。

2. 指导-合作型 这是一种对现代医患关系有重要影响的基础模式。在这种模式中，患者被看作有意识、有思想的人，在医患双方关系中患者有一定的主动性，医者注意调动患者的主动性，但医生仍然具有权威性。此时，医患关系比较融洽，但这种融洽是以患者主动配合、执行医生的意志为前提的。主动配合的具体表现是：主动述说病情，反映诊治中的情况，配合检查和治疗，也可以提出疑问，寻求解释。但对医生诊治措施，既不能存疑，更不能反对。总体来说，医者仍居于主导地位，患者则处于比较忠实地接受和执行医生劝告的地位。这一模式从患者主动性上来看，无疑比主动-被动型医患关系前进了一步，它有利于提高诊疗效果，有利于及时纠正医疗差错，在协调医患关系中能够起到一定的积极作用，但仍不够完善和理想，患者的主动性有待进一步积极调动。

3. 共同参与型 这是一种新型的现代医患关系模式。此类型与以上两种类型的区别在于：患者在医疗过程中不是处于被动地位，而是主动与医生合作，主动参与医生的诊治活动，提供各种信息和建议，帮助医生做出正确诊断，有时患者还和医生一起商讨治疗措施，共同做出诊治的决定。在这种类型的医患关系模式中，医生在诊疗过程中能认真听取患者的意见，采纳其中合理的部分，医患间有近似相等的权利和地位，诊治中发挥着医患双方的积极性。在该种模式中，医者只是为患者提供不同的治疗方案，告知每一种方案的利弊，但最终的选择权掌握在患者手里，医生只能帮助患者执行和实施患者所选择的方案。它有助于消除医患隔阂，减少冲突，建立真诚和相互信任的医患关系。大多数慢性病的治疗和一般心理治疗等都比较适用于这种模型。

从"主动-被动型"到"共同参与型"的转变过程中，医患双方的地位和作用发生了很大的变化。医生对患者的主导或"控制"地位逐渐减弱，而患者在自己的疾病诊治中的作用则逐渐增大，患者的"人"的身份逐渐凸显。然而，应当指出的是，在此种变化中医务人员的作用和责任并没有随之减少；恰恰相反，为了调动患者的积极性和主动性，医生不仅要充分发挥其技术特长，还要引导患者共同参与这一活动，以促使其早日康复。由此可见，在一种模式向另一种模式的转化过程中，医生的工作不是少了，而是变化了内容。例如，对一个因昏迷而入院治疗的患者，应按照"主动-被动型"的模式加以处理；随着他病情的好转和意识的恢复，就可逐渐转入"指导-合作型"模式；最后，当患者进入复原或康复期时，适宜的模式就变成了"共同参与型"。

萨斯-荷伦德医患关系模式是在帕森斯医患关系的基础上提出的，并毫无保留地接受了前者的观点，只不过针对不同的疾病和患者进行了详细的区分，把单一的父母-孩子关系划分成了：父母-婴儿关系（主动-被动型）、父母-儿童（少年）关系（指导-合作型）、成人-成人关系（共同参与型）（表2-1）。因此，严格地说他并没有超越前者，仅仅作了部分调整。这三种不同类型的医患关系模式，在它们各自特定的范围内是正确的、有效的，但对大多数患者来讲，按指导-合作型和共同参与型的医患关系组织诊疗更能达到诊疗效果。然而，该模式也不是完美无缺的，它的根本缺陷在于它是依据患者的技术反应能力及疾病状况构建的，仅仅考虑了医患之间的技术差异，而忽视了医患之间的情感互动、忽视了文化差异及患者消费观念的改变和权利意识的增长所引起的医患关系的变动性及多样性问题。

表 2-1 萨斯-荷伦德医患关系模式列表

类型	医生地位	患者地位	适用范围	类似关系
主动-被动型	主动地位	被动地位	难以表述自己主观意见的患者	父母-婴儿
指导-合作型	指导地位	合作地位	大多数有意识患者	父母-儿童
共同参与型	帮助患者	主动参与	慢性病和心理治疗	成人-成人

（二）布朗斯坦模式

美国社会学家布朗斯坦教授在其编著的《行为科学在医学中的应用》一书中，根据医生是否注意到患者的主体意识，提出了医患关系的"传统模式"和"人道模式"。

1. 传统模式　传统医患关系模式是指医生拥有绝对权威，为患者做出决定，患者则听命服从，执行医生的决定。这种模式类似于萨斯-荷伦德医患关系模式中的"主动-被动型"。布朗斯坦认为，在未来的医疗和医患关系越来越民主化的趋势下，传统模式正在消退，并逐渐向"人道模式"转化。传统模式是长期以来医疗领域普遍存在的医患关系模式，由于医患之间存在着责任-信任的关系纽带，并且在医疗技术的掌握方面，医患双方的信息和能力具有严重的不对称性，所以传统模式有着长期存在的理由。

2. 人道模式　医患关系的人道模式则体现了医生对患者意志和权利的尊重，将患者看成一个完整的人，重视患者的心理、社会方面的因素，对患者不仅要给予技术方面的帮助，而且要给予非技术方面的关照。人道模式具体指：第一，患者比他的疾病重要得多，看一个患者不能只看到他的疾病；第二，患者是一个完整的人，比他的躯体要大得多，要关注患者的心理和社会方面的因素；第三，每一个人都有能力来确定自己并对自己负责，要尊重和发挥患者积极参与治疗的主动权；第四，每个人的身心健康状态与他的过去、现在和将来有着错综复杂的关系；第五，疾病、灾害、创伤、疼痛、老化、濒死等种种情况，是对于人们有重要意义的事件，对不同人所具有的价值和影响也会存在很大差异；第六，对患者的帮助不仅仅依靠技术措施，而且依靠医生的同情心、关怀和负责的态度。在人道的医患关系中，患者主动地参与医疗过程，在作出医疗处置决定中有发言权，并承担责任。医生在很大程度上是教育者、引导者和顾问。

人道的医患关系模式比传统的医患关系模式更有效，有更高的尊医率和疗效，特别是当治疗涉及患者生活方式和个人嗜好的改变时，这种模式的优越性就更加明显。可见，布朗斯坦的人道模式，也是以主张医者应尊重患者的各种权利，感受患者的心理、需要和痛苦为主旨，充分调动患者的主动参与性，这实际上是类似于萨斯-荷伦德医患关系模式中"共同参与型"的一种比较理想的医患关系模式。

（三）维奇模式

美国学者罗伯特·维奇（Robert Veateh）依据医生在医患关系中所充当的不同角色，提出三种医患关系模式：纯技术模式、教士模式、契约模式。

1. 纯技术模式　这种模式又称工程模式。在这种模式中，医生充当的是纯科学家的角色，只负责技术工作。医生将所有与疾病、健康有关的事实提供给患者，让患者接受这些事实，然后医生根据这些事实，解决相应的问题。这种医患关系模式是将患者当作生物体变量的生物医学阶段的患者，属于纯技术型医患关系模式。

2. 教士模式　这种模式又称权威模式。在这种模式中，医生充当的是家长式的角色，具有很高的权威性，医生不仅具有为患者做出医学决定的权利，而且还具有做出道德决定的权利，患者完全丧失自主权，处于完全被动的地位，这种模式不利于发挥患者的主观能动性。

以上两种模式相当于萨斯-荷伦德医患关系模式中的主动-被动型，医务人员只从自己的权威出发，关注技术的应用问题，而不考虑患者的信念和感受，缺乏患者作为"人"的参与。

3. 契约模式　在这种模式中医患双方是一种非法律性的关于医患双方责任与利益的约定关系。医患双方虽然并不感到彼此之间的完全平等，但感到相互之间有一些共同的利益，并分享道德权利与道德责任，双方表现出一定的默契，共同对做出的各种决定和行为负责。契约模式也相当于萨斯-荷伦德医患关系模式中的共同参与型，是一种令人满意的医患关系模式，较前两种模式是一大进步。

另外，还有一种医患关系模式，我们称之为萨奇曼医患关系模式。这种模式是一种患病行为的社会心理学模式，或称为疾病和医疗照顾行为模式。萨奇曼为了研究患者做出的与"寻求、发现和进行医疗照顾"有关的决定而构建的医患关系类型，他把连续发生的事件分成五个阶段：一是体验症状阶段；二是接受患病角色阶段；三是接触医疗照顾阶段；四是依靠医生的患病角色阶段；五是痊愈或康复阶段。他认为，每一阶段都是患者寻求帮助或做出一个新的重要决定的时候。在评价患病体验时，患者不仅要理解自己的症状，还要权衡资源可及性，以及治疗成功的可能性等。因此，个人的感觉、个人的医学倾向是决定个人对健康和疾病状态做出反应的关键性因素。

萨奇曼医患关系模式中医患的互动作用是明显的。在整个疾病诊疗过程中，患者都在主动、自觉地寻求、发现医疗照顾，即患者拥有主动参与医疗的心理行为倾向。因此，医务人员理解和尊重患者，帮助和引导患者，充分与患者交往就显得尤为重要。

（史　策　张　萌）

第三节　医患关系的属性

一、医患关系的道德属性

随着现代科学技术的不断进步，一些既往无法解决的医学难题逐步被攻克，但与此同时，医学发展也面临新的挑战。由于市场规律的作用，人们的竞争意识、效率意识、利益意识、等价交换意识等不断加强，而个人主义、拜金主义、享乐主义也随之滋长。高精尖医学技术的发展，如人工智能、大量先进仪器设备的临床应用，一方面大大提高了疾病诊疗的速度与精度，造福了人类；另一方面也给人们带来诸多忧虑与不安，如医患关系物化、医疗费用增长、医疗流程机械化等，使得伦理与道德陷入两难境地。民为邦本，本固邦宁。医患矛盾问题成为重要的民生热点，是影响社会和谐的重大因素。时代呼唤伦理与道德突破重围，为正确处理医者利益和患者利益、经济利益和社会利益、技术利益和人类利益提供指引，而医患关系正是体现医学伦理与道德的重要方面。

（一）道德的概述

1. 道德的内涵

（1）道德的含义：在中国词源中，"道德"一词可追溯到先秦思想家老子所著的《道德经》一书。老子说："道生之，德蓄之，物形之，势成之。"其中，"道"是指事物发展变化的规律；"德"是指对"道"认识之后，按照它的规则把人与人之间的关系处理得当。在西方，"道德"（morality）一词源于风俗（mores），而 mores 则是拉丁文 mos（即习俗、性格）的复数，后来从 mores 一词创造了一个形容词 moralis，指国家生活的道德风俗和人们的道德个性，英文的 morality 就沿袭了这一含义。因此，道德实质上有两层含义：一是指人应该遵循的行为规范，二是指由行为规范内化而形成人的品德。

（2）道德的特点

1）道德的理论性：道德理论包含义务论、美德论、人道论、价值论、功利论、正义论等一系列内涵。尽管由于意识形态的缘故，伦理学说在不同的历史时代有不同的面貌，但道德不变的宗旨是寻求"善"的理论、寻求人生幸福。

2）道德的规范性：道德规范不同于法律等社会行为规范，它不是依靠强制力量所维系和推行，而是强调内心的自觉、内在的信仰和主体的自律，因此它是一种较为深刻、较为高层次的行为规范。由于道德现象是人类社会普遍、永恒的存在，只要有人与人之间的关系存在，只要个人行为涉及他人和社会利益，就存在道德现象和道德问题。因而道德规范渗透于人们生活的方方面面，由此形成社会公德、职业道德、婚姻道德、政治道德等庞大的规范体系，凝集成诸如仁慈、自尊、勇敢、公正、宽容等为人类所共识的基本德目。

3）道德的价值性：指个人行为对他人和社会所具有的道德上的意义。道德价值观集中体现在符合道德原则的行为之中，尤其体现在为维护社会福祉而作出的牺牲精神上。一般用"善""正义""光荣"等作出评价。人们的行为、品质必然对社会生活产生一定的影响，因此社会才要借助评定道德的价值来调整人们的道德关系，向人们提出一定的道德要求和应当履行的道德义务。大体分为符合、部分符合和不符合。一般来说符合的即善的，不符合的即恶的，由此显示出人们的行为所具有的道德价值。它通过扬善抑恶的特殊功能，起着协调人与人、人与社会、人与自然的关系，维护正常的人际交往和社会秩序，促进个人全面发展和社会文明进步的重要作用。

4）道德的实践性：伦理和道德作为内涵相通、词义相近的两个概念。其差别就在于人们对伦理的解释偏向于社会公理和道德理论，对道德的理解则侧重于个体行为和道德实践。对道德的研究绝不局限于在理性的范围内说明人的行为正当性，更重要的是为人的行为实践提供指导，教导人们践履道德规范，成为道德高尚的人。道德来源于人们的社会实践，又指导人们的社会实践，关系到人在现实生活中的安身立命和修身养性。

（3）道德和医学的关联性：回顾医学的发展，医学与道德之间的关联性天然存在。医学巨著中始终弥漫着浓重的人道主义气息。我国古代医学论著《黄帝内经》内涵丰富、外延广泛，可以分为医学养生道德、医学预防道德、医学治疗道德和医学护理道德四个方面，主张以医道医德尽显人道品德。它提出"天覆地载，万物悉备，莫贵于人"，认为人是最重要的。唐代名医孙思邈在《备急千金要方》中认为："人命至重，有贵千金，一方济之，德逾于此。"而西医学的经典内科全书《西氏内科学》也有专门的篇幅来论述医德："没有医学伦理学，医生就会变成没有人性的技术员、修理器官的匠人或者无知的暴君。"古今中外的医者们不仅有着高超的医学技术，同样蕴含着深厚的医德思想。医学的道德性，让医者领悟到了医学的至真与至善。

"健康所系，性命相托"，医学始终是一门富含道德性的学科。医学的道德性集中体现在医德之中，医德作为医学职业道德则体现在医学的性质、任务和目的之中。医学关系到每个人的生死安危和切身利益，医务工作者的天职是救死扶伤、助人为乐。现代医学的目的不仅要求防病治病、延年益寿，还要求提升生命质量，优化生存环境，增进身心健康，把"医学造福人类"的理想上升到新的境界。同时，医学的道德性还体现在医务工作的各个方面、各个环节，体现在医务人员个人的思想、行为、态度、作风、品格之中。

道德对于医患关系起着重要的桥梁纽带作用。医患双方初次相遇便要求心与心的对接。医与患这对道德的陌生人需要坚守各自的道德之维，因为患者康复是医与患共同的目标。疾病改变历史，医学拯救人类。然而伴随着医学的发展，人类所面临的伦理问题也日益凸显。回顾以往发生的医患纠纷的案例，我们开始思考造成这些悲剧的原因，无论是医护人员、患者，还是媒体效应，都掺杂着道德建设不健全这一原因。

2. 医患关系的伦理道德特征　自从医学作为一种职业活动形成以来，就存在医生与患者的关系。这种关系包含着伦理的、心理的、法律的、技术的、经济的种种属性。但它首先是一种人际关系，而且这种关系的处理涉及生死攸关的责任问题，因而医患之间的伦理道德关系是医患关系最基本、最普遍的内涵。这种关系的基本特征是：

（1）具有一致性和相容性：首先，医患双方的目标是一致的，患者求医，医生施治，都是为了治愈疾病，恢复和维护健康，医患双方是为了恢复、维护、增进健康而走到一起的。其次，医患双方的利益是互相依存的，医患双方在实现目标的过程中，都必须通过对方获取价值的满足，即医生运用自身的医学知识和技能为患者解除疾苦，实现自我价值；患者也在此过程中满足了自身的健康需求。没有患者，医者的价值无从体现；没有医者，患者的健康难以保证，医患双方结成一个利益共同体。最后，医疗的过程是医患双方互动、互利、互补、互助的过程，只有彼此信任，互相合作才能取得良好的效果。

（2）具有不平衡性和矛盾性：虽说医患双方的人格是平等的，患者对于医疗也有一定的参与权、自主权，但是医务人员职业的权威性、技术的专业性，使其往往为主导、支配和决定的角色；而患者总是被动、依赖和受人操纵的角色，这使得双方地位不平等。再加上医患双方信息的不对称，双方期待的不同，个人的价值观、生活阅历、认知态度也有差异，使得双方难以进行足够平等的对话，常常会出现隔阂、矛盾、冲突甚至纠纷，这就需要彼此加强沟通，并在沟通的过程中用道德规范加以调解。

3.伦理道德在医患关系构建中作用突出 从辩证的角度看，医学道德不仅应当成为患者权益的保护伞，而且也是医疗行业发展的驱动力。从临床实践的现实性看，医学道德维护了患者的利益，使更多的患者愿意就诊、寻求医疗服务，这样的结果事实上也为医院的生存和发展提供了机会和市场；而从长远来看，医院和医疗卫生事业的发展又能够为患者和社会提供更好的医疗服务，进而在根本上维护全社会的健康利益。医务人员在医学道德的指导下，为社会提供良好的医疗服务，满足人们的卫生保健需求，同时获得一定的精神鼓励和经济报酬。患者在道德的指引下，能更加配合医务人员的工作。强调医学道德可以使医务人员的行为摆脱单纯经济利益的制约，上升为更高的利他层次，弘扬医学道德能使患者享受更人性化的医疗服务。因此，医学道德的提升完全有可能促进良好医患关系的建立。

（1）伦理道德奠定医患关系的思想基础：医患沟通是协调医患关系的重要途径和手段，而医患沟通必先以伦理道德为基础，才具有正当合理性。思想是行动的先导，人们的行为总要受到目的和动机的支配，医患沟通必要性的前提是首先存在一个"为什么"的问题——是从患者的利益出发，为了更好地提高医疗质量，加强医患合作，达成相互共识而施行医患沟通；还是出于私利，为了糊弄患者或推卸责任而与患者交流，这是两种不同的价值取向。前者合乎道德，后者有违道德。人们是否从道德的愿望出发施行沟通，其情形、效果是截然不同的。正心才有诚意，"诚于中而行于外"，医患沟通的前提是彼此双方的诚意，尤其是医者对患者利益的忠诚，因为患者处于"求医"、被支配、遭受疾病折磨的弱势地位。举例而言，出现医疗事故差错，医方希望通过沟通取得患者的谅解，但若医方一味遮掩，不能向患者做出负责的解释，医患双方就难以达成共识。当然如果患者不讲道德，企图敲诈勒索，医患双方也不可能有效沟通。目前许多医患纠纷最终诉诸法律，与先前的沟通缺乏道德基础不无关系，值得反思。因此，伦理道德不仅为医患关系的建立确立价值导向，也为其提供行动规范和准则。

（2）伦理道德创设医患关系的良好氛围：医德是调整医患关系、医护人员相互关系以及医护人员与社会关系的行为规范，涉及医务人员的心理、意识情感、态度、作风、行为、意志、信念等一系列问题。医务人员坚持患者至上的医德观，急患者所急，想患者所想。全面了解和掌握患者的疾病状况、个性特点、生活习惯、家庭文化背景、社会经历，就能贴近患者，有的放矢从而实现良好的沟通。医务人员遵循医德，规范行事，热忱待人，文明礼貌，尊重患者，优质服务，使患者感到亲切和温暖，拉近医患之间的情感距离，促进沟通中心心相印、情理相融。医务人员良好的医德行为、医德语言、医德作风，可以增强患者的信任感、依赖感和勇气，消除患者的恐惧感和意志脆弱现象，从而有利于医患沟通，顺利开展医疗工作。

（3）伦理道德提供医患关系的和谐准则：伦理道德是调整和处理人际关系的行为规范，医患关系作为医疗关系中最重要的人际关系，两者具有共通性。伦理道德在一般人际交往层面提倡真心诚意、与人为善、文明礼貌、推己及人、豁达谦让、宽容大度、平等尊重、言而有信等道德要求，而在医学职业领域要求仁慈博爱、一视同仁、知情同意、保守医密、医行端庄、医言温文、医术精湛、医风廉洁等医德规范。伦理道德对于指导医患的思想行为，保证医患沟通的正常进行，具有重要意义。

■（二）道德视角的医患关系

科学技术的快速发展给人们的社会生活带来翻天覆地的变化，然而，当前我国正处于社会转型期，医患关系也面临着时代危机。当前我国医患关系总体上呈现出和谐的局面，政府积极履行职责，不断推出医疗制度改革措施，完善医疗行业的相关法律法规；大部分医务人员恪守职责，具有较好的医疗职业道德，其工作得到了广大患者的肯定；社会舆论对医务人员的付出也给予了充分肯定。但同时也存在着部分医患矛盾和冲突。药品研发及新技术、新设备的大量运用，使医疗费用上涨，一定程度上导致"看病贵"；部分医务人员责任心和服务意识不强，过分追逐经济利益；一些患者行为过激，出现了少部分暴力伤医的事故；部分媒体追求所谓的"噱头"，发布不实、过激报道，为医患关系的紧张埋下隐患。

从道德视角看医患关系，有学者提出了"道德共建论"，认为应该用全面、联系的观点认识和对待道德建设问题，认为医德建设的主体应该是医务人员，这是内因和根据；同时，又确认服务对象和全社会也有责任，这是外因和条件。对于协调的医患关系，从伦理学来看，不仅需要医务人员的道德努力，而且需要患方的道德努力。躯体的痛苦、内心的忧虑、对健康的渴望是患者的共性，文化的差异、信仰的不同使得患者又呈现出各自的特点，面对千差万别的患者，如何建立良好的医患关系？医生、患者又该怎样相处？

1. 对医生的道德要求 在现代社会中，医生这一职业决定了医生工作具有知识性、技术性、风险性、奉献性的特点，是一个集"高风险、高责任、高技术"于一体的特殊职业。这些特点显示医生群体不仅具有专业的医疗知识和诊疗技能，同时也表明了医生是有教养、有责任心、值得信赖的。医患关系，具有天然的不平等性。医方不仅在技术、知识上处于主导地位，在道德关系上也处于天然的主导地位。这就决定了医生要恪守神圣、高尚的医学道德，必须坚持把患者利益放在首位的原则。医生必须尊重和爱护患者，必须尊重和坚决维护患者的权利。

医方的医德具体表现为：

（1）以健康为中心，提供最佳服务。作为医生，应以患者为中心，同情、关心、积极救护患者，千方百计为患者解除病痛，救死扶伤。由于我国医疗资源稀缺，医患双方在数量及知识上不对等，使得许多医生在想法和做法上都存在局限性和错误性，这些情况都有可能诱发医患纠纷和冲突。摒弃技术主义模式下医生漠视患者的人格和尊严，唯医独尊的态势，医生应尽量用通俗的语言把医疗诊治中可能发生的并发症、风险等全面、精确、如实地告知患者，使患者对其病情有更深刻的理解，以消除患者对医学的神秘感。

（2）尊重患者，平等待患。对待患者要一视同仁，对于不同民族、性别、职业、地位等的患者，都应平等对待。需时刻考虑患者的感受、病情及其利益与要求。要注意倾听他们的呼声，重视医患沟通，给予治疗上的帮助和情感上的抚慰。医务人员作为医患关系中主导的一方，在进行医疗活动时要严格要求自己，做到举止端庄，语言文明，态度和蔼，同情、关心和体贴患者，善于用自己的言行去调整患者的心理状态；不接受患者的红包、宴请，不向患者或家属借钱、借物。

（3）尊重患者的知情同意权。医患之间要以诚相待，医生要拒绝强制的家长主义，恪守知情同意的医学伦理原则。医方应该充分尊重和保障患者的知情同意权，让患者在明白自己疾病状况的基础上作出相应的医疗选择。在医疗实践和科学研究中以患者为中心，不仅应当做他们认为是对患者最有利的事，而且要以公平的方式考虑患者的选择权和优先权。在医疗服务过程中医方要引导患者主动了解病情状况，并作出相应的医疗选择；慎独守诺，保守患者秘密。

（4）崇尚科学精神，树立终身学习的理念。拓宽知识视野，更新知识结构，潜心钻研医术，精益求精，提高技术水平；正确处理同行、同事间的关系，相互学习，团结协作。

2. 对患者的道德要求 由于道德视角下的医患关系具有双指向性，医患双方都是具有独立人格和自由意志的人，在道德要求上也应当是双向的、平等的。患者也应该遵守就医道德，恰当地把握和运用自己的权利，自觉履行应尽的义务，同时需要尊重医生的权利，自觉维护正常的医疗秩序，提高患者自我认识，改变其社会价值观念。这是建立医患双方互信机制的基础。

患者的就医道德具体表现为：

（1）诚信就医，遵规守法。患者应尊重和理解医生的劳动，积极配合医护工作者的治疗过程，举止端正，语言文明；应拒绝宴请自己的主治或主任医师或向其送红包，如遇主动向患者或家属索取红包或物品、接受宴请的医护工作者，应向有关部门举报。

（2）理性认识医学的局限性。现代医学总是处在不断发展的过程中，这决定了医学的不完善性和局限性。医学的局限性往往导致预期医疗效果与治疗费用、治疗效果产生矛盾，虽尽力治疗，但经常无法推迟死亡或显著地减轻痛苦。

（3）理性处理医疗矛盾。不以暴力手段处理医疗问题，拒绝蓄意破坏医院或医护工作者的媒体或个人的煽动或采访，对蓄意破坏医院正常医疗秩序的个人或"医闹"团伙进行举报。

二、医患关系的法律属性

医学发展到今天，许多疑难杂症得到解决，然而我们也应清醒地意识到，医学也有其局限性。医学的风险性、不确定性与人们对医学的过高期望，使得医学承担了其不应该承受的重压。由此而产生的医患关系也错综复杂，其中会有冲突、矛盾与纠纷，也会涉及多个利益群体。当前医患关系既是社会问题，也是基于一定利益之上广泛渗透着伦理关系的主体互动的特殊社会关系，具有显著的社会法律属性。仅依靠伦理道德手段的约束，已不能应对当今社会所产生的复杂而多变的医患问题。此时，运用法律武器维护各方利益的呼吁也越来越强，然而，无论是医方还是患者，法律意识仍有待提升，使用法律方式维护自身权益的道路也任重而道远。

（一）法律是医患关系的核心保障

1. 法律与医患关系　医患关系就是医疗服务关系，其本质是法律关系。首先，它是一种社会关系，法律上的医患关系是医方与患方在诊疗服务过程中所形成的社会关系。在现实生活中，有病或防病之人都会投医。这里的有病或防病之人泛指自然人，人们称其为患者，在医患关系中进一步简称为"患"；投医意指找医院及医护人员。人们将医院及医护人员统称为医者，在医患关系中进一步简称为"医"。显然，设立医院或学医的目的，是为不特定患者提供医疗服务和发展自己。投医的目的是获得医疗服务。双方的共同目的是通过医疗服务来诊断疾病、治疗疾病和预防疾病，即以维护生命健康的方式来使患者获得医疗救助。可见，医患关系是基于医疗服务的供求互补建立的。因此，医患关系是因医疗服务而形成的医疗服务关系。患者的不特定性使医疗服务具有面向社会的属性，即医疗服务关系也是医患社会关系。其次，医患关系的本质是法律关系。因为，法律确认和调整的社会关系都是法律关系。医疗服务关系是社会关系的一种。那么，法律确认和调整的医疗服务关系也是一种法律关系，即医疗服务法律关系又称医患法律关系。合同是《中华人民共和国民法典》合同编确认和调整的对象，医患合同是医疗服务关系的载体，因此，医患合同关系，就是法律确认和调整的医疗服务关系。其实，除医患合同关系外，法律确认和调整的医疗服务关系，还有无因管理关系和强制治疗关系。所以，医患合同关系、无因管理关系和强制治疗关系，都是医患法律关系。

依照法学原理，法律关系是指法律规范在调整人们社会关系的过程中所形成的法律上的权利义务关系。人们之间的社会关系多种多样，医患关系是随着医学的不断前行而在医疗机构与患者（消费者）之间形成的一种关系。

从法律属性角度看，医患关系仅指医方与患方之间法律上的权利和义务关系。从卫生法的层面看，我们将医患之间的法律关系归纳为受卫生法调整所形成的具有保护人体健康方面权利、义务内容的特殊的社会关系。其中，"医方"包括提供医疗服务的医疗机构和医务人员，患方包括患者、患者家属及患者家属以外的监护人。由此可见，医患关系是一个涉及多方当事人，由诊断、治疗、护理三方面结合而成的非常复杂的社会关系。

2. 法律是医疗机构依法办医的核心保障　我国对医疗机构管理立法可追溯到中华人民共和国成立初期，先后颁布了《医院诊所管理暂行条例》《医院、诊所组织编制原则（草案）》《关于组织联合医疗机构实施办法》《县卫生院组织通则》等医疗机构管理方面的法规。此后国务院制定了《医疗机构管理条例》，明确规定了医疗机构的规划布局、设置审批、登记执业和监督管理。我国又陆续发布了《医疗机构管理条例实施细则》《医疗机构监督管理行政处罚程序》《全国医院工作条例》《医院工作制度》《医院工作人员职责》《医疗机构设置规划指导原则》《医疗机构基本标准（试行）》《医疗机构诊疗科目名录》《医疗机构评审委员会章程》等规章，从而使我国医疗机构的管理走上了法制化的轨道。

《医疗机构管理条例》《医疗事故管理条例》规定医疗机构是救死扶伤，防病治病，为人民健康服务的，以法的形式规定了医疗机构的宗旨，同时《中华人民共和国民法典》第七编"侵权责任"中又规定医疗机构有三项免责事由（患者不配合、抢救生命垂危已经尽力、当时医疗水平所限）。那么医疗意外显然不等于医疗差错、医疗事故，但在现实社会背景下考虑到在医患关系中患者处于弱势地位，其合法利益更容易受到侵害，因此法律尽量去追究医疗机构及其医护人员的责任以此来保护患者的利益，但这对于医疗机构及其医务人员的安全保障就会有很多局限性，对于缓和医患关系也有很多不利之处。医患关系具有复杂性，在环境发生变化时，道德属性和法律属性相互转化并交织进行。发生医患纠纷、矛盾时，社会舆论可能倾向于患者这一弱势群体，医疗机构为了恢复正常的医疗秩序，会选择"息事宁人""私了"，这样的退让大大损害了医疗机构的权益。这就要求医疗机构及其工作人员，在医疗活动中必须严格遵守国家宪法、医疗卫生管理法律法规和规章，这是医疗机构的义务。

3. 法律是医务工作者依法执业的基本保障　医务人员是与患者直接接触的一方，《中华人民共和国执业医师法》《中华人民共和国民法典》（第七编"侵权责任"）中都涉及医务人员的权利及义务，医务人员知法、懂法、守法、用法的程度，所产生的结果往往会大不相同。在诉讼中，至关重要的是证据的保存。但目前很多临床医师的法律意识滞后，不注意临床证据的采集和保管，结果发生医患纠纷时，往往处于被动地位。作为医生，治病救人是天职，现行法律也规定医师对"危急患者"和"紧急事件"不得拒绝治疗，《中华人民共和国民法典》（第七编"侵权责任"）中第一千二百二十八条规定："医疗机构及其医务人员的合法权益受法律保护。干扰医疗秩序，妨碍医务人员工作、生活，侵害医务人员合法权益的，应当依法承担法律责任。"该条款的制定，主要是针对近年来我国不断出现的、越演越烈的患方非理性维权行为。频繁出现的"医闹"事件，已经严重干扰了正常的医疗秩序，对医务人员的工作、生活也造成很大的影响，因此《中华人民共和国民法典》第七编"侵权责任"可对将来发生的冲突做出法律的引导，保护医方合法权益。

4. 法律是患者维护合法权益的重要保障　医疗损害责任指医疗机构及其从业人员在医疗活动中，未尽相关法律法规、规章和诊疗技术规范所规定的法律义务，在医疗过程中发生过错，并因这种过错导致患者人身损害所形成的医疗机构应当对患者承担的民事赔偿责任。首先《中华人民共和国民法典》第一千二百一十八条规定，"患者在诊疗活动中受到损害，医疗机构或者其医务人员有过错的，由医疗机构承担赔偿责任。"即无论是医疗事故还是医疗过错，只要医疗机构或者其医务人员有过错就得赔偿。同时，改变了以往实行的"举证责任倒置"，即完全由医疗机构举证证明自己"清白"才能免责的做法，转为必须由患者证明医疗机构有过错，否则医疗机构免责。下列情形推定医疗机构有过错：①违反法律法规、规章以及其他有关诊疗规范的规定；②隐匿或者拒绝提供与纠纷有关的病历资料；③伪造、篡改或者销毁病历资料。医务人员存在过错，必须向医院追讨赔偿。其次《最高人民法院关于审理人身损害赔偿案件适用法律若干问题的解释》告诉患者如果出现医疗纠纷，应该怎么索赔，有哪些费用可以索赔。法律切实保障了患者的合法权益。

（二）法律视角的医患关系

1. 医疗机构规范管理是和谐医患关系的必要保障　医疗机构的管理层若缺乏管理，医院的规章制度将缺乏专业化和规范化的制定与运作，就会出现无章可循、有章不循甚至违规操作。现实中医疗机构在医疗损害侵权责任中不承担赔偿的情况则少之又少，其中的原因就在于医院是否能规范管理。据统计，2018年全国医疗损害责任纠纷案件未经过鉴定和经鉴定为"无责任"的占纠纷案件总数的30.33%，法院判决医方不承担责任的占比仅为19.36%，说明尽管未鉴定或鉴定意见为医方无责任，但仍有占纠纷案件总数10.97%的案件经法院判决医方需承担赔偿或补偿责任，原因主要在于法院因病历书写不规范或尸检报告有瑕疵等问题，推定医院存在过错并赔偿抑或判决医方给予患方一定金额的补偿。因此，医疗机构的规范管理对于构建和谐医患关系具有重要意义。

2. 适度医疗是和谐医患关系的必然要求　《中华人民共和国民法典》第七编"侵权责任"中规定了紧急情况中医疗机构可以采取相应的医疗措施，也规定了医疗机构不能对患者实施不必要的检查。可见对医疗机构及医护人员提出了更高的要求与法律责任，这也在一定程度上导致了医疗机构的自我保护行为。其中第一千二百二十七条规定，"医疗机构及其医务人员不得违反诊疗规范实施不必要的检查。"近年来有关过度医疗而引起的医疗纠纷一直被媒体热议，医生在面对医疗环境现状、个人利益、患者及家属要求时，如何适度医疗，成了考验医务人员理智与情感的一个界标。过度医疗的产生在一定程度上是医务人员为避免医疗风险和医疗诉讼而采取的医疗防御性措施。在诊疗过程中，医务人员要根据患者的实际情况选择疗效相对较好、安全无害或伤害性最低的治疗，达到减轻患者痛苦及提供便利的医疗服务。由于医患双方在医疗知识方面存在的信息不对等，医疗过程中的主动权大多掌握在医方，这就要求医务人员不能利用自身专业知识左右患者的选择，为其安排治疗内容与项目，诱导其选择收益高的检查项目或药物等，而是要根据患者的病情，建议其理性地采取治疗措施，避免不必要的、无效的、消费较高的治疗，争取最佳疗效，减轻患者痛苦。同时面对目前医学无法做到或者没有实质意义的医疗措施时，医生要对患者及家属进行合理、科学的劝告，避免医疗资源的过度浪费。

3. 维护知情同意权是和谐医患关系的重要保障 患者的知情同意权利与医方的告知义务相统一，是对立统一的辩证关系。《中华人民共和国执业医师法》规定，医师应当如实向患者及其家属介绍病情，但应当避免对患者产生不利后果；医师进行试验性医疗，应当经医院批准并征得患者本人或家属的同意。2002 年《医疗事故处理条例》第十一条规定，在医疗活动中，医疗机构及其医务人员应当将患者的病情、医疗措施、医疗风险等如实告诉患者，及时解答其咨询；但是，应当避免对患者产生不利后果。这些条例均在法律法规的层面上对患者的权益进行了保护，也保证了医疗工作的正常进行。临床上知情同意可拆分为"知情"和"同意"两部分。知情是指患者有权获悉自己所患疾病的相关情况及预后，对医务人员采取的诊疗方案、实施手术方式、特殊检查和治疗、可能带来的并发症、承担的风险和可能发生的无法预测的后果等信息都有获悉的权利，其中还包括有权知道医院各类诊疗规章制度等。"同意"则是患者具有自主决定对该项诊疗接受或拒绝的权利。相应地，医务人员也具有根据相关法律法规履行对患者进行告知和解释说明的义务。其中，医方应根据实际情况，耐心告知患者及家属其病情及采取的医疗措施，让患者或家属签署知情同意书，知情同意书要填写完整、全面、规范，不能有任何涂改的痕迹。而患者签署知情同意书要谨慎，有疑问随时提出，自主选择是否行使知情同意权，但患方的知情同意权在特殊情况下可由医方或其家属代为行使，以挽救患者生命。医患之间知情同意的双向履行对提高医疗质量、改善医患关系具有重要意义。近年来，患方的"知情"意识不断提高，然而医生的"告知"意识仍有待提高。

4. 媒体公正报道是和谐医患关系的客观要求 媒体应秉持基本的公允，媒体是公平正义的守门人，也是社会情绪的发酵者。目前医患之间最大的公平正义是医护人员执业的人身安全和患者安全。在一系列的报道中，最后虽然有了定论，但是谁都没有赢，患者、家属、医生、医院、医疗界乃至社会，在这些荒唐的事件中都受伤了，社会投入大量的成本也造成了公共资源的浪费。反观这些事件时，我们发现，媒体在报道这些事件的时候，似乎或多或少地缺少一种公允的态度，新闻报道需要有中立公正的态度，需要向医方求证，或者至少把双方之词同时陈列，让大众去辨别。一直以来，医疗界都欢迎客观、真实的监督。促进医患互信、尊重事实、尊重专业、不炒作、不偏颇应成为涉医报道的原则。

5. 伦理与法的困惑 科学可以延缓生命的衰老，但不能无限制地延续生命，其中还有法律和伦理等因素的制约。近几年来，生命科学取得了很多新的重大进展，如首例人造单染色体真核细胞、DNA 测序技术的"革命性"突破、人工设计和制造第一个独立生存的细菌（"人造生命"或合成生物学）等。在生命科学不断取得新进展的同时，也引发或带来了一系列的伦理、法律和社会问题和挑战。在这些问题和挑战中，伦理、社会和法律十分复杂地交织在一起，其中不乏个人基因组的所有权和个人隐私问题、遗传歧视与基因专利问题、干细胞研究和"生命的尊严"、"人造生命"和人类的未来、中国生命科学工作者的生命伦理责任等重大问题。例如，2018 年 11 月 26 日，贺建奎宣布一对名为露露和娜娜的基因编辑婴儿（即"首例免疫艾滋病基因编辑婴儿"）

在中国健康诞生，引爆了国内外科学界，其中的科学伦理问题也引发了公众的关注。122位国内科学家在微博发布"科学家联合声明"，对此项研究表示坚决反对和强烈谴责。2019年1月，据广东省"基因编辑婴儿事件"调查组消息，该事件系南方科技大学副教授贺建奎为追逐个人名利，自筹资金，蓄意逃避监管，私自组织有关人员，实施国家明令禁止的以生殖为目的的人类胚胎基因编辑活动。

法律是有最低限度的，部分交叉着法律和伦理的问题，法院有它体现人性的地方，同时也要尊重国家的法律和伦理道德。中国首例冷冻胚胎继承案，说明法律不再只是冷冰冰的条文，展现了法官的人情味，看到法律的人性光辉，也体现了法理之中的人性化，给未来伦理与法的困惑提供了一个解决途径，"法外"的空白还要靠当代社会文明来体现和补充。而对于"免疫艾滋病基因编辑婴儿"这类事件，2003年颁布的《人胚胎干细胞研究伦理指导原则》已明确规定，可以以研究为目的，对人体胚胎实施基因编辑和修饰，但体外培养期限自受精或者核移植开始不得超过14天，而本次"基因编辑婴儿"如果确认已出生，属于被明令禁止的，应按照中国有关法律和条例进行处理。

三、医患关系的社会属性

任何人在社会这个舞台上都扮演着一定的社会角色，医务人员要扮演好自己的角色，当个"好医生""好护士"，在与社会人群的交往中显示自己的特殊职能，表现出自己的特殊身份，并在一定范围内履行自己的义务，行使自己的权利。同时，社会和他人对医务人员的技术标准和道德行为也必然有其严格的要求和规定，这样才能达到医生、护士对患者和社会负责的根本目的。而患者是医疗卫生服务的主要对象，患者角色是医疗卫生领域中特殊且重要的角色，在现实社会中，一般的社会成员一旦进入患者角色，其情感、需要、社会关系和社会行为等心理和社会方面都会发生相应的变化。医患双方并不是孤立存在的，都是社会关系"网"上的一个"纽结"。社会人的角色在向患者角色转变的过程中，就意味着放弃或部分放弃原有角色的行为模式，如权利、义务及社会地位等，同时还要学习和掌握患者角色的行为模式，这就需要有一个认同、扮演、失调和调试的过程，但这一过程又受种种因素的影响，使医患关系深深地打上了社会的烙印。

（一）社会是医患关系的关键变量

1. 社会与医患关系　社会是人与人之间形成关系的总和，社会关注的是人类行为的社会原因和社会后果，而将社会学引入医学中可将研究内容深入到健康和疾病的社会原因及其影响上。社会学之所以应该介入到医患关系的研究中，是因为社会因素对于个体、群体乃至整个社会的健康都发挥着重要的作用。个体和社会对健康问题的态度与其文化背景、社会规范和价值观相一致，社会条件和社会环境一方面可能导致人类发生疾病和失能，另一方面也可以促进疾病预防和维护人群健康。

人在本质上是社会关系的总和，人的行为原则上不在于个别人，而在于社会。社会产生的关系是不以人的意志为转移的，人们从出生就置身于由前人创立的这种关系之中。传统的医患关系是一种以义务论为基础的人际关系，而现代的医患关系则是建立在道德、法律、经济等基础之上的权利义务关系，这一转变正体现了社会因素对医患关系的决定性。医患之间的关系形成与变迁是由社会的发展而决定的，医患关系必然属于一定的社会关系，在现实社会中，医患双方并不是孤立存在的，医患关系也不是孤立的抽象联系，而是发生在现实中的个人与个人之间、个人与群体之间、群体与群体之间实实在在的关系。事实上，健康不仅仅是纯生物学的问题，社会、文化、政治和经济等诸多因素对其都会产生影响。医患关系中不仅包含着医学中的种种因素，也离不开社会因素的巨大影响。医患关系是社会关系的实现及具体体现，它随着历史和社会的发展而发展。在不同的历史时期，不同的经济发展阶段和不同的医疗技术条件下，医患关系的表现形式是不同的。

2. 社会变革中的医患关系 20 世纪 80 年代末期以后，随着科学技术的高速发展，医患关系开始发生变化。首先，市场经济中蕴含的与过去迥然不同的平等、公正、契约等价值理念开始深深地影响医患关系的形态；其次，西方社会若干次人文运动的兴起也对现代社会医患之间平等关系的进一步演进提供了前提与基础。同时，"疾病谱"及"死亡谱"发生明显的变化，传染病和营养不良等疾病逐渐被有效控制，与人类生活方式密切相关的各种非传染性慢性疾病已成为我国居民主要疾病负担和死亡原因。最后，一些先进医疗器械如超声、CT 等的诞生使医疗结果比过去更为快捷与准确，医疗流程也比过去更为娴熟与快捷。医疗领域开始关注过去被忽略的病患"权利""主体"等概念，但与此同时，医生为避免不可预期的纠纷与诉讼的心理也在无形中加强了对器械检验的更大依赖。这些变化都潜在地影响着医患格局，病患的主体性在凸显，医者开始比过去更多地尊重患者的要求，双方都在日渐关注自己权利、义务的预设与保护。各种合力使得当代的医患关系正在体现更多的复杂特性。医患关系是一种重要的社会关系，两者之间的互动会受到社会的影响而发生变化。医患矛盾的恶化和不协调状态，究其成因，可归为一句话："社会是医患关系的关键变量"。

（1）对医疗技术的更高期待性：市场经济一方面激励人们勇于进取的精神，促进社会以最快的速度往前发展。另一方面，市场经济努力追求利益最大化的特点也使得一些人自私、投机。医疗领域不可能是独立于市场经济之外的"孤岛"，无论我国的医疗体制如何改革，市场经济大背景都会对医疗产生厚重与长远的影响，而医疗活动与社会民众最大程度的关联性也使其易成为受市场经济负面影响更为巨大的领域之一。

社会中固存的医学文化也对医患关系有所影响。当医患发生直接互动时，医学文化将医生描绘为受过专门训练的、可以决定人生死的绝对权威，人应该完全服从于医生的决定，所以要保持医生对患者的控制权威，这种医学文化对医患关系的影响是巨大的。但是医学文化也在改变，现代医学价值观逐渐被社会各阶层的人所接受，大众媒介和医学界极力鼓励大家为自己的健康负责并实行健康的自我管理，养成锻炼、戒烟和其他促进健康的行为。医生们也积极倡导和支持促进健康的行为，人们在接受医疗服务过程中将可能比以前更像消费者一样来"选购"自己所喜欢的服务，自己可对症状及其意义进行判断，在更平等的关系基础上与医生打交道。因而，医学文化的变化同时带来了医患关系的变化。

信息的高速流通使得社会某些层面正发生着过去从未有过的巨大变化。医疗信息逐渐失去了过去只能由医务人员"专家式"占有的特殊状态，人们可以通过书籍与网络等途径比过去更快捷地获得有效的医学知识。医者与民众之间的专业优势距离也在逐步缩小。同时，医疗行为也比过去更容易暴露在公众的视野之中。

高科技的发展在更加快速治愈疾病的同时，也给人们带来了一些错误的心理——现代的人比过去更依赖医疗技术，对医疗技术存在更高的期待性。一方面是患者希求 100% 治愈率的迫切愿望，一方面是医学不可能解决所有疾病的现实，矛盾由此产生。这个过程中，"医学无形中增加了人们无能为力的依赖，甚至使人丧失了自己照顾自己的权利……"。医疗关系中的各种形态都在发生着潜在的改变。但是一些器械设备导致医源性疾病的增加，医疗事故造成的灾难，在应对严重急性呼吸综合征（SARS）、艾滋病等传染性疾病以及癌症、心脑血管疾病、精神分裂症、阿尔茨海默病等许多非传染性慢性疾病方面的力不从心，又使人们对用现代科技的医学表现出不满、失望和怀疑，再加上媒体宣传中经常使用"重大突破""突出成就"等概念，广告中更是随便使用"克星""告别"等夸大、失实之词，弱化了医学本身的诚信度，误导患者产生不切实际的愿望，一旦医治效果不理想，医患之间就容易失去信任，激化了健康需求无限性与医学责任有限性之间的矛盾，形成医学越发展，医疗纠纷越多的怪圈。所以对经济、文化、信息及科学技术的发展应正确认识和合理使用，以及进行适当的宣传教育。

（2）医疗体制公益性与市场化的矛盾：对价本是法律用语，是指一种等价有偿的允诺关系。在计划经济体制下，国家承担了大部分医疗费用的支出，所以患者在就医中体现出的接受医疗机构及人员的"福利照顾"与"感恩"心态是常见的。当前，我国公立医院属于事业单位编制，但政府给医疗机构的拨款往往只占其实际支出的极少部分。于是，时至今日我国公立医院形成了二元医疗体制，即医院公益性和营利性同时体现，这样就会导致医院在营利和公益之间难以寻找平衡点，甚至为了追求效益而忽视公益性，医生为了提高收入诱导患者使用昂贵药物和医疗器械，不断诱导患者进行不必要的检查，以药养医逐渐成为医院常态。但高昂医疗支出并没有带来与之相对应的回报，也就是说患者付出正常医疗价格几倍甚至几十倍的支出但是治愈率并没有明显上升。医院靠收费维持正常运转，患者靠支付医疗费用换取医疗诊治，在这种情况下，患者会下意识地判断是否公平。如果治疗成功，当然不会有人追究，可是一旦治疗失败或者效果不明显，未取得预期效果，这样将大大超出患者及家属心理承受能力，纠纷就会爆发出来。纠纷点通常是医院认为已经尽到治疗义务，治疗风险属于不可控风险，故医院不担责；但患者认为自己付出大量金钱，使用昂贵药物、器械等却没有获得理想效果，医院存在欺骗患者现象，因此医院必须为此负责。

（3）社会转型的"应然"和"实然"间的脱节：不同的互动情景产生不同的行为方式。随着人们生活水平的提高，越来越多的人注重生活质量的提高，包括健康要求，对于疾病的治疗需求和要求越来越成为公众关注的问题。然而，政府和社会所能提供的公共医疗卫生服务条件改善却无法快速实现，特别是优质服务短缺、分布不均、需求和满足之间的矛盾积累。医疗服务部分进入市场后，尽管自称有拯救生灵的崇高目标，但医疗保健机制实际是一种追求利润的商业活动。

从宏观层面来看：进入20世纪的最后二十年，中国的社会转型已成为社会发展最为突出的特点，因社会转型的"应然"和"实然"之间的脱节，造成社会上普遍不满医患之间的经济关系定位，关系紧张甚至失序的互动就会频发。

从中观层面来看：医院等卫生机构对医生的期待不仅是创造更多的社会价值，同时也包括创造更多的经济收益，甚至将经济效益与医生的收入挂钩。有些医院管理混乱，医疗活动中部分医务工作者丧失了职业操守，价值取向发生偏差，无法正确处理个人利益和社会利益之间的关系，致使医患关系趋于紧张甚至冲突在所难免。

从微观层面来看：日趋紧张的医疗需求，使得医生的工作压力陡增；日复一日地重复工作，压力得不到很好的缓解和疏导，造成医生对患者冷漠和对工作投入的情感淡化。在医患之间，医生相对固定，而患者如流水般变动，每位患者都希望医生视其为"最重要"的患者，对其热情服务、悉心治疗。而事实上期望不能得到满足时，冲突一触即发。当然，也应看到，患者的疾病情况十分复杂，而医生在治疗时只能根据自己的经验和掌握的技能来治疗，未知的情况客观存在。但在患者来看，医生就应该医治好自己的病，不能如愿时即开始怀疑医生的权威，放弃对医务人员的信任，进而引发矛盾，甚至产生报复等恶性事件。

（4）医患双方信任的缺乏：费孝通先生著名的"差序格局"便是最通俗易懂的说明。在熟人环境里一般很少有人会不顾及自己的行为给周围人带来了各种影响。道德准则可以容易地规范着人们的各种行为。随着市场扩大，交易增加，人员流动机会增多，陌生人社会必然形成。这种社会格局能够扩大人们的信息来源，提升经济发展机会，但也存在许多问题。其中最大的问题是此类社会的稳定与和谐必须有强大的支撑——即诚信的高度建立。原有的熟人式信任体系逐渐瓦解，而新的信任方式与体系却尚未良好建立，因此，便会比熟人社会有更大的不稳定性。医疗关系中的各种主体会不自觉地因为陌生感而放任某些负面行为的发生，如忽略、冷淡、不尊重、"大处方"等，一旦产生纠纷极易出现过激行为等现象。

（二）社会视角的医患关系

现代社会学把社会理解成一个大舞台，认为每个人都是舞台上的一个角色，所谓社会角色是指与人们的某种社会地位、身份相一致的一整套权利、义务的规范与行为模式，它是人们对具有特定身份的人的行为期望，它构成社会群体或组织的基础。医生和患者是一对重要的社会角色，由来已久，两种角色的不同性质决定了医患关系的性质。塔尔科特·帕森斯在他的《社会系统》一书中给出了患者角色概念，它的价值在于适用于患者本人和与患者互动的所有人（包含医生）。帕森斯指出，医生被社会赋予了与牧师类似的社会控制功能，即控制偏离。就患者角色而言患病是一种偏离状态，人们不希望自己处于偏离状态的本性，激励人们去追求健康。患者角色唤起了一组期望模式，为患者和相关人员确定了适用于患病者的规范和价值观。

良好的医患关系伴随着社会的发展、法律的完善、制度的健全、医务人员素质的提高、患者认知度的不断提升以及媒体、公众不断努力营造良性的舆论环境才能最终实现。医患关系不是独立于复杂社会系统以外的单一关系，而是在复杂体系下的多维医患关系。构建和谐医患关系不仅是系统工程，而且是一项长期而艰巨的任务。

1. 承担起医患关系和谐的角色责任

（1）树立积极的医疗机构角色：医疗机构是运用当代医学技术和设备对广大群众或特定人群进行治病防病的场所，拥有一定数量的病床设施、必要的检测治疗设备和相当数量的医务人员。医疗机构在对门诊和住院患者实施科学正确诊疗的同时，负有指导和参与社区保健工作的责任。说明医疗机构不仅承担治病救人的任务，同时承担指导、保健的任务。然而现实社会中，医疗机构的角色远不止如此。

在医院内部建立一套诚信约束机制势在必行，医疗机构必须毫不犹豫地坚持社会效益第一的原则，把患者和社会的健康利益放在首位。在任何情况下都不允许为了经济效益而牺牲医疗服务的社会效益，不允许把经济效益凌驾于社会效益之上。为了确保人民健康，医院的效益只能在减员增效、提高工作效率、充分调动员工积极性、建立一套有激励作用的运行机制以及科学管理机制上下功夫。同时，加强医患之间心灵和感情的沟通，从感情和理智上强化对患者的关怀，则是迅速树立医院品牌，增进医生个人信誉的捷径所在。医院还要主动探索建立医患沟通机制，医生要用最有效的办法将病因、用药和治疗状况与患者沟通，以使患者真正地"知情"。

医院管理者自身角色定位要清晰，一方面要加强医院的"硬"管理，通过规章制度管理约束医务人员、患者，促进医院的良性运转；另一方面要学会使用"软"管理，加强医院文化建设，促进医院文化的交流与创新，树立良好的医院形象。

（2）积极履行医生角色的责任：作为一个社会成员，医生是医疗卫生队伍的主体，是一个重要的社会组成部分，医生是掌握一定医学知识和医疗技能，以对患者进行检查、诊断、治疗为主要工作的从业人员，本质上讲，医生是医疗服务的"守门人"。

在传统医学义务概念中，医生应无条件地忠实于患者的利益，在力所能及的范围内去做每一件增进患者健康的事。在现代，医生的义务概念已有所发展，在强调对患者尽义务的同时，也强调医生对社会的责任，无论是传统医学还是现代医学，均把有利于患者和不伤害患者作为医生的基本义务，尽可能地对患者进行及时、正确、全面且有效的治疗。

医生有责任、有义务贯彻执行党和国家卫生政策，履行救死扶伤、治病救人的责任。保证医疗服务质量，是医务人员最根本的信用标准，因此，医方必须以患者为中心，充分考虑患方的切身利益，"关心患者比关心疾病本身更重要"。应自觉调整自身的知识结构，通过同行间的技术和学术交流，运用科学分析方法优化临床诊疗过程，确保诊疗的高水准和精确度，提升医疗服务质量。在诊疗过程中尊重患者的权利，落实知情同意原则，认真记录患者病史、病程和治疗效果，减少防御性医疗和过度医疗，保护患者根本利益。加强医患沟通，注重沟通技巧与方法，针对不同的患者使用个性化的语言，确保患者自身对疾病的客观全面认识，重建医患互信，医生要善于倾听、保护患者隐私。

（3）积极履行患者角色的转换：由于患病，患者的心理、社会关系和社会行为都会发生变化，所扮演的社会角色也必然发生变化。随着医学模式的转变和医学社会学的发展，人们对患者社会层面的意义进行考查，既要对社会上各类患者就医状况进行纵向的分析，又要对患者角色的自我认知、医学认知、社会认知的发展过程进行纵向的考量。患有疾病是确认患者角色的前提和客观基础，至于是否求医获得医疗帮助，则会受到种种社会因素的影响和制约。因此，仅仅以求医行为作为确认患者角色的标准是不够的，也是不准确的。作为一种事实判断，患者角色的概念需要一个客观标准支撑，但是，作为一种判断又必然伴有人们的认知过程，受主观因素的影响。这种复杂的社会心理过程就是患者角色自我确认或社会确认的过程。

患病是确认的前提，求医行为提供了确认的可能性，而医疗部门的确认起到了决定性的作用。如果自我确认与社会确认结论一致，患者可以享受这一特殊角色的一定权利，受到社会照顾和医疗护理。如果两者结论不一致，当社会确认而自我不确认时，就有可能出现被动求医或强制性求医而解除或部分解除原有社会角色的权利和责任、义务；反之，自我确认而社会不确认，就可能被当作"诈病者"或多疑者而难以得到社会照顾和医疗支持。

患者和其他任何社会角色一样，不仅有角色权利的规定，还有角色义务的规定。权利和义务是相辅相成的，没有无权利的义务，也没有无义务的权利。患者的义务必须以必要的权利为前提和保障，如果只讲权利，不讲义务，这种权利就得不到社会的认可。在诊疗过程中，患者应主动积极地参与，和医生互动，了解医学的高风险性和探索性，正视自身疾病的客观情况，了解医学的局限性，对诊疗效果保持正常期望值。出现医疗纠纷时，合理运用相关法律法规维护自身权益。患者要尊重医务人员，遵守医院规章制度。

2. 构建医患关系和谐的民众权责 法律是以国家的名义对社会和人民的承诺，是国家诚信的最底线，诚信是法律的灵魂。即使在"法治"发挥作用的领域也需要诚信道德规范的引导和调节，道德教育也有利于推动法治的实现，所以，通过诚信道德教育，培养普通民众的信用观念和意识，使诚信道德深入民心。在人道主义旗帜下，医生对患者负责任，完成医生职业的道德义务，为患者的健康服务。只要医生尽职尽责，尽到自己的努力，即使手术失败，患者和家属也会理解的，因为医生的行为表现是充满道德的。

社会中的每个人都可能成为患者或患者家属。在卫生保健知识教育中，应将正确的就医行为具体化；在法律知识教育中，应加强对医疗卫生相关的法律法规的学习和理解。此外，社会大众自身应积极通过社会媒介和公共知识平台了解常见疾病、重大疾病、疑难杂症的相关医疗知识普及和宣传；充分认识自己的角色和权限，以一种高度的社会责任感对发生的医疗纠纷进行客观看待，不发布不实信息，通过自己的言行建立医患信任。

大众媒体在有关医患关系的宣传报道中，除了发挥监督作用以外，也发挥着重要的教育功能，应该客观、公正、负责任地报道。

（田志强 张持晨）

复习思考题

1. 简述医患关系的医学伦理学基础。

2. 简述医患关系的模式分类。

3. 医患关系模式的典型代表是何种模式？

4. 医患关系的伦理道德特征是什么？

5. 法律视角下构建和谐医患关系需要重视哪些问题？

第三章　医患关系的影响因素

医患关系与疾病的转归有着密切的联系，良好的医患关系能够促进医患和谐，提高患者治疗的依从性及满意度，有利于疾病的康复和治疗。本章从制度、经济和文化三方面探讨影响医患关系的因素。制度方面，从法律和政策两个角度进行解读，阐述我国法律发展和医疗体制改革等对医患关系的深度影响；经济方面，从患者的支付能力本身及卫生资源配置的角度对其进行分析；此外，从社会整体的宏观角度和医、患的微观角度探讨文化因素对医患关系的影响。

第一节　影响医患关系的制度因素

一、法律因素对医患关系的影响

医疗体制改革以来，医疗纠纷越来越多。据调查，全国有 73.33% 的医院出现过患者及其家属暴力殴打、威胁、辱骂医务人员的情况；76.67% 的医院发生过患者及其家属在诊疗结束后拒绝出院，且不交纳住院费用的情况；61.48% 的医院发生过患者去世后，患者家属在医院内摆设花圈、烧纸、设置灵堂的不和谐事件。这一切表明我们的医患关系已不再和谐，而且发展到了一个相当紧张的程度。

（一）缺失独立完善的医事立法

医疗活动具有较高的风险性，不能简单利用《中华人民共和国消费者权益保护法》与《中华人民共和国民法典》进行调解。目前我国没有一部完整的医事立法用来调整医患关系，当前对医患纠纷的处理归属于民法范畴，关于医患关系的具体规定并不完善，部分医疗行为也缺少法律规范，致使医患双方发生纠纷后缺少判断正误的依据和标准。2018 年，国务院发布的《医疗纠纷预防和处理条例》，进一步明确了医疗机构的法律责任，但是，对于调解医患纠纷的作用有限。这种法律上的不完善往往会造成医患双方一旦最后不能达成双方满意的处理结果，医患关系就会变得更加恶劣，甚至造成更加严重的后果。

一起交通事故，警察呼叫急救车，急救车医护人员迅速赶到现场检查伤者，初步诊断为"腰椎骨折"。根据伤者病情，急救车在 35 分钟内将其送到市内知名三级骨科医院（专科），但伤者最终死亡。伤者家属将急救车告上法庭，认为急救车不应将伤者送到专科医院，而应送到附近的二级综合医院，要求急救车赔偿。急救车医护人员认为，当时伤者神志清楚，没有失血性休克表现，仅表现为腰椎骨折，附近二级医院骨科技术力量相对不足，在现场征得警察和伤者的同意，将伤者送到骨科专科医院没有错误。在急救过程中，急救车应在接到呼救后多长时间出车、应当遵循什么样的原则、转送什么级别的医院等问题都会产生。我们做一个假设，如果案例中，急救车将患者就近送到二级医院，但二级医院还需将伤者转送三级医院，家属是否仍要追究为什么不将伤者直接送到骨科专科医院的过错呢？没有相应的立法规定可供遵循的标准、原则，往往使医患双方难以达成共识，引发纠纷和矛盾。

虽然我国法律规定患者有付医疗费用的义务，但据有关部门统计，在我国的各级各类医疗机构中都有不同程度的拖欠医疗费的情况，有的还相当严重，有些医院每年达到上百万的医疗欠费，给医疗机构的正常诊疗活动造成了不良影响。每次遇到这样的情况，医院都处于两难的境地，徘徊在治与不治之间。每家医院都有突发事件中对"无名氏"抢救后的欠费、住院患者出走欠费等死账。对于这些交不起或不交医疗费的患者应当采用何种解决方案，都没有明确的规定。

（二）医患双方的法律意识相对淡薄

随着我国普法工作的大力推广，人们法律意识和维权意识也相对提高。然而，无论是医方还是患者，用法律来维护自身权益的意识还相对薄弱。

就医务人员而言，由于法律意识不强，不能够有效识别潜在的医患纠纷，在医疗过程中，不注意临床证据的采集和留存。在医疗纠纷发生后，也不懂得该如何有效缓解和处理医患矛盾，常常出现束手无策、陷于被动的情况。

就患者而言，由于临床诊疗过程的专业性，患者对医疗过程缺乏专业性了解和认知，同时在病态下的承受能力不足，很容易将医疗过程中出现的不满意转化为对医院及其医务人员的质疑和不满，从而引发医疗争议。在发生争议后，部分患者存在怕麻烦或者不信任的心理，不愿意运用法律武器来维护自己的权利。因此，患者通常喜欢采取"私了"的方式来解决问题，结果往往使事态恶化甚至演变成暴力事件。

（三）医患双方平等的法律地位缺乏保障

《中华人民共和国宪法》规定：法律面前人人平等。因此，在医疗活动中，医患双方的法律地位不能因为掌握医学信息不对称而变得不平等。任何一方都不得干涉或者侵害另一方的利益。实际中的情况却不容乐观。在现实生活中，或是个别医务人员习惯于居高临下地将自己的意志强加给患者，甚至对患者呼来喝去；或是不少医务人员对患者不能一视同仁；也有个别患者蛮不讲理，不尊重医务人员，甚至对医务人员的人身安全构成威胁。由于缺乏立法上对双方平等法律地位的保障，此类现象屡禁不止，影响了医患间的和谐共处。

（四）法律难以平衡医患双方的公共利益

公共政策的实质之一是如何增进社会利益，即以公共利益为核心的多个层次的利益。医患纠纷中涉及医方、患方及其他社会成员的利益，很长时间以来，出于维稳等动机，多数医院对医患冲突采取息事宁人的做法，做出让步和赔偿，客观上鼓励了患者和家属通过扰乱正常的医疗秩序迫使医院做出赔偿的行为。由于"医闹"犯罪成本低，助长了暴力事件的升级，一段时间内甚至滋生出"专业医闹"。随着制度的调整和完善，对恶性伤医、涉医违法犯罪等现象，逐渐加大惩治力度，对医务工作者的人身安全、医疗机构的秩序维护以及社会的稳定有即时效果，但医疗暴力事件还是屡禁不止。

二、政策因素对医患关系的影响

（一）补偿机制演变及服务市场化对医患关系的影响

1. 公立医院的补偿机制演变及服务市场化 公立医院补偿机制是指对医疗服务过程中卫生资源的耗费进行弥补、充实的方式和途径，也就是对医院经济活动的耗费有补偿作用的各种要素有机组合。

计划经济时期，公立医院被定性为不具有生产功能的事业单位性质，医院运行均由国家统一财政拨款，收入和支出"两条线"，医院在资金使用和财务管理方面没有自主权。医院工作人员和行政人员作为国家职工领取工资，有政府作为坚强后盾，医院作为提供医疗服务的主体，只负责按需提供服务和治疗，不需要考虑医院运行的资金问题。

20世纪80年代以来，随着经济市场化改革的推进，医药卫生体制改革将医院推向市场。1992年，国务院下发《关于深化卫生医疗体制改革的几点意见》，要求医院在"以工助医""以副补医"等方面作出努力，此举本意旨在将医院推向市场，把经营权与药品定价权下放给医院，通过市场竞争激励医院提高服务效率和质量，但是政策的调整使医院变为自负盈亏的主体。随之，政府对医疗卫生事业的投入相对减少，政府的责任明显向个人转移，而2010～2015年财政补助收入仅占公立医院总收入的 8.3%，我国政府对医疗机构的财政支持与投入仅维持在世界卫生组织规定的最低标准。

2. 机制演变对医患关系的影响

（1）对医生行为的影响：随着市场经济体制的确立，医疗机构作为自负盈亏的单位，就必须采取措施保持医院的正常运营，一定程度上促使医院引入企业管理思维，医院、医生的收入开始与医院的经营状况挂钩，逐步形成追求效率和经济效益的经营理念和"以药养医"的经营模式。在这种政策的驱使下，医院首先把经济收入、医院规模作为工作目标，而对患者的治愈率、满意率、药占比、材料占比、收入构成比等考虑得较少，这既助长了医院过度追逐利润、盲目扩大规模、大量购置设备的现象，也催生了天价药费、天价病房等怪象的出现，加速了医患纠纷的发生。

对于医生而言，他们的行为在当时的社会环境和政策背景下，具有救死扶伤和逐利性的双重特点。医生的收入与一系列量化趋利指标相挂钩，医生个人利益与医院收入紧密相关，医生与医院成为紧密的利益共同体，使原本单纯的诊疗行为变得更具复杂性，医疗行为中掺杂了利益驱动，导致医生在提供医疗服务时可能出现过度医疗、收红包等行为，以提高自身和单位的经济收益。以上现象在某种程度上影响了患者对医院和医务人员的理性看待，降低了对医疗行业和医务人员的信任。

（2）对患者就医心理和行为的影响：市场经济强调市场在资源配置中起基础性作用，通过价格杠杆和竞争机制调节供需变化，具有竞争性和开放性的特点。将市场竞争机制引入医疗卫生领域后，政府对医疗卫生的投入大幅减少，个人就医负担日渐沉重。在此背景下，不少患者便形成了"诊疗是一种经营行为，就医是一种消费行为"的观念。在老百姓的就医思想上表现为"只要花大价钱就可以办好所有事情"，这种"等价交换"的观念用于医患之间导致部分患者在未取得理想的诊疗效果时，会将不满情绪直指医护人员。

（二）医疗保障制度对医患关系的影响

1. 医疗保障制度 是指国家和社会团体对劳动者或公民因疾病或其他自然事件及突发事件造成身体与健康损害时对其提供医疗服务或对其发生的医疗费用损失，给予经济补偿的各种制度的总称。医疗保障制度的建立和实施，对患病的劳动者在看病就医时给予物质上的帮助，提供基本医疗保障，有利于劳动力流动，减轻社会负担。与此同时，还可以解除劳动者的后顾之忧，激励劳动者积极工作，有助于消除社会不安定因素，稳定社会秩序，是维护社会稳定，保障国家长治久安的重要社会保障制度。

2. 我国医疗保障制度的发展

（1）第一阶段：计划经济体制时期，公费医疗、劳保医疗和农村合作医疗。

1951 年《中华人民共和国劳动保险条例》发布，劳保医疗制度正式建立，主要覆盖企业职工。1952 年 6 月 27 日，政务院发布了《关于全国各级人民政府、党派、团体及所属事业单位的国家工作人员实行公费医疗预防的指示》，公费医疗制度正式建立，覆盖行政机关、事业单位和退休人员等人群。1955 年，在合作化高潮时期，一些农村出现了由农业生产合作社举办的保健站，是最早出现的合作医疗保健制度，到 20 世纪 60 年代中期，合作医疗成为我国农民健康保障的基本形式。1978 年，全国城镇职工有 9499 万人，其中 8885 万人有劳保医疗制度保护，加上享受半费待遇的部分城镇职工家属，覆盖人群在 1 亿左右；全国农村人口有 7.9 亿，农村传统合作医疗覆盖 95% 的人口。

（2）第二阶段：建立与社会主义市场经济相适应的医保体系。

1978 年后，我国正式进入从计划经济向市场经济、农业经济向工业经济的双转型时期，宏观环境发生了巨大变化。一是经济体制改革、国有企业改革等使城镇医疗保障制度变为"单位"保障；二是非公有制经济单位和从业人员快速增加，针对公有制和集体经济的制度保障功能逐步弱化，城镇医保覆盖率不断下降。集体经济改革、农村人民公社解体、合作医疗缺乏经济基础，逐步瓦解。为了适应新的经济制度和需求，我国开始探索与之相适应的医疗保险体系。改革分为两个阶段：1978～1985年，主要是针对旧有医疗保障制度微观设计缺陷，尝试引入需方费用分担机制。1985年后，主要调整制度适应宏观经济环境的变化。

1998年国务院颁布《关于建立城镇职工基本医疗保险制度的决定》，正式确立了我国城镇职工基本医疗保险制度，是我国基本医疗保险制度社会保险的基本模式。

1991年，《中共中央关于进一步加强农业和农村工作的决定》提出"建立健全合作医疗制度"。1996年底全国开展合作医疗的行政村占比上升到17.59%，2002年，《关于进一步加强农村卫生工作的决定》明确提出："逐步建立新型农村合作医疗制度""对农村贫困家庭实行医疗救助"。2003年，国务院转发《关于建立新型农村合作医疗制度的意见》，标志着新农合制度的逐步建立，针对农村户籍人口的基本医疗保险制度正式建立。

2007年国务院出台《关于开展城镇居民基本医疗保险试点的指导意见》，各地开始了城镇居民基本医疗保险试点工作，覆盖城镇非就业人口。

2009年《关于进一步完善城乡医疗救助制度的意见》（民发〔2009〕81号），将城乡低保家庭成员和五保户纳入医疗救助范围的基础上，逐步将其他经济困难家庭人员纳入医疗救助范围，资助其参加城镇居民基本医疗保险或新型农村合作医疗（简称新农合）并对其难以负担的基本医疗自付费用给予补助。2012年《关于开展重特大疾病医疗救助试点工作的意见》（民发〔2012〕21号）发布，各地根据实际对贫困患者个人自负的"医疗费用"或"所患病种"确定救助范围。同年8月，《关于开展城乡居民大病保险工作的指导意见》（发改社会〔2012〕2605号）规定，在参保（合）人患大病发生高额医疗费用的情况下，对城镇居民医保、新农合补偿后需个人负担的合规医疗费用给予保障。

至此，支撑全民医保的"两纵"（城镇职工基本医疗保险和城镇居民基本医疗保险）、"三横"（医疗救助、基本医疗保险、商业健康保险）的基本医疗保障制度格局已基本形成并逐步完善。全民医保在一些关键领域和环节取得了突破性改革进展。

（3）第三阶段：统筹城乡、整合制度，全民医疗保障新阶段。

2016年，国务院出台《关于整合城乡居民基本医疗保险制度的意见》，要求整合城乡居民基本医疗保险和新农合制度，逐步在全国范围内建立起统一的城乡居民医疗保险制度。各地普遍按照覆盖范围、筹资政策、保障待遇、医保目录、定点管理、基金管理"六统一"要求整合城乡居民医保。截至2018年底，城乡居民基本医保覆盖了13.5亿人，大病保险覆盖了10.5亿人，基本养老保险覆盖了9.4亿人。

3. 医疗保险制度与医患关系　医疗保险制度改革后，医疗保险机构作为第三方介入，单纯的医患关系变成了医、保、患的三方关系，受各自本位利益驱使，相互影响，相互制约。基本医疗保险的目标是用比较低廉的费用为参保人提供比较优质的医疗服务，由于前期医保费用按项目付费的方式，医方消耗什么，医保支付什么，医方缺乏控费的动机和压力，控费意识不强；由于涉及费用分担，患者更关注医疗费用的透明度、合理性及报销比例等，患方要求更多地被尊重，参与到医疗活动中来；医患供需关系中医院的主导地位被削弱，医疗保险制度下医患关系将逐步向平等的方向发展。

但是，医疗保险制度下医患关系仍很紧张，医疗保险制度的实施并没有有效缓解目前紧张的医患关系的原因：一方面，我国现行医疗保障制度仍然存在覆盖率高、保障水平低的特点。特别是城镇居民基本医疗保险，对重特大疾病的保障水平有限。我国的医疗保障补偿实行的是随着就医级别越高、报销比率越低的政策，其目的是对患者进行合理分流，这种政策在某种程度上提高了医保资金的使用效率，保障了基金的总体运行安全。但是，重大疾病患者本身就有到上级医疗机构就医的客观需求；同时基层诊疗水平有限，无法对重大疾病进行及时有效的诊治，故部分重大疾病流向上级医疗机构，从而造成补偿比例较低的情况，一些农村家庭特别是西部地区的农村家庭，灾难性卫生支出和因病致贫的发生率整体水平较高。另一方面，由于患者担心医生因为自己的费用可以报销而过度医疗，担心医生使用目录外项目导致自费比例变高，担心医生是否对病情及费用对自己履行了告知义务等，患者对医务人员的信任度降低，在这种情况下，一旦患方对治疗效果不满意，则很容易将不满情绪转嫁到医生以及医疗机构。

（三）行为规范对医患关系的影响

1. 行为规范和医疗机构行为规范　行为规范，是社会群体或个人在参与社会活动中所遵循的规则、准则的总称，是社会认可和人们普遍接受的具有一般约束力的行为标准，包括行为规则、道德规范、行政规章、法律规定、团体章程等。行为规范是在现实生活中根据人们的需求、好恶、价值判断，而逐步形成和确立的，是社会成员在社会活动中所应遵循的标准或原则。由于行为规范是建立在维护社会秩序理念基础之上的，因此对全体成员具有引导、规范和约束的作用；引导和规范全体成员可以做什么、不可以做什么和怎样做，是社会和谐的重要组成部分，是社会价值观的具体体现和延伸。

我国先后出台和修订了系列规范医疗机构和医务人员的法律和法规，包括《医疗机构管理条例》（2016 年修订）、《中华人民共和国执业医师法》（2009 年修正）、《中华人民共和国药品管理法》（2015 年修正）、《医疗质量管理办法》等。为进一步规范医疗机构从业人员行为，卫生部、国家食品药品监督管理局和国家中医药管理局于 2012 年组织制定了《医疗机构从业人员行为规范》，对医疗机构从业人员基本行为规范、管理人员行为规范、医师行为规范、护士行为规范、药学技术人员行为规范、医技人员行为规范、其他人员行为规范都做了明确的规定。行为规范的出台，明确医疗机构从业人员"应该做什么""不应该做什么"，对于引导医疗机构从业人员的行为具有非常重要的意义，在当时被认为是促进医患关系和谐的催化剂。

在规范医疗机构从业人员行为的过程中，有两种较为隐秘的行为会对医患关系带来深层次影响，即过度医疗行为和自卫性医疗行为。过度医疗是指患者需要和不需要的检查都要做，需要和不需要的治疗都要做。例如，明确诊断为病毒性感冒的患者，却接受了大量抗生素的静脉注射。自卫性医疗行为是指医务人员为了规避医疗风险，以求自保而实施的偏离规范化医疗服务准则的医疗行为。例如，惧怕漏诊而进行非必要性的拉网式化验或检查；回避有风险的手术或片面夸大手术风险；推诿重症患者等。此类医疗行为违背了以患者为中心的根本目的，其根本出发点是避免或减少医患冲突，避免医疗风险带来的医疗纠纷以及各种损失。

在当前的医疗实践中，过度医疗行为和自卫性医疗行为并不少见，这两种行为不仅造成了卫生资源的浪费，也损害了患者的利益，最直接的危害就是降低了医疗机构和医生在患者心中的信任度，使原本紧张的医患关系雪上加霜。

2. 政府对医疗机构的监督管理　医患关系在很大程度上取决于双方的相互信任，信任关系的建立在很大程度上受诸于外在控制，即受诸一些规范制度与法律制度的控制。此时，高效有力的监督管理体制对于医患之间信任的建立起着非常重要的作用。

医疗机构不仅是提供诊疗服务的场所，也是国家为人民群众提供医疗保障的载体，同时还是经济活动的主体。国家行政部门对医疗机构的监督管理包括人员的执业资格、执业注册，规范医疗服务行为，打击非法行医等诸多方面的内容。当前，部分医疗机构仍然存在一些非医疗技术人员从事医疗卫生技术工作，超出核准登记诊疗科目范围执业，对外承包租赁科室等现象。近些年震惊医疗界的"魏则西事件""违规操作致患者感染艾滋病事件""天价医疗费事件"等，都是由于政府监管不到位，医疗机构违规出租科室、违规操作和违规行医导致的恶性事件，不仅导致患者人财两空，医疗机构的形象和声誉也严重下滑。

医疗行政监管缺位和医疗行为中的诸多法律盲区也是医疗机构和医生医疗行为失范的主要原因之一。近年来，我国出台和修订了《中华人民共和国基本医疗卫生与健康促进法》《中华人民共和国医师法》等多项法律法规、部门规章，但仍存在法律法规体系不完善、更新修订不及时等问题，制定合理有效的监管规定是监管过程的基础，及时适当的惩处能够给违法违规者有效的震慑与遏制，同时这也是政府行政权的体现。而卫生执法部门也存在惩处力度不足导致违法成本低及执法人员数量和能力不足等问题，因此需要政府部门对此高度重视，完善医疗服务监管法律体系，适当提高惩处力度，加强执法队伍建设。而作为医保支付方的医疗保险管理机构，应进一步加强对医疗机构以及医务人员行为的过程监管。2017年，国务院办公厅印发《关于进一步深化基本医疗保险支付方式改革的指导意见》，提出要针对不同医疗服务特点，推进医保支付方式分类改革，医院管理经营和医生诊疗过程都将受到全程实时监控。各统筹医院要按照国家的规划和部署，完善医疗保险信息系统。对定点医疗机构收取医疗费用，遵循先提醒、再监控、后审核的流程，强化医保对医疗行为的监管，将监管重点从医疗费用控制转向医疗费用和医疗质量双控制。

第二节　影响医患关系的经济因素

一、患者支付能力对医患关系的影响

（一）支付能力

患者的支付能力，是指患者支付应交治疗款项的能力。影响患者支付能力的因素：一是患者个人的支付能力，二是医保的保障水平，三是社会上其他的救助机制，但是前两项是最主要的因素。

1980年我国居民卫生支出占卫生总费用的比重为23%，到2000年，已高达60.6%。而同时期发达国家的平均水平是27%，转型国家是30%，其他发展中国家是42.8%，最不发达国家是40.7%。随着经济发展和基本医疗保险的普及，2018年，居民个人卫生支出占卫生总费用的比重下降到了28.8%。当前，我国个人卫生支出比例虽然有所降低，但是不容忽视的是，居民个人支出比例仍然很高。居民支付能力，特别是农村居民重大疾病、特殊疾病、慢性病的支付能力有限。

（二）疾病负担

2014年国家卫生健康委卫生发展研究中心调查显示，在过去的近20年，中国的卫生医疗支出大幅增加，卫生总支出由2200亿元增长至3.17万亿元，中国卫生总费用占GDP的比重约为5.6%，虽然2021年全国卫生总费用初步推算为75593.6亿元，占国内生产总值（GDP）百分比为6.5%，但整体上仍处于较低水平。

从医疗支出结构上来看，我国居民的疾病负担主要集中在重大疾病、特殊疾病、慢性病等方面，特别是近年来非传染性慢性疾病（慢性病）在疾病负担和死因中占据主导因素。脑卒中、缺血性心脏病、慢性阻塞性肺炎、肺癌是过早死亡的四大诱因（健康指标与评估研究所，2010），仅心血管疾病和癌症就占到死亡率的75%（世界卫生组织，2014）。慢性病不仅直接威胁到广大居民的生命健康，而且会给个人和社会带来灾难性的经济影响。就个人而言，慢性病治疗费用高，需长期照顾、休养，糖尿病、高血压等慢性病常伴有一系列并发症，患者需承担的相关经济成本数额惊人，这就直接威胁到了家庭的经济状况。

2015年世界卫生组织的调查显示，尽管医保负担了居民就诊的一部分医疗费用，但是1997年以来大病支出发生率持续增长，医保报销的费用不足以抵消因去大医院就诊、住院时间延长、使用更昂贵的治疗手段而增加的费用。尤其是农村居民的自付费用依旧占据了人均卫生支出的50%，患者作为被动治疗的一方，往往需要承担高昂的医疗费用，特别是农村居民重大疾病、特殊疾病、慢性病的疾病负担依旧很重。从大多数患者案例来看，沉重的疾病负担已成为当前我国医患关系紧张的重要成因之一。

二、卫生资源配置对医患关系的影响

现代医学的诊断和治疗对现代物质资源的依赖性，使得现代卫生资源在卫生事业中起着决定性作用。从广义上来讲，卫生资源是人类开展卫生保健活动所使用的社会资源。从狭义上来讲，卫生资源是指满足人们健康需要的各种医疗服务所使用的投入要素的综合，包括用于卫生服务的

卫生人力、卫生物力以及卫生财力等有形资源和与其相匹配的信息、技术、管理、服务能力及卫生政策法规等无形的资源。

（一）卫生资源配置概述

卫生资源配置是指一个国家或政府将筹集到的卫生资源公平而且有效率地分配到不同的地区、领域、部门、项目和人群中去。遵循以下几个原则：①与国民经济和社会发展相适应原则；②兼顾效率与公平原则；③重点倾斜与兼顾全局的原则；④投入与产出原则。

卫生资源配置具体包含以下几方面。①卫生人力资源：是卫生资源中极为重要的资源，对于卫生事业的发展具有决定性的作用。卫生人力资源是指用卫生技术人员的数量和质量来表示的资源，指那些已经接受或正在接受专业卫生技术教育和训练，因而具有或即将具有某项卫生技术、知识和能力的人员。卫生人力资源作为医院医疗卫生活动的主体，他们的知识技术、经验和道德情操直接决定着医院的质量和效果。②卫生物力资源：卫生服务赖以产生的各种物质资料的总称，指医疗机构在提供医疗卫生服务（直接或间接）过程中需要消耗的各种物质资料，包括医疗卫生部门的基本建设、器材设备、药品及卫生材料等，是卫生机构从事卫生活动的物质保证。③卫生财力资源：指国家、社会和个人在一定时期内，为达到防病治病、提高健康水平的目的，在卫生保健领域所投入的经济资源。充足的财力资源可以为人力资源和物力资源提供可靠的保证。因此，逐步增加卫生投入，提高总卫生费用在国内生产总值中的比重，对于发展医疗卫生事业具有重要意义。④卫生技术资源：是卫生领域的科学与技术的总称，在医疗卫生领域，技术的发展推动了医疗卫生事业的发展，所以我们必须高度重视科学技术资源在卫生事业发展中的作用。⑤卫生信息资源：充分、准确的信息资源是保证医疗卫生服务市场良性循环的重要前提，是卫生事业制定计划和决策的重要依据，也是协调医疗卫生事业单位经营活动的有效手段。此外，卫生资源的形式还包括卫生管理、卫生服务能力、卫生政策及卫生法规等无形资源。

卫生资源配置最终结果是服务，服务于患者，服务于社会。那么卫生资源的配置是否满足人民群众的医疗服务需要，结构是否合理，则成为我们思考医患关系问题的关键点。

（二）卫生资源配置的方式

卫生资源配置的方式主要分为计划配置、市场配置、计划与市场相结合和区域卫生规划四种方式。

计划配置以全局和整体利益来规划卫生事业和资源配置，整体性强，但会导致资源配置不均衡，公平性受影响。而市场配置可较好地体现效率原则，满足人们多方面、多层次的卫生保健需求，但医疗卫生服务特殊性及市场机制的缺陷，导致市场调节失灵。医疗卫生资源配置应以需求为导向，避免资源浪费，而医疗卫生服务资源的合理布局必须坚持政府主导，由此产生计划配置与市场配置相结合的资源分配方式，它兼顾二者优点，但是也出现了不可忽视的问题，因为在市场经济条件下，公立医院既承担着公共卫生的部分职能，同时又是市场竞争的主体，其可以利用自身的特殊垄断地位追逐经济利益。因此，现阶段我国卫生资源配置的主要方式，正在由计划与市场相结合转向区域卫生规划。

医患关系从表象上看是医务人员、医院与患者及家属的关系，实际上，医患关系深受复杂社会关系的影响，是其他复杂社会关系的衍生关系，而引发医患矛盾，最终导致医患冲突的根本原因，从宏观上来看是有着复杂的经济和社会根源的，从医院实际来讲，是卫生资源配置的不均衡。

（三）卫生资源配置的问题

1. 卫生资源总量增加，服务产出未相应增加 国家统计局 2018 年末公布的《统计数据——卫生》见表 3-1。

表 3-1 国家统计局 2018 年末公布的《统计数据——卫生》

项目	年份		增长率
	2008 年	2017 年	
卫生技术人员数	517.4 万人	898.8 万人	73.71%
医疗机构诊疗患者数	17.82 亿人	34.39 亿人	92.99%
医院病床数	288.30 万张	656.0 万张	127.54%
床位使用率	81.50%	85.00%	4.29%

根据《2018 年我国卫生健康事业发展统计公报》显示我国每千人口中有执业（助理）医师 2.59 人（德国、奥地利等发达国家超过 4 人），呈逐年递增趋势，说明我国卫生人力、物力已达一定水平。因此，一方面，近年来我国卫生资源总量持续显著增加，但是卫生服务产出并未呈对应的增加趋势，过多地强调了数量和规模的同时却并未重视卫生资源运行的质量和效率，忽视了居民的需求和医疗市场的变化。例如，我国的卫生资源现如今表现出预防资源短缺，产科和儿科等专业告急，随着医院评审指标不断提高，大部分医院都只关注治疗效果，却忽略了人民群众对健康的需求。另一方面，卫生资源在卫生系统不合理分配，同样也降低了卫生资源的使用效率。各级政府卫生财政支出主要集中在医院、卫生院和中医院，而公共卫生基础经费支出，如居民预防保健支出仅占一小部分，这就是市场经济的发展与医疗卫生管理体制和社会调节机制相对滞后之间的矛盾。

2. 卫生资源配置不均衡 当前我国城乡在卫生人力资源、卫生物力资源、卫生财力资源和卫生信息技术资源的占有和利用上是不均衡的。

由于历史和经济发展水平的原因，在"效率优先，兼顾公平"方针指引下，卫生资源多集中在经济发达地区的大城市、大医院，而非向预防和农村基层倾斜，造成卫生资源分配不合理的状况，最终导致发达地区卫生资源过剩与落后地区卫生资源不足并存的局面。规模小、设备差、人员匮乏是基层医疗机构的鲜明特点，这样的结果便是医疗服务质量低，严重滞后于社会和经济的发展，基层医疗卫生机构的医疗条件和服务质量不能满足群众的基本就医需求，造成了群众看病纷纷涌向城市大医院，造成大医院超负荷运转，普遍存在着"挂号、缴费和检查排长队，看病只要五分钟"的现象，看病的这些不方便引发多数患者的不满和抱怨，这常常是影响医患关系恶化的最直接"导火索"。

卫生资源配置对不同医疗专业的不均衡也加重了医患矛盾。例如，我国老龄化程度不断加重，且未来呈现高速发展趋势，到 2035 年，老年人口将突破 4 亿人，但是我国的养老机构床位数量却较少，养老机构的数量根本无法满足当下老龄化加重的基本需要，医疗跟不上老年人的需求，直接导致老人看病难、疾病得不到及时救治等一系列问题，并且随着老年人口的膨胀，人类生命的延长，医疗的压力会越来越大，也导致了医患矛盾的升温。

我国现阶段正处于区域卫生规划的初级阶段，由于卫生技术资源分布不均衡，高水平的医生和设备集中在少数地区的少数医院，且这不均衡的卫生资源有相当一大部分没有被有效地利用，而最广大的基础医疗机构的人员和设备水平却很低。随着医疗保健机构逐步市场化，卫生资源配置也随经济市场产生倾斜，导致了医院越大，越人满为患，而乡镇医院及一些小医院在竞争中处于劣势地位，卫生资源配置总体出现倒三角态势（图 3-1）。

3. 卫生服务的可及性下降 医疗卫生的总费用由政府、社会和个人三部分构成。虽然我国的居民收入持续增长，但增长速度一直低于医疗卫生费用的增长速度，尽管政府医保政策不断倾斜，医保覆盖范围持续扩大，但居民卫生支出下降不明显。医院服务价格普遍偏低，医院的发展建设和运行费用主要靠医疗服务创收解决，使得医院出现逐利倾向，医疗服务逐渐被赋予消费和市场色彩，导致患者的直接经济负担加重，对医院和医生失去信任。

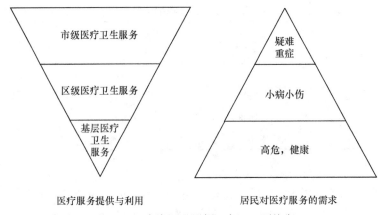

图 3-1   卫生资源配置倒三角——不均衡

与此同时，卫生资源在城乡之间分配的不均衡，直接降低了农村居民卫生服务的可及性，是农村居民总体健康水平低于城市的主要原因之一。因此，经济上的不平等与医疗上的不平等是并存的。保障社会公众平等享受基本医疗服务和保健，可以让医疗服务更加公平和广泛，提高卫生服务的可及性。

当前经济飞速发展、人口老龄化进展加快，这使得包括老年护理、家庭病床、特殊看护、慢性病康复等在内的医疗卫生服务需求量急剧上升，这应当是凸显社区医疗的好时机，可以让基层医疗卫生机构发挥更大的作用。但在基层的医疗资源缺乏，人员数量和质量难以保证、资金没有保障等原因的推动下，加剧了资源配置往两极发展的不良势头。这也导致了医疗服务需求并没有真正地转化为有效的医疗卫生服务需求，结果是基层医疗机构的服务供给不足和资源利用效率低下同时并存。

卫生资源配置存在的以上问题是导致医患关系恶化的重要原因。实现医疗卫生资源的合理利用和配置，从而满足社会不断发展和人民不断增长的基本需求，最大化实现医疗卫生资源的合理配置，是从根本上改善医患矛盾的第一步，也是尤为关键的一步。

第三节   影响医患关系的文化因素

在影响医患关系的众多因素中，如果把制度和经济因素归结为影响医患关系的外因，那么，文化因素更多地体现为外在客观因素作用于主体积淀而成的一种主观因素，具有内在决定性。

医疗活动中，医疗行为总是在各种各样的文化条件下发生，这些文化条件包括医生和患者的价值观、思维方式、信念、资源及行为准则的总和。医患双方各自代表两种不同的社会文化背景，他们在所处的社会地位、遵守的规范、追求的目标、拥有的资源等方面的差异，构成了医患关系冲突的可能和条件。本节将从医方文化、患方文化两个角度分别阐述文化因素对医患关系的影响。

一、医方文化对医患关系的影响

（一）医生的认知偏差

作为一个高度专业化的群体，医生对疾病的认知基于其所学的专业知识，相对科学严谨。他们通过了解病史、疾病症状、检查操作及指标是否异常来判断患者所患疾病及其严重程度，专业化的知识和从业经历导致部分医生对健康的认知过于片面。医生的职业经验使他们倾向于通过一些诊疗方案减轻患者疾病症状、改善异常指标，而并不能对患者的痛苦感同身受。

医生对于疾病发生发展及治疗结果的认知相对客观，能够理性地认识到疾病发展的不确定性、医疗技术的风险性。他们了解大部分疾病是无法被治愈的，带病生存将成为未来生活的一种常态；死亡是人生的必经之路，由于人类认知疾病的局限、医学知识的局限、医疗技术水平的限制，疾病会带来死亡。医生所能做的便是基于现有的医学知识与医疗技术，尽己所能地治疗，这种客观认知与患者、家属主观强烈的康复意识或求生意愿常常冲突。

健康是人的机体、心理健康和对社会、对环境适应的和谐状态，没有疾病症状及指标异常只是健康的一个方面。当医生过于理性地关注疾病，而对患者本身缺少关注，在后续诊疗过程中易导致医患关系紧张。

（二）医者的人文素养

医者因掌握医学知识的能力强于患者而被视为医患间的强者；相反，患者被视为弱者。此外，提供医疗的医者人数远远小于接受医疗的患者人数，人们顺理成章地把患者到医院看病认为是"求医"，"求"即降低了患者在医疗中的地位，把自己摆在被动的地位，这种现象也使医者的地位被抬高。

自主观念与权利意识的增强，患者开始反思自己在医疗中是否毫无发言权。在市场经济的竞争背景下，医者越来越感觉到患者需求的多样化，不再是一味地服务"顾客"，而是开始讨好"顾客"。医者要实现全心全意服务患者，首先需要医者充分地尊重生命、注重人文关怀。

医学的核心理念即人文精神决定了医者对患者的关怀不仅仅是对躯体健康的关怀，还有对心理健康的关怀和医学人文关怀，医学人文关怀是其最高层面。因此，医生不仅仅是患者身体的治疗者，也是高尚医德的传播者，更是患者精神和心理上的疗伤者。著名妇产科专家林巧稚曾说过："医学不是修理机器，而是面对着活生生的人。医生给患者治病除了吃药、打针、手术等方法外，还要了解患者的精神需求，考虑心理因素和社会因素对患者健康和疾病的影响，从这个意义上说，医学不单是一门纯技术学科，还是一门'人学'。"

然而医生的传统观念就是救死扶伤，对患者的人格、心理重视远远不够，医生很少有精力和时间能静下心来与患者交流和畅谈，这是患者住院后常反映的一个问题，也是医患冲突的发生条件之一。在医患关系的冲突中，绝大多数并不是技术因素所致，而是由于医生的语言、态度、行为等引发的，医生的一言一行对患者的影响都很大。医生高超的语言艺术并不是加几句客气话就可以做到，内心具备仁爱之心才是大前提。

医者必须重视自身的人文素养，将伦理学、心理学、社会学等方面的知识，通过内化过程渗透到自己的思想与行为中，注重塑造有情感、有爱心的医者，而不是冷漠、无情的医匠。将医者的人文素养体现在诊疗服务的每一个细节当中，增进患者对医者的信任与理解，理顺医者的工作，促进医患关系的和谐。

约翰·邓恩（John Donne，1572—1631，英国诗人）在《突发事件的祷告》中写道："疾病是最大的不幸，而疾病中最大的不幸是孤独。"认识到患者虽然感到恐惧但仍然显示出面对疾病的勇气，这样的医生才能够陪伴患者走过医生们所熟悉的疾病幽谷。这要求医生不仅能够提供关于疾病的知识，还能指明走向健康的方向，引导患者在失去健康时能够真实地生活。这样的医生会陪伴患者与疾病中的孤独做斗争，并真切地相信患者有承受疾病后果的能力。

（三）尊重患者的感受

在医学中技术发展的代价是非人性化的、精准的治疗，医生可以为自己能够铲除曾经致命的感染、预防心脏病、进行器官移植而感到自豪，虽然我们取得了这样令人瞩目的技术成就，但医生通常不能更全面地认识患者的困境，缺少与他们共情。医生在掌握越来越多的科学知识的同时，需要学习倾听患者，理解疾病给患者带来的痛苦，学会分担患者的精神感受，从而在行动中能够为患者着想。

除了对疾病、死亡等认知存在偏差，疾病过程中还充斥着羞耻、责备和恐惧等负面情感，无限增加了疾病带来的痛苦。借助叙事医学的帮助，我们能够理解健康和疾病中病因和偶然性的中心作用、疾病发生的独特情景、人和死亡及时间的关系，以及妨碍真诚的、合乎伦理道德关系发生的情感因素，那么医生和患者就可以在死亡的阴影下找到相互团结的方法。

随着专业的发展，医学的分工越来越细，研究的深度日益增加，但范围却日益缩小，医生的眼界越来越窄。医生眼里，只有种种疾病，已经没有了生病的人的概念，更何况他的感受？患者的感受未被重视，必然不会有良好的就医体验，也不会有和谐的医患关系。

二、患方文化对医患关系的影响

（一）患者的认知因素

由于专业所限，患者对医学知识知之甚少，对疾病的发生、发展没有科学的认识，对于医疗行为的风险性和患者个体差异及可能出现的并发症、后遗症缺乏了解，对医疗工作的科学性强、风险性高等特性认识不足，导致患者对治疗结果的期望过高，一旦治疗效果不理想，就断然认为是医方的过错。

患者往往通过自身能够感受到的症状，如，身体功能的改变、疼痛感觉、功能的缺失或减退来判定自己是否患病及疾病的严重程度，对于辅助检查阳性结果的意义几乎没有认知；相应地，患者认为身体没有痛苦、功能稳定，能正常生活、工作即健康，并不仅限于阴性检查结果或各项指标达到临床治愈标准。

对于疾病的认知，一方面患者易根据自身状态，主观上过重或过轻地评估自己的疾病状态，另一方面患者并不能科学、客观、真实地了解自身器官功能状态。

多数患者对死亡没有客观的认识，尤其因疾病带来的死亡，患者会将死亡与医疗技术相关联，认为死亡结局更多的是由于医生诊疗的不尽责；另一方面，患者家属更多的是期望自己的亲人能存活下来，拒绝承认患者可能的死亡结局。

而患者对疾病带来的痛苦感知是多方面的。首先是本身疾病所带来的身体上、心理上的痛苦，是对疾病最直接的体验；其次是因患有疾病，其家庭状态变化、社会角色和生存状态改变所带来的痛苦。患者希望通过医疗过程治愈疾病，更重要的是解除疾病带来的痛苦，当疾病的预后或死亡的发生不在患者预期结果内时，患者会将后果直接与医疗过程相关联，与为其实施诊疗的医务人员相关联，因而产生医患关系的紧张。

（二）情感与理智因素

在医疗活动中，患者及家属是感性的，当患者得不到情感上的满足时，就极易失去理智，情感与理智的失衡导致了医患冲突的恶性循环。

1. 患者的情感需求 鉴于上述患者对疾病及预后的认知程度，患者在诊治过程中常抱有三种希望：①对医师充满希望，认为医师能用先进的技术手段来解决疾病带来的痛苦；②对自己充满希望，认为自己有很强的抵抗力和战胜疾病的毅力，只要医师尽责，没有应对不了的疾病；③对医学科学充满希望，相信自己的病能被治好，不存在不治之症。

患者虽然有身体疾病，但患者对医疗过程的需求不仅仅是获得良好的预后，如患者想尽量避免疾病带来的精神创伤，渴望精神和心理重回健康状态、回归社会；如患者及家属想对病情更加了解并参与到治疗方案决策中，希望得到心理上的安全保障；再如，患者想得到一个安静舒心的医疗环境等，这些都是患者情感中的"幸福指数"。

不容忽视的是，患者的"幸福指数"是因人而异的，不同疾病的患者有不同的"希望值"，同一患者在疾病的不同阶段也有不同的"希望值"，甚至在不同的医疗环境中，同一患者的"希望值"也会有不同的变化。

2. 情感与理智失衡 当患者的"希望值"得不到实现、情感需求得不到满足时，其情感与理智得不到恰当的平衡，就会以激烈的外显行为对抗作为冲突最强烈的一极，以冷漠平和的心理对抗作为冲突最弱的一极。激烈的外显行为对抗可以通过医务人员态度恶劣、不负责任，患者打骂医生、"医闹"、伤医等方式表现出来；内隐平和的心理对抗可以通过医务人员对患方的冷漠，患方对医务人员敢怒不敢言的不满表现出来。

（三）患者自述的重要性

当患者讲述症状甚至只是讲述对疾病的恐惧时，治疗的过程已经开始。他可能并不了解需要倾诉的内容，疾病的症状和诱因往往令人难以捉摸，患者能够明确的只是自己感觉不舒服这一点。他把身体不适的感觉告诉医生或者护士，这种未经修饰、自发形成的对各种感觉和感受的讲述不断发生在医生诊室里，通常情况下，患者讲述的疾病故事会十分混乱，缺乏时间逻辑性，而且过去和现在的信息会交织在一起。不管患者选择如何讲述自己的疾病、身体和自我，医生都可以发掘出内在的真相。然而有时候，这些信息会被不确定性或者患者的情感所掩盖，需要主动从患者慢慢显露出的措辞、隐喻、文类和典故中加以提取。一位健康但焦虑的女士主诉头痛，一个不愿上学的孩子主诉有恶心的症状，这些都不应被视为说谎或编造病情。

当患者跟医生谈论自己的病情时，他们其实是在试图再现某种私密的、令人恐惧的、意味深远的并且与死亡相关的东西。医生本应安静倾听，但他们却强制患者用医学规定的流程和形式讲述，他们认为先询问现病史、再询问家族史这种方式精简了讲述症状的过程。除了某些技术性或十分简单的问题外，这种精简的行为都牺牲了最重要的信息。

一位直肠癌患者因为肿瘤部位距离肛门只有 4～5cm，手术牵扯到是否保肛的问题，她希望找到最适合的治疗方案。她选择了一个非常有人文情怀的医生。这位医生打开电脑，用 PPT 向她讲解接下来要做的治疗，并送给她一本叫《癌症不是病》的书。如今，恢复很好的她成了志愿者，遇到想不开的癌症患者，她就现身说法，她发现癌症患者的"话聊"比"化疗"还有效呢。

患者渴望有理解他们所经受疾病痛苦和能与他们并肩战胜疾病的医生，但患者难以准确表达自身需求和医生对患者"疾病故事"的忽视，使患者对疾病的理解及什么导致疾病、如何治疗疾病、如何在情感上回应疾病的出现，都与医生产生极大的差别，导致了医生与患者之间的隔阂。不管是出于自我保护，保证自己在治疗重症患者时不为悲伤所累，还是保证其临床判断的客观性，医生的行为都与患者的期望相隔甚远，削弱了医患之间信任和谐的关系。

（四）社会环境因素

1. 医疗市场化的影响 医疗市场化以后，患方与医方均成为市场主体，患者被赋予消费者的身份，相应地，医疗机构也拥有了市场服务的提供者的身份，医患关系会受到消费文化的影响。

对于患者来说，当他意识到自身作为医疗服务的购买者，他就具有与医疗服务提供者讨价还价和谈判的可能，消费意识会使患者试图维护自身的权利，且更有意愿积极主动地参与医疗决策的过程。此外，医疗服务不仅具有交易风险的特殊性，还具有客体的特殊性，患者的身体健康被商品化了，想要获得良好的治疗，患者就不得不"服从"。在医疗领域与其他社会领域中所感知到的消费体验的落差，使患者在主动的消费者与被动的患者角色之间难以实现平衡。

2. 社会舆论因素的影响 医患关系作为社会关注的热点话题，时常处于舆论的风口浪尖。随着社会经济水平发展，患者对于医疗服务期望值的不断增高与医学局限性的矛盾越发凸显，医疗机构往往难以完全满足患者的要求。加之少数医务人员缺乏职业道德，对患者态度冷漠，偶有差错事故发生；或受利益驱使，开大处方，过度检查，收受回扣等。这些个别的负面事件或现象，经多种渠道的舆论传播、扩散和发酵后，会形成一股强大的洪流，摧毁医生群体在人们心目中的形象。

为了追求新闻的时效性和轰动效应，一些媒体常常对患者投诉或网上报料不做调查分析，采取断章取义或夸张放大的手法去报道医疗纠纷事件。在这种先入为主的舆论氛围中，医方有无过错似乎已不重要，舆论一边倒地偏向患者，指责医院和医生已成为一种常态，这无疑会加重医患间的心理隔阂和对立情绪，削弱医患间的信任。当患者怀着戒备之心面对医生，必然会处处设防、百般挑剔，甚至反对医生意见、拒绝重要治疗；而医生也会更加小心谨慎，不愿冒险，不敢创新，或者多开"排除性"检查，以免漏诊误诊，从而形成恶性循环，使医患之间的信任度进一步下降。

（赵增仁）

复习思考题

1. 医生在为患者"治病"时，还应该考虑哪些因素？

2. 对于重要的手术，为什么有的医生不征求患者意见，而要做"独裁者"？

3. 在何种情况下，患者会给医生一个"冒险的理由"？

4. 在政府对公立医院的补偿足够多的情况下，医患关系能否得到缓解？

5. 案例分析题

一位援疆医生讲述的故事：一天夜里，他接诊了一名遭遇车祸的患者，肝脏破裂，生命垂危。虽经全力抢救，患者终因失血过多而死亡。当医生告诉家属这个坏消息后，家属不仅没有责怪医生，反而向医生道谢。丧事办完后，家属又来到医院结清所有费用。此举令这位医生十分感动。从此，每当遇到危重患者，他都没有后顾之忧，总是愿意冒险一搏。

（1）案例中体现了哪些影响医患关系的因素？

（2）结合案例谈谈患者应如何扮演好自己的角色。

第四章 医患的角色与行为

美国社会学家塔尔科特·帕森斯认为，医患关系是社会文化特有的组成部分，是一种制度化的角色丛。只有在特定的背景下，处于特定的角色之中，才构成医患关系。在这种关系中医和患双方都提供了一系列的行为期待，其焦点集中在医生、护士和患者角色的相互影响和行为活动规律。因此在研究医患关系时，有必要对医、护、患的角色，心理及行为活动规律进行探讨。

第一节 医生角色与行为

医学产生于人类同疾病做斗争的实践活动中，人类为了自身的生存和发展促进着医学的发展，而承担医学实践活动主体的人群即为医务工作者。可以说自从出现了人类的医学实践，作为医学实践活动的主体就被赋予了特殊的社会角色，享有着特殊的权利，承担并履行着特殊的义务。

一、医生角色

（一）医生角色的概念

角色是一个社会学、社会心理学中的专门术语，用来描述人的社会行为，它反映了每个人在社会中的地位和在人际关系中的位置。角色理论研究者彼德尔在《角色理论：期望、同一性和行为》中强调，角色是一定背景中一个或多个人的行为特点。社会上没有抽象的个人，社会中的个人是有价值标准、有行动目的、与他人发生联系和互动的个体，是承担着各种社会角色的具体的个人。医生角色有着与一般社会学意义上角色相同的内在涵义，也有着其医学活动方面特殊的涵义。

1. 角色的概念 社会学意义的角色是指一个人占有的职位，以及围绕这个地位发生的一系列权利义务、行为规范和行为模式。换言之，社会角色是以一定的社会地位和身份所决定的，反映个体在群体生活和社会关系中所处的位置，以及符合社会期望的遵从社会行为规范的行为模式。

科学的角色定义包含三种社会心理学要素：角色是一套社会行为模式；角色是由人的社会地位和身份所决定，而非自定的；角色是符合社会期望（社会规范、责任、义务等）的。因此，对于任何一种角色行为，只要符合上述三点特征，都可以被认为是角色。角色即为"一定社会身份所要求的一般行为方式及其内在的态度和价值观基础"，任何一种社会行为，都反映出行为者的社会地位和身份，反映了个体心理、行为和群体心理、行为之间的相互关系。角色的社会学意义在于它表明了人们被期望如何表现，整个社会的个体都履行他们的角色，这些角色混合在一起便形成了社会。

角色也是一个表示关系的术语。美国社会学家罗伯特·K.默顿的《社会理论和社会结构》一书指出，每个人在生活中具有多重社会地位，需要充当多种角色。因此社会生活中的每个人都是角色的复合体，即角色丛。因此人们在现实生活中，面对不同的社会关系，以不同的社会身份出现，表现为不同的角色。每一个角色都有它的义务和权利，每个人都要同时表现多种角色，因此就要承担多种义务、享受多种权利。

2. 医生角色的概念 医生角色是指处在医疗保健组织系统中掌握医学知识和医疗技能，以对患者进行疾病防治的专业医务工作者。《现代汉语大词典》将医生定义为："受过中等以上医学教育或具有同等学历，经国家卫生部门审查合格、具有职业资格、负医疗责任的医务工作者。"

1992 年世界卫生组织（WHO）提出了"五星级医生"的概念，即未来的医生应具有以下五个方面的能力。①医疗保健提供者：提供高质量、综合的、持续的和个体化的保健；②保健方案决策者：要能够选择经费效益较好的措施；③健康知识传播者：通过有效的解释和劝告，开展健康教育；④社区健康倡导者：满足个体和社区的卫生需求，并代表社区倡导健康促进活动；⑤健康资源管理者：利用卫生资料，在卫生系统内外与个体或组织一起工作，满足患者和社区的要求。

掌握医学知识和医疗技能是医生角色工作的必要条件，防治疾病、维护人们的身心健康是社会赋予医生角色的职责和任务。医生角色与医生是两个不同的概念，医生是就一个人从事的职业而言的，是一种职业称谓，只有当他（或她）处于治疗过程中，对患者承担着特定的治疗责任时，才充当起医生的角色。

在现实的医疗活动中，医生角色也往往被赋予了更多的角色内涵。医生除了要"扮演"其基本的角色内涵（疾病防治）之外，还要"扮演"和医疗活动本身密切相关的其他角色，如咨询者的角色、教育者的角色和关怀者的角色。

（二）医生角色的特点

1. 医生角色的职业特点　按照帕森斯的理论，医生角色具有四个方面的职业特征：①技术的专门性。这是一个医生必须具备的，之所以能扮演医生的角色，是因为其经过专门的职业培训，获得执业许可，技术的专门性确定了医生在医疗过程中的主导地位。②感情的中立性。医生角色在感情上的中立意味着在客观治疗过程中防止主观性。医生作为听众、旁观者，可以帮助患者认识和分析解决他们的问题，但不能为患者做出决定和判断，这也是医生的职业道德和原则。③对象的同一性。医生的服务对象是全体大众，尽管其在地位、种族、婚姻、职业、财富等方面不同，但医生应该一视同仁，普同一等。④职能的专一性。医生的工作就是治病救人，医生医的是患者而不是病，用心倾听患者的声音，才会了解患者的痛苦、知道患者的问题与需求，才能提供正确、良好的医疗服务。

医生要面对的是鲜活的生命，是有思想、有情感、有欲求的生命。因此，医生的工作具有自身特殊的职业特点。

（1）知识性：绝大部分医学专业知识具有非普及性的特点。要成为一个合格的医生，必须经过艰苦的专业知识和技能的学习和训练，并通过严格的上岗资格的考核。医生也因其专业的知识和技能，使他们拥有了"特殊"的权利以及必须承担的义务。

（2）技术性：技术是知识、经验与操作能力的综合。医生职业是一个对技术性和操作性要求很高的职业。很多疾病的诊治，需要医生借助器械对患者的身体进行直接干预，以促进患者身体的康复。

（3）风险性：医学是具有不确定性的科学。疾病的发生、发展是一个复杂的且不确定的过程；因个体差异和其他因素的影响，同种疾病在不同患者身上的表现是不同的，面对不确定性的诊疗行为，风险时刻存在。医生一旦出现差错，必然对患者造成伤害，而且这种伤害往往是"不可逆"的，会危及患者的健康，甚至会危及患者的生命。

（4）奉献性：医生的工作不但对知识和技术有很高的要求，而且随时面临着风险，因此对医生的职业道德素养也有较高的要求。面对渴望健康和生命的患者，合格的医生必须尽心尽力地为患者服务，在爱心、耐心、细心、责任心的驱使下，奉献知识、技术、情感的支持。

2. 医生角色的心理压力

（1）医学专业自身压力：医学是一门复杂的学科，医生是一种高技术含量的工作，必须终身学习，不断更新知识。而且医院的工作繁忙，如抢救、门诊、住院部、值班等工作，不能按时作息，工作强度高、压力大。

（2）医患关系调适压力：当前大多医务人员感到医患关系比较紧张，"医闹"、伤医事件时有发生。医务人员的专业能力被质疑，赖以生存的职业基础被否定，辛勤劳动得不到社会和患者的理解和尊重，医患之间的信任岌岌可危，医生的心理压力可想而知。为了规避医疗风险，减少医患纠纷，有时医生不得不采取防御性医疗行为。这种行为其实是医患之间信任度降低引发的戒备心理的表现。

（3）卫生资源抉择压力：医疗过程中，医生是医疗决策的制定者，其医疗行为不仅关系着患者的生命与健康，而且影响着卫生资源的分配与供给。当卫生资源的供给量小于患者的需求量时，医生就会面临有限卫生资源优先抉择的困境。在目前价值标准多元化、社会关系复杂化的情况下，要做出合理公正的选择并非易事。

（4）患者治疗决策压力：在临床实践中，有些患者已失去救治的可能，但其家属或有关人员强烈要求给予治疗；也有些患者需要昂贵的治疗手段支持才能延续生命。面对这种情况，继续治疗无疑是对有限卫生资源的浪费，从而影响公众的健康利益；但如果拒绝或撤销治疗，又与医生救死扶伤的人道主义及其患者家属的意愿相违背，因此在传统医德与现代医学伦理、公众利益与患者利益的矛盾中，医生需要作出艰难的抉择。

（5）道德法律依从压力：道德与法律作为两种不同的社会规范，对于约束人们的行为，稳定社会秩序都发挥着重要的作用。一般来说，两者是相辅相成的。但是在医疗实践中，有时会产生道德与法律不一致的情况。此刻，医生需要作出艰难的抉择。

（6）医院经济效益压力：医院的经济效益对医院和医生都具有十分重要的意义。对医生来说，只有得到合理的报酬才能维持生活、继续接受医学教育，不断提高自身的医疗技术和规范自身的医疗行为。但是在我国经济转轨的过程中，部分医院过分强调经济效益，医院亦有各种各样的指标来考核医生，医生经常会面对无力支付医疗费用和需要立即救治的患者，很多医生都无奈地在"救死扶伤的责任"和"救死扶伤的成本"中徘徊。

二、医生行为

2019年国务院印发《国务院关于实施健康中国行动的意见》，国务院办公厅印发《健康中国行动组织实施和考核方案》，国务院成立健康中国行动推进委员会印发《健康中国行动（2019—2030年）》，这三个文件被统称为健康中国行动有关文件。健康中国行动的展开，不仅是要开展健康的宣传倡导，而且是在定位上从以治病为中心向以人民健康为中心转变；在策略上，从注重"治已病"向注重"治未病"转变；在主体上，从依靠卫生健康系统向社会整体联动转变；在行动上，努力从宣传倡导向全民参与、个人行动的转变。政府、社会、家庭和个人要行动起来，共担健康责任，共享健康成果。

在医疗行为中，医生不仅仅要关注客观指标，更应该综合考虑患者个体生理、心理和社会三个维度的整体状态，还要关注患者体验；在医疗过程中，重视和患者交流，提供医疗照护帮助患者解决身心痛苦，提供健康教育和健康促进，从健康知识普及、合理膳食、全民健身、控烟、心理健康等方面综合施策，全方位干预健康影响因素，提高患者生命质量。

（一）诊疗行为

1. 诊疗行为的概念 诊疗行为是指医生为了诊断、治疗疾病或对患者健康状况进行评价，从而缓解病情、减轻痛苦、改善功能、延长生命、帮助患者恢复健康的临床实践活动。诊疗行为是医学行为的重要组成部分，它包括诊断行为和治疗行为。诊断行为是指医生在对疾病认识、判断、决策和验证等过程中所采取的一些行动和行为。而治疗行为是指为了治疗疾病，使患者尽快康复或减轻疾病的症状、延长生命而进行的科学实践活动。

2. 易引起医患矛盾的诊疗行为 近年来随着国民物质生活水平的不断提高，人们对健康的关注程度日益增强。对医疗卫生服务质量的要求越来越高，人们的法制意识也逐步增强。有一些情况的诊疗行为易引起医患矛盾。

（1）诊疗技术水平欠缺引发的矛盾：诊疗技术所致的问题主要是误诊误治，给患者和家属带来身心损害和经济负担，甚至导致严重的医疗纠纷和法律事件。误诊误治的客观因素包括疾病本身的复杂多变、患者的个体差异、医护人员的接诊时间及诊断设备的完善等，均会影响到医生的诊断和治疗。主观因素可能和某些医务人员的责任心、医疗技术水平、医疗作风、临床思维错误等有关。

（2）防御性医疗行为引发的矛盾：防御性医疗行为是指医务人员为了减少医疗风险、保护自我而实施的偏离规范化医疗服务准则的诊疗行为。防御性医疗行为有着多方面的客观因素，从主观方面而言是医生为了保护自我，担心发生医疗风险后卷入医疗纠纷。

（3）过度医疗行为引发的矛盾：产生过度医疗的原因有医疗管理体制的影响，也有医疗过程的复杂和多元性、医学的局限性的影响，当然也有个别医生受经济利益驱动、受医疗道德问题的影响。

（4）医德医风问题引发的矛盾：有部分医生缺乏职业素质修养，服务态度不端正、工作责任心不强，"生、烦、冷、硬"时有发生，缺乏对患者的关爱同情，致使医疗纠纷增多。

规范的诊疗行为是对整个医疗服务过程满意的关键环节，是提供优质的医疗服务，满足广大人民群众基本医疗服务的需要。

（二）照护行为

哈佛大学医学人类学教授克兰曼（Kleinman）探索以患者为主体的研究方法和诊疗手段，提出"照护"（caregiving）概念：一系列包括身体照料、情感行动和道德行动在内的综合性照料护理行为。在探索建立新型健康服务模式，完善"医学人文关怀"内容时，对于患者而言照护行为不应该仅仅有身体照料，还应该包括心理情感上的安慰、支持和倾听，以及道德层面的承认、肯定和在场。照护行为强调从患者的病痛和诊疗出发，通过实践经历，去理解他者的生存境况，从而在照护者与被照护者之间形成互惠、互助、友爱的关系，社区与家庭照护相连接，家庭照护延伸到社区诊所照护和医院照护，从家庭、社区和医院三方面搭建互助的桥梁。

1. 医生照护行为的重要意义　从医生的角度要对患者给予充分的关爱，关爱的不仅仅是医疗技术，还应加强人文关怀，开展以患者为中心的照护行为。考虑影响健康和照护结果的心理、精神、情感和社会因素，与患者及其家庭建立一种工作伙伴关系，以确保决策的制定能尊重患者的意愿、需要和喜好，并使患者获得所需的教育和支持，实现患者在自身（或其家庭）健康中的核心作用。

医生的照护行为是高质量医疗服务的核心。医生在尊重患者的价值、需要和偏好的基础上，告知患者信息，为患者实施健康教育和情感支持，使患者参与决策制定。提高患者的健康知识，自我照护行为和满意度，减少入院率及住院时间；减少患者及家庭成员的压力、焦虑和抑郁，提高照护自信和照护质量。

医生主动与患者进行沟通，充分考虑患者自身的情况、体验和价值观；在作出医疗决策时，患者能理解各种选择，并参与到决策中；医生的照护行为为预防疾病复发及满足自我管理，患者能及时获得信息、健康教育和自我照顾作出持续性的支持。

2. 医生照护行为的实践要素

（1）医务人员的素质：医生应具备的素质不仅包括礼貌、包容心、责任心、同情心、诚实、体恤患者、对患者尽职尽责，而且医生还应该能够自省，意识到自我的情绪反应，能做出适当的自我表露。这些素质与医生所应具备的专业素养、职业实践技能和基本的心理学技巧是相辅相成的。

（2）生物心理社会背景要素：这一要素是指在广泛的架构内了解患者的病情，探讨患者的独特生理、心理和社会背景。这包括了解患者的生活和个人发展经历等个人史，家庭、就业、社会支持和财务情况等直接背景，文化背景、社区和生存环境等间接背景并关注患者的生活质量。

（3）患者告知：这一要素强调医生与患者间彼此共享知识和信息的重要性。医务人员在获取并尊重患者信息的需求同时，应当根据不同患者提供相关信息。这些信息包括照护的各个方面，从预防、治疗到如何获得医疗的、心理社会的、物质的和经济方面的支持，并注意提供信息的方式，可采用多种形式，如咨询、视频、多媒体资料和信息手册。而且，应鼓励患者与医务人员共享信息，有效的信息分享是医务人员调整信息以适合患者的需要和能力的必要步骤。

（4）患者参与：患者积极参与照护，即鼓励患者积极参与咨询并将患者纳入到病情决策中（即共享式决策制定）。这也是非常重要的要素，要求医生能帮助患者进行信息选择，尊重患者的参与意愿并鼓励其对所受照护情况进行反馈。

（5）家庭和朋友参与：除了患者参与照护，还强调亲人和朋友的参与。根据患者的意愿，家庭和朋友参与可以通过向他们提供信息和让他们参与决策的方式进行。这一要素也包括对社区护理人员提供支持并了解他们的需求。

（6）患者赋权：在了解患者对其疾病的某些重要方面有自我管理能力的情况下，可以调动和鼓励患者参与解决相关健康问题，改善其健康状况，并成为管理自身健康的专家。这也意味着通过提供教育项目、激发患者的能动性和进行健康促进来支持患者的自我管理。

（7）情感支持：在给予患者生理支持的同时，也要对患者进行情感支持。情感支持是指医生关注患者的焦虑，及时发现患者情绪变化并作出恰当反应。这些焦虑可由患者对其生理状况、治疗和诊断，病情对患者自身和其家庭的影响，以及疾病对经济状况的影响等方面引起。

（8）医疗与非医疗照护的整合：以患者为中心的照护要求整合医疗与非医疗照护资源，注重非医疗和精神方面的照护，需要运用综合治疗，如提供患者支持服务等方法，来与药物治疗进行互补，包括疼痛管理、日常生活和活动辅助。

（三）健康促进行为

世界卫生组织前总干事布伦特兰（Gro Harlem Brundtland）在2000年的第五届全球健康促进大会上对健康促进的概念作了清晰的解释："健康促进就是要使人们尽一切可能让他们的精神和身体保持在最优状态，宗旨是使人们知道如何保持健康，在健康的生活方式下生活，并有能力做出健康的选择。"健康促进是21世纪最重要的健康概念，是整合全球医疗保健资源的一股动力。

随着医疗发展的进步，人们的生命虽有更多的保障，但是经济的繁荣与生活形态的改变，使得高血压、糖尿病等慢性病反而威胁着人们的健康。众所周知，影响人们健康的四大要素：生活方式、遗传、环境、医疗服务体系与组织，其中以生活方式影响最大，因此近年来提倡应重视个人的生理、心理、社会层面之外，也要注意其生活方式，达到完整与有效的健康促进。

2019年国务院印发《国务院关于实施健康中国行动的意见》，明确了健康中国行动分三方面，共15个专项行动。一是实施健康知识普及行动、合理膳食行动、全民健身行动、控烟行动、心理健康促进行动等方面综合施策，全方位干预健康影响因素；二是实施妇幼健康促进行动、中小学健康促进行动、职业健康保护行动、老年健康促进行动，维护全生命周期健康；三是实施心脑血管疾病防治行动、癌症防治行动、慢性呼吸系统疾病防治行动、糖尿病防治行动等四类慢性病以及传染病、地方病，加强重大疾病防控。通过政府、社会、家庭、个人的共同努力，使群众不生病、少生病，提高生活质量。

医生的健康促进行为，不仅只是通过健康教育来改变认知，唤醒患者的健康意识，改变其生活行为方式，创造良好生活习惯，还要结合《国务院关于实施健康中国行动的意见》中15项专项行动从各方面运用不同策略开展健康促进，达到全民健康的目标。

（宋　彬）

第二节　护士角色与行为

一、护士角色

护士是经执业注册取得护士执业证书，从事护理活动，履行保护生命、减轻痛苦、增进健康职责的卫生技术人员。护士角色的形成源于护士执业的要求，并随着社会的发展而不断变化。当代护士的角色是以往护士角色发展的结果，也将影响未来护士角色的发展。因此，有必要认识和了解传统的护士形象和现代社会护士的角色与功能。

（一）传统护士的形象

1. 民间的形象　英文"nurse"这个词的原意是哺育幼儿，这一意义最后被拓展为照顾、关怀年老及生病需要照顾的人。在今天，这种民间形象仍被使用，是在情感的角度将护士比作母亲，温柔而慈祥地陪伴在患者及需要照顾的人身边，以这种方式关爱生命，侧重于爱心但忽略学识。

2. 宗教的形象　在中世纪的西方文化中，照顾陪伴患者常被视为基督教的责任，医院大多数由教会开办，由修女和基督徒从事照顾患者的护理工作。这种形象提倡护士应具备善良、富有爱心的品质，但无须接受正规的高等教育，多侧重于对患者的生活和家庭照顾。宗教的形象加强了民间形象的护士特征。

3. 仆人的形象　这种形象起源于16～19世纪中叶，此期是护理发展较为黑暗的时期。在当时，疾病被认为是神灵对罪恶的一种惩罚。对患病的人进行照顾，被认为是违背了神灵的旨意。因而护理工作都是由无知的、身份卑微的、没有文化的妇女担任。

（二）现代护士的角色

随着护理学由简单的医学辅助学科发展成为一门独立的学科，护士的角色也发生了根本性的变化，由传统形象逐渐发展到受过专门高等教育、有专业知识和技能、受人尊重的专业护理工作者。现代护士的专业角色将是多方位的，护理工作者应具备适应多方位专业角色的基本素质，集多方位角色于一体，现代护士被赋予了多元化的角色，因而履行多重功能。

1. 照顾者　是护士最基本、最重要的功能角色。当患者因某种原因不能满足其最基本需要时，护士应为患者提供所需要的各种护理照护，以帮助患者满足基本的健康需求，如维持呼吸畅通、供给所需营养、减轻患者疼痛、安抚焦虑情绪等。

2. 计划者和决策者　在护理实践的活动中，为有效解决患者的健康问题，满足患者基本需要，护士要运用护理专业相关知识和技能，全面收集患者生理、心理、社会、精神、文化等多层面的健康资料，准确真实评估其健康问题及原因，作出相应的护理诊断，根据患者的具体情况制定和执行护理计划，并对护理效果进行评价。

3. 教育者　护理事业的延续和好的发展有赖于德才兼备的护理教育者。护理教育者的角色主要表现在以下两个方面：第一，由具有深厚的护理理论基础、丰富护理实践经验的护士老师来担任教育者的角色，以培养年轻一代的新护士；第二，随着整体护理的进步发展，护士需承担对患者及其家属的相关健康知识教育的责任。

4. 管理者　为了顺利开展护理相关工作，护士必须对日常工作进行有计划的组织、控制、管理和整体的协调，以合理利用各种资源，提高工作效率，满足患者的需求。护理管理者需要与医院其他管理人员共同完成医院的工作，包括人力、财力、物力的管理等。

5. 协调者　患者所获得的医疗护理照顾是整体性和连续性的，它需要健康保健系统中的多学科成员密切配合完成。在这个合作型的跨学科团队中，护士充当的角色为协调者，需要联系并协调与有关人员及机构的相互关系，以确保患者的诊疗、护理工作有序、高效地完成。

6. 咨询者　护士既是信息提供者，又是重要的咨询者，需要运用治疗性沟通技巧解答患者提出的相关问题，并及时向患者提供相关信息，给予心理安慰、情感支持和健康指导，澄清患者对健康和疾病问题的困惑，使患者清楚地认识和了解自己的健康状况，并积极采取有效的措施应对出现的问题。

7. 研究者　科学研究是护理专业发展必不可少的一部分。护士，特别是受过高等护理教育的护士，应具有较强的科研意识和循证思维，善于在护理实践中发现和探索问题，运用科学方法研究问题、解决问题，总结、推广研究成果，以指导和改进护理工作，提高护理质量，推动护理事业不断向前发展。

8. 保护者和代言者　护士是患者各类利益的维护者，当患者（特别是儿童、老年、危重患者、心理障碍等患者）不能准确表达自己的意愿时，护士有责任帮助并采取适当的行动，阻止来自医疗机构成员或医疗机构本身任何不利于患者利益的各类行为。

同时，护士还可以通过评估妨碍全民健康的问题和事件，为医院或卫生行政部门提供宝贵的建设意见，成为全民健康的代言者。

（三）护士的角色准备

角色学习是个人学习和把握社会赋予的角色期望，明确角色相关规范，并通过角色实践完成角色功能的过程。为了更好地适应新角色，尽快、尽可能完全达到角色认知，完成角色的转变，实现护士职业角色化。职业角色化是个体社会化的一种具体表现形式，是指在特定的职业环境中，个体形成适用于该职业的角色人格，掌握足以胜任职业的角色行为。

护士职业角色化特指从事护士职业的个体所应具有的角色人格和职业行为模式。它包含职业态度的形成、角色人格的发展、角色行为的适应等重要内容。护士的职业角色化，是通过护士在从事护士职业过程中与职业环境的相互作用而实现的，是一个逐渐内化的过程。

（四）护士的基本素质

素质是指个体在先天禀赋的基础上，在后天环境和教育的影响下，通过个体自身的认识活动和参加社会实践活动而形成和发展起来的较为稳定和基本的身心要素、结构及质量水平。护士素质是指在一般素质基础上，结合护理专业特性，对护理工作者提出的特殊的素质要求。现代护士应具备以下素质：

1. 政治思想素质　具有热爱祖国、热爱人民、热爱护理事业的"三热爱"精神，为人民服务、为人类健康服务"两服务"的奉献精神。树立正确的人生观、价值观，以救死扶伤、实行人道主义为己任。

2. 科学文化素质　为适应社会和护理学科发展的需要，护士必须掌握护理学科的基本知识与基本技能。具有一定的文化修养和自然科学、社会科学、人文科学等多学科知识。培养正确的审美意识，培养一定的认识美、欣赏美和创造美的能力。

3. 专业素质　护理工作是一门科学性、技术性和服务性很强的专业，护士需要具有良好的业务素质、必要的护理理论和人文医学知识，以及参与护理教育与护理科研的基本知识，勇于钻研业务技术，不断开拓创新。

4. 心理素质　护士应具有良好的心理素质，保持心理健康，乐观、开朗、情绪稳定，胸怀宽容豁达。具有高度的责任心和同情心、较强的适应能力、良好的忍耐力及自我控制力、灵活敏捷。具有良好的人际关系，同事间相互尊重、团结协作。

5. 身体素质　护士必须身体健康、功能健全、精力充沛，仪表文雅大方，举止端庄稳重，待人热情真诚，并养成个人的和集体的卫生习惯。

二、护士行为

随着医学模式的转变和"以人为本"的护理模式的新进展，人们对护理服务需求呈现出多元化、高品质的需求趋势，要求护士在护理实践工作中，更加注重为患者提供全身心、全方位、周期性的优质护理服务。而要成为优秀的护理工作者，不仅要有扎实的专业理论基础、娴熟的护理操作技能，而且还要不断提高自身的素质，具备良好的职业道德与职业礼仪，才能适应现代护理发展的各类需要。护士礼仪是指护士在职业工作中所应遵循的行为准则，是护士职业形象的组成部分，是护士修养、素质、气质的综合反映，包括了护士的仪容仪表、语言的使用艺术、人际沟通技巧及护士的行为规范等。正确的护士礼仪能达到与患者有效沟通的目的，使患者得到心理和精神上的满足和安慰。护理工作是一门独特的艺术，护士的美是内在美与外在美的融合，唤起患者对美的享受与共鸣，感受生命与生活的美好，给予患者鼓励和生活的力量，从而增强战胜疾病的信心。

人的一言一行、一举一动是其内心活动的真实外在表现，是人类文明的标志。人们在履行对社会所承担的各类责任义务过程中，每个人的思想、行为都遵循着具有自身职业特征的行为和规范。护理学的奠基人南丁格尔曾经说过："护理是一门最精细的艺术。"艺术需要想象力，更需要情感和创造力。就护士的职业特点而言，在遵循行为规范和行为准则中，其中对仪表仪容、言谈举止的要求更为严格。护士在与患者交流中，其仪表、眼神、微笑、举止、言谈乃至沉默，都要注意技巧，以体现护士良好的基本素质，更好地服务于患者。

（一）护士行为举止的要求

1. 护士基本体态　体态，是指身体的动作和姿态，是人的举止的组成部分，是一种具有表露、替代、辅助功能的无声语言。不同的体态传递的信息不同，它可反映一个人的基本素质。因此，护士在工作中应始终保持规范、稳重、健康而富于礼貌、充满朝气而又诚恳、谦逊的体态。

2. 护士的行为举止　举止指人的动作，是人们的动作姿态和由动作姿态所表现出来的人的内在素养。举止在护士和患者间思想和感情的交流中，起着重要的作用。当护士与患者沟通时，举止得当、态度安详，将有助于患者安心地沟通交流，如果举止急切、态度匆忙，易使患者感觉护士没有充裕的时间，不愿意表达或倾吐内心的真实感受。因此，护士在工作中应始终保持规范而优雅的行为举止，如和患者沟通交流当中的手势应用，和患者、同事见面时的相互问候致意、接听电话等。护士行为举止的要求是：尊重患者，维护患者利益；尊重地方习俗，和具体环境相吻合；尊重自我，掌握好分寸。

（二）护士礼仪服务的规范及重要性

1. 护士礼仪服务的规范

（1）规范的仪容仪表。患者入院后，首选看到的是护士的仪容仪表。护士着装直接影响护士的形象，也是留给患者的第一印象，因此护士着装应符合工作特点：应淡妆上岗，护士服应合体、大方、干净整洁；护士帽应戴端正，长发戴发套，头发前不过眉、后不过肩。护士端庄整洁的形象能使患者产生一种轻松愉快、温馨祥和的气氛，给患者留下美好的印象。因此护士应重视并充分应用这种首因印象产生的心理效应，更好地用于护患沟通，以助于临床护理工作的有效开展。

（2）规范的职业行为。在临床护理工作中要做到五个心：接待患者有热心、护理患者有爱心、观察患者要细心、回答患者有耐心、对患者有同情心、对工作有责任心。

（3）规范的形体语言。形体语言是非语言交流的一个重要部分，在工作中起着重要的作用。护士通过形体语言，可使患者消除焦虑、减少紧张情绪，增加信任度。微笑能给患者一种亲切感，是爱心的体现。

（4）规范的职业用语。语言是护士与患者有效沟通的重要工具，护士与患者进行交谈时，应以"请"字开始，"谢"字结束，语气和蔼可亲，应做到患者入院来有迎声、患者询问有答声、治疗护理有尊称、操作之前有解释声、患者合作要致谢、患者不适要安慰、工作不周要道歉、接听电话要问候、患者出院有送行声。

（5）娴熟的护理技能操作。护理人员应加强护理技术操作培训与考核，为患者进行护理操作时动作要轻柔、娴熟，以减轻患者的痛苦和负担，让患者感觉更加安全、舒适。

2. 职业礼仪在护理工作中的重要性

（1）规范的护理礼仪能达到增强护理行为效果，提高护理服务质量。护士的言谈举止及护理技术操作的娴熟程度，对患者及家属起到非常重要的作用。护士职业礼仪可以让护理人员在护理实践中增强自信心、责任心。

（2）良好的护士礼仪能密切护患关系，利于沟通交流，为患者进行各类操作时，动作要轻柔，为患者讲解治疗的目的，消除患者的紧张情绪。一个热情大方、语言亲切、仪表整洁、举止优雅的护士能使患者产生亲切、温暖和信任感。善于发现患者现在或潜在的健康问题。

（3）礼仪能提高护理人员的外在形象。在当今社会服务竞争中，社会对护士的业务技能提出了更高层次的要求。护理工作是一门独特艺术，这种艺术美是通过护士的举止、言行、仪表仪容来展现的，护士在临床工作中优雅的言谈举止是护理人员具有崇高职业道德的重要表现。

（4）护士礼仪可以提高医疗护理服务质量。在医疗改革日益加剧的今天，非技术性服务作为医疗护理服务价值的内在因素，已为大多数医院所接受，成为影响医院在社会公众中总体形象的因素，护士礼仪的塑造，是强化护理服务行为效果，提升护理质量的重要条件。

（三）护士的语言行为

语言行为规范理论最早由尼日利亚语言学家斑博斯（Bamgbose）提出，指与言语行为相联系的一套行为常规。这一理论由戴昭铭老师引入到国内，并提出用"得体性"概念来分析语言行为规范。

语言交流是进行交流的主要形式，它能清楚且迅速将信息准确地传递给对方。护患间有效的沟通建立在护士对患者真诚相助的态度和彼此能懂的语言上。护士的语言具有"治病"与"致病"的作用，是护士进行心理护理的工具，是护士综合素质的体现，护士应评估患者的受教育程度及理解力，因人而异，选择合适的语言进行交谈。

1. 护理用语的基本要求

（1）语言规范，礼貌谦虚：语言规范的要求是发音标准，讲普通话。语言内容要严谨高尚，符合伦理道德原则，护士的语言不仅具有交流作用，更具有教育指导意义。

（2）称呼得体，表达清晰：护士对患者得体的称呼可体现出对患者的尊重。护士对患者的称呼可视年龄、职业、受教育程度的不同而选择。

（3）富于情感，注意保密：语言是护患之间沟通、感情交流的"桥梁"，护士进入工作环境，就进入了护士的角色，应将对患者的关心、爱心、同情心及真诚的情感融于语言中。如进行晨间护理时，护士可以带着微笑进入病房，向患者说声"早上好"，也可针对不同的患者，进行简单的身体状况的询问。进行输液操作时，说"放松一点，别紧张"，安抚患者情绪，这些简单的寒暄，是护患间一种真诚的情感交流，能带给患者精神和心理上的安慰。

2. 日常护理用语

（1）招呼用语：首先应做到称呼要得体。其次如"您好！""晚安！""再见！""请""谢谢你的帮助""对不起"等可根据现实情况选择使用。招呼用语应做到亲切热情自然、和蔼可亲、要有分寸感，不可用床号称呼患者。

（2）迎送用语：新患者入院，护士要认识到这是建立良好护患关系的开始，应立即起身面带微笑迎接患者，向患者热情介绍病区环境、作息时间、探视陪护制度、卫生清洁、用餐制度等，使患者尽快消除陌生感，适应病房环境。患者出院时，护士应送到病房门口，用送别语和患者告别，如"请记住按时复查，多保重"。

（3）介绍用语：患者被送至病区时，首先由责任护士接待。此时，护士应有礼貌地面带微笑地进行自我介绍，如"您好，我是您的责任护士，我姓李，您可以叫我小李，您有事请随时叫我"。

（4）电话用语：电话作为一种便捷有效的通信工具，已被大家越来越广泛地使用着。电话语言代表着科室、医院的整体对外形象，使用时应引起高度重视。接打电话均应做到礼貌谦虚、称呼得当、语句清晰。

（5）安慰用语：安慰患者，可针对不同患者选用不同的语言和方法，做到声音温和，合情合理，表达真诚，使患者听后能获得心理的宽慰与希望。

（6）感谢用语：护士在工作中应用感谢语的情况有：得到患者配合时、获得患者帮助时、感到患者的理解与善意时、受到患者表扬时，如"感谢您的支持与理解""谢谢您的合作"。

（7）道歉用语：在护理过程中，当你的工作给患者带来妨碍、不便、打扰时，不妨恰到好处地使用一句道歉语，不仅会得到患者的包涵、理解与配合，也可显示护士良好的个人素质和修养。

（四）护士的非语言行为

人与人之间进行交往，约有 65% 是运用非语言技巧进行沟通，如面部表情、人际距离、倾听、人体姿态等，人的非语言行为能较好地表达个人真实的内心感受。非语言行为的主要作用：修饰、支持、加强或否定语言行为；直接替代语言行为；表达语言所难以表达的内容。

1. 倾听　要善于听患者讲话，应注意讲话者说话的频率、声调、语言的选择、身体姿势、面部表情。把"整个人"参与进去并且尝试着去了解在交流中传达的"所有信息"。在倾听过程中，要集中精力、全神贯注，保持目光的接触，得体的姿势，适宜的距离，并应及时作出反馈。认真倾听是护士对患者尊重和关注的表现，有助于形成良好的护患关系。

2. 面部表情　是世界通用的语言，不同国家或文化对面部表情的解释具有高度的一致性，人类的各种情感都可非常灵敏地通过面部表情展现出来。当护士带着亲切真诚的微笑，轻巧而勤快地在病床旁、病区间穿梭时，对患者的安慰可能会胜过良药。护士的微笑，应发自内心，体现关爱，展现真诚，在微笑中为患者创造出一种安全、愉快和可信赖的氛围。

3. 肢体接触　是在护理实施、护理体检与康复指导中常用的一种交流方式。美国皮肤接触科研中心的专家对人体的皮肤接触进行了相关研究，揭示了按摩和抚触可以增强人体免疫系统功能和有益健康的生理意义。

4. 沉默　语言并不是唯一可以帮助人们沟通的方法，不要认为所有时间都应该说话，以和蔼的态度表示沉默，不但可以给人轻松愉悦的感觉，还可以给人思考及调适的机会。

总之，非语言行为是伴随着语言行为发生的，它可改变语言行为所表达的意思，比语言行为更接近事实。特定环境下的非语言行为具有特定的意义。护士如能恰到好处地使用，对护理工作有着极大的益处。

南丁格尔说："护理是科学和艺术的结合。"现代护理专家说："护理是科学、艺术与爱心的结合。"护理的艺术性在于护士通过自己的形象展现出专业、独特的美。护理的艺术性是通过别人的视觉、听觉和想象来反映和体现的，护士只有对服务对象、对护理本身不断地尊重、领悟和理解，才可能不断地丰富、完善、提高自己。

（李惠艳）

第三节　患者角色与行为

患者是指患有疾病、忍受疾病痛苦的人，是社会人群中那些与医疗系统发生关系的、正在寻求帮助的人群。患者角色是一种特殊的社会角色，是指从常态社会人群分离出来、处于病患状态中并有求医要求和医疗行为的社会角色。当一个人被确诊患有疾病时，他就具有了患者身份，心理和行为上就产生了变化。尽管地位、职业、信仰、生活习惯、文化程度各异，所患疾病和病情也不尽相同，但患者角色明确。

一、患者角色

（一）患者角色概念的界定

1. 帕森斯的患者角色概念　塔尔科特·帕森斯在他的《社会系统》（1951 年）一书中，阐述了复杂的社会功能模型，引出了患者角色概念，可描述为四个基本方面：

（1）免除正常的社会义务：患者可从其常态时的社会角色中解脱出来，一个人患病是他免除正常的角色活动和社会责任的理由。不过，免除活动与所患疾病的种类和疾病的严重程度相关。

（2）对自己的疾病状态不负有责任：一个人得病通常被认为不是患者自己所能控制的。即不应责怪患者为什么患病，社会所能够要求患者的，是使患者尽可能快地从疾病状态中恢复。

（3）应努力使自己痊愈：患者应该认识到患病是不符合社会对个人的期望的。免除正常责任对于重新获得健康的期望是暂时的和有条件的，作为患者应该有康复的义务。

（4）寻求技术上适当的帮助和与医生合作：康复的义务包括患者进一步寻求技术上帮助的义务，这种帮助往往由医生提供。

随着时间的推移，人们逐步意识到帕森斯的提法过于简单化。一个人患轻病、慢性病等不一定能够也不一定应该解除其常态的社会责任；一个有意违反操作规程、有意违反交通规则而导致创伤的患者不能不对其自身导致伤残的行为负责；实际上，养成良好的社会习惯和生活方式、维护和保持健康是每一个人的义务；一个人想治疗其疾病，但在客观上未必能办到，因为社会经济条件、医疗发展水平本身等都有可能使某些患者康复的义务无法履行。

2. 登顿关于患者角色的讨论 美国社会学家 J.A 登顿（J.A.Denton）曾归纳出能对患者角色的期望产生影响并使之发生变化的八种原因，他的讨论对从社会视角观察患者角色是很有帮助的。

（1）因人而异，因病而异。同样的咳嗽出现在母亲身上，母亲可能觉得无所谓，但若出现在她的婴儿身上，母亲可能会很重视，对于一种可以治愈的病和不治之症的期望是不一样的，甚至对同一种疾病在其不同严重程度、不同发展阶段的期望也是不一样的。

（2）因治疗某一疾病的可能性而异。一个人患了重感冒，一般可能被要求去医院诊治。但是，若在流行性感冒大流行时，医院人满为患，那么同样的感冒情况则只可能在家里休息。

（3）因对某种社会人口状态的看法不同而异。常存在着一种看法：老人容易患病，不论老年是否真的患有疾病，总把他们当成患者看待。

（4）因期望者与被期望者的关系不同而不同。如对同样一个患者，他的配偶常强调有病的配偶养活其他社会角色的义务，他的雇主常强调尽量减少对工作能力的丧失，他的医生则常强调要听从医务人员的劝告。

（5）有关人员对某种病的信念不同导致其态度不同。如妊娠、酗酒等，有人看成病患，有人则不看成病患。

（6）患病个体社会价值不同，人们的看法也有别。如以下人群可能被认为社会价值低：老人、穷人、酗酒者、自杀未遂者。

（7）根据病程的长短和与有关人员的亲疏关系，有关人员对患者的期望也不同。

（8）有关人员离患者所在地的远近不同，期望也不同。如陪住在医院中的人员与在远处人员对患者的期望不同。

（二）患者角色的认知

1. 对患者角色的认识 从医学和生物学的角度。生病的人就是病患，看到的是"病"的生物学、医学属性，而忽视了人的社会属性。有些患有疾病的人可能没有求医行为，照常工作、生活和学习，不认为自己是个患者，社会上也没有将他们列入"患者"行列。有些人没有躯体疾病，只是觉得不舒服，有"病感"，到医院寻求医生的帮助。还有些人既无疾病，又无病感，只是为了得到医生的诊断书或处方而到医院看病，也被列为"患者"。到医院进行常规检查的怀孕妇女，结婚或者其他原因需要体检的健康人，也往往被纳入"患者"之列。

从社会学的角度。随着医学模式的转变和医学社会学的发展，人们对患者角色的社会层面的意义越来越关注，有学者把患者角色定义为"有求医行为或正处在医疗护理中的人"。这个定义的特点是：患者角色必须以医生承认为前提，只要医生认定需要医疗服务，就可以称为医学上的"患者"；即使患病，但没有受到医疗服务，也算不得患者。显然，这种界定强调了求医行为这一社会现象，却离开了患病这一客观事实。

2. 患者角色的内涵和外延 确认患者角色要从医学、生物学和社会学三个角度加以考查；既要对社会上各类患者求医状况进行横向分析，又要对患者角色的自我认知、医学认知、社会认知的发展过程进行纵向考量。

（1）患者角色的内涵应包括：①生理或心理异常，并出现医学意义上的阳性体征者，患病这一客观事实规定着患者角色的本质；②以医学标准为前提，得到医学上的确诊，且患者得到社会和其他社会成员的承认，患者因此享有特定的权利和履行相应的义务；③患者应有其相应的行为模式，患者个体必须接受患病的事实，并有特定的病患行为。

确立患者角色应从医学和社会学两个方面加以考虑，是否患病是前提和基础。同时，作为一种特定的社会角色必须具有其相应的行为模式，还必须得到社会成员，尤其是医务工作者的认定。

（2）从患者求医状况进行分析：患者有预防求医行为、门诊求医行为、住院求医行为和康复求医行为四类，与此相对应，就有预防患者、门诊患者、住院患者和康复患者等外延的规定。

（3）从对患者角色的自我认知、医学认知、社会认知的发展过程进行考量：患者的认知通常经过非患者、潜在患者、知晓患者、行为患者（也可称为角色患者或求医患者）四个过程。

（三）患者角色的认同和扮演

1. 患者角色的确认　患有疾病是确认患者角色的前提和客观基础，是否求医或得到医疗服务则会受到种种社会因素的影响和制约。确认过程受到医生和患者对疾病判断的影响，受到患者是否采取就医行为决定的影响，是一个患者的自我确认和社会确认的过程。

（1）医生和患者对病患的判断：医生对疾病的判断和一般人对疾病的判断有时一致、有时不一致，共有四种情况，如表 4-1 所示。

表 4-1　医生和患者对疾病的判断

对疾病的自我判断	医生对疾病的判断	
	无病	有病
不认为有病	A	B
认为有病	C	D

表 4-1 中 A、D 两种情况是医生和一般人的认识是一致的。B 种情况是实际上有病、患者认为没有病而没有去就诊；C 是实际上没有病、患者认为有病而去就医。B 种情况延误了就医机会；C 种情况增加了对自身、对医疗机构和对社会的精神和经济负担。

对于一个社会，A、D 两种情况的人越多越好，而 B 种情况的人多，说明该社会的卫生保健知识不够普及，人们缺乏发现健康问题的能力；C 种情况的人多，除了说明缺乏卫生保健知识之外，还可能导致医疗保健系统的效能降低，使医疗保健系统被一些实际上并不需要的人所占用。

（2）患者对疾病的自我判断与是否就医的情况：患者对疾病的判断和是否就医共有四种情况，如表 4-2 所示。

表 4-2　患者对疾病的自我判断与是否就医的情况

对医疗的寻求	对疾病的自我判断	
	不认为自己有病	认为自己有病
不就医	A	B
就医	C	D

表 4-2 中 A 种情况一般是理所当然的，没病不必就医，或有了病不知道，因而没有就医，损害了健康。C 种情况是无病也就医，或是以预防为目的，定期的体格检查，为了及早地发现健康

上可能存在的问题，或某些特殊要求，如出国、就业等，或由于不正当的社会动机，通过"诈病"而逃避某些社会义务；D 种情况中就是见到的多数就医者，他们感觉患病，并采取求医的正确方式以恢复健康。B 种情况是自己感觉病了，但并不去就医，包括两种情况：一种是有病不想去就医，一种是有病想去就医但不能实现就医的愿望。

（3）患者角色的自我确认：是患者对自身患有疾病的自我发现、感觉或认定的社会心理过程。常见的表现形式有三种：①患者发现或感觉到自己患有疾病，并且承认患病，愿意放弃原有社会角色的权利、责任和义务，进入患者角色、接受医疗照顾，对于住院患者而言，尤其如此；②尽管患者发现或感觉到自己患有疾病，但不承认患病或承认患病但不愿放弃当前社会角色的权利、责任和义务；③由于怀疑或担心自己患有疾病，或由于某种原因诈病，主动要求解除当前社会角色的责任，享受患者角色的待遇。

（4）患者角色的社会确认：是指社会认定某个人已经患有疾病，应当得到医疗服务或相应的社会照顾。它主要以医疗服务部门根据医学理论、方法或技术手段作出的诊断为依据，具有较大的权威性；另有一种情形常见于就医不方便的地区，通过社会成员根据已有的医学常识或患病体验来确认。前种情况意义更为重要，对患者角色的确认起着决定性的作用。

自我确认与社会确认都是以事实判断为依据，反映了社会对人的生命价值的看法和对健康与疾病的认识。患病是确认的前提；求医行为提供了确认的可能性，而医疗部门的确认起了决定性的作用。如果自我确认与社会确认结论一致，患者可以享受这一特殊角色的一定权利，受到社会照顾和医疗护理。如果两者结论不一致，当社会确认而自我不确认，就有可能出现被动求医或强制性求医，解除或部分解除原有社会角色的权利、责任和义务；反之，自我确认而社会不确认，就可能被当作"诈病者"或"存疑者"而难以得到社会照顾和医疗支持。

2. 患者角色特征

（1）社会角色退位：患者因为疾病原因可以免除其常态时的社会角色应承担的义务，免除的程度依照疾病的性质和严重程度而定，此时患者角色在其社会角色中占据主导地位，原有的社会角色退后到次要和服从地位。

（2）角色认同困难：从社会常态角色转变到患者角色，部分患者会发生角色认同困难，有可能拒医拒药，贻误就医时机。

（3）失落感严重：患者作为自然人感受到疾病的折磨和痛苦的煎熬，失去健康和快乐；作为社会人，患者失去或暂时失去原有社会角色带给他的曾经拥有的东西，职业的尊严、社会地位、财富、能力等，会极大地引发患者生理和心理上的变化。

（4）自制力减弱：通常个体患病后会有一定的情绪变化，易产生怀疑、愤怒等情绪，引发情绪变化的原因是多方面的，常常会让患者无法控制自己。

（5）依赖性增强：患者在患病期间，因疾病折磨和活动受限，对家庭亲人和周围环境的依赖性明显增强，人们普遍认为患者是弱势群体，应该被同情和保护。

（6）不安全感明显：患者的不安全感表现在：对疾病存在疑虑心理，担心自己的疾病难以治愈；普遍存在自卑心理，害怕别人歧视、嫌弃自己，尤其是传染病患者，害怕受到冷落。

3. 患者角色认同和扮演

（1）患者角色认同和扮演的四个阶段：患者角色的认同和扮演过程就是患者对这一角色的认识和接受过程，一般会经历四个阶段，即感受与怀疑阶段、求医与不安阶段、治疗与认同阶段、康复与解脱阶段。

（2）影响患者角色认同和扮演的因素：影响患者角色认同和扮演的因素有很多，主要可以概括为：个人情况、疾病情况、医疗机构情况和卫生保健制度状况。了解影响角色认同和扮演的因素，有助于缩短患者角色的认同过程，有助于患者以积极的心理状态和行为接受诊断、配合治疗，有助于医疗服务部门开展医疗卫生保健服务，控制和减少疾病对社会的影响。

二、患者行为

求医行为是医患关系学研究的重要内容之一。由于疾病给患者带来了躯体上的痛苦和心理上的挫折，进而影响着患者社会角色的实现，妨碍着患者的自由活动，因此，疾病就成为患者关注的中心。求医行为是患者普遍具有的行为，并使患者表现出特定的行为特征。医患关系的建立始于患者的求医行为，其发展与医者表现、患者行为紧密联系。由于受经济、文化、社会意识形态以及医疗条件等的影响，患者求医行为往往表现出复杂的甚至是矛盾的情况。

遵医行为，是患者角色行为的重要方面之一，遵医行为与医患关系有着密切关系，常常决定着疾病的疗效和转归。因此，研究疾病行为、遵医行为、求医行为产生误区的原因及其纠正方法，提高遵医行为并防止遵医行为出现偏差和误导，是医务工作者的重要职责。也是提高医疗质量、构建和谐医患关系的内在要求。

（一）疾病行为

健康和疾病是医学中最基本的一对概念，人们时刻都在关心自身是否处于健康状态中。医学研究和医学服务也都是围绕着健康和疾病的问题而进行。正确地理解健康、疾病和疾病行为等概念，以及人们在疾病各阶段的心理状况和行为的变化，对正确认识人们的求医行为有很大的帮助，也是建立和谐医患关系的必要条件。

1. 疾病的概念　人们对疾病的认识是一个逐步发展的过程，对疾病的认识在一定程度上决定了人们对疾病的不同处理方式。随着科学的发展，我们开始从生物-心理-社会医学模式角度去探索对疾病的认识。认为疾病是机体与环境之间动态相互作用的表现。疾病状态既是身体的，又是精神的。一个人的身体状况会影响到他的心理状态以及情绪和行为的表现；同样，人的心理状态也随时影响着他的身体状况。任何疾病，无论其严重程度，都会破坏个人身体和心理的平衡状态，产生明显的、通常也是可预期的身体和情绪的改变。由于人是社会的一员，还要考虑到他的社会环境才能充分理解疾病概念。

现代的疾病观要求医生在了解患者疾病和病史时，对每位患者应从生物、心理和社会三个方面出发，进行全面的分析及诊断，从而制定有效的综合治疗方案，促进患者的全面康复。

2. 疾病行为的概念　一个人自觉不舒服或者出现功能性障碍或器质性病变时，就会产生病感体验，这种体验往往又以一定的行为显示出来，如对身体征兆做出反应，确定和解释躯体症状，寻求疾病的原因，接受治疗措施等，此类行为称为疾病行为。学者大卫·麦肯尼克在《疾病行为研究》中认为疾病行为指的是为应对身体不适而采取的各种方法：怎样检测体内情况、怎样定义和解释症状、怎样为疾病归因、怎样采取治疗行动和怎样使用各种来源的正式或非正式的服务等。

疾病行为的社会性是显而易见的。疾病行为不仅受到医疗发展水平和社会卫生保健条件的限制，还受到社会生产发展水平和卫生保健政策的限制，每一阶段的医患关系总是在很大程度上受着患者的文化背景、心理状况、道德观念等的影响。

人们在受到疾病的侵袭时，首先引起注意的一般是躯体上的各种症状。而人们是否能注意到自己这点是一个依赖于注意焦点的心理过程。那些习惯于将注意力放在自己身上的人，以及一些独自居住的人，或者是平时过着比较平静生活的人，更容易注意到自己的症状。与之相反，那些比较习惯于关心外部世界的人，那些有比较良好的人际关系，有丰富的社交生活的人，就不太容易注意到自己的症状。

情绪也会影响人们对症状的感受，情绪低落的人通常会报告更多的头痛和其他躯体的疼痛，以及更加严重的不适感。对生活中各方面都感到满意的，如对工作和家庭生活都比较满意的人，会较少报告不适的症状。

人们对疾病的认识在很大程度上决定了人们的疾病行为，通常来说急性病有较短的患病周期，并且在症状缓解后不会有什么不良后果。但是对于许多高血压患者来说，认为自己患的是急性病，在血压得到控制后，就不必再服药了。但事实上，这对于很多患者来说是一个危险的错误决定。因此，对于医生来说，了解患者对所患疾病的认知是很重要的，有助于帮助他们做出正确的判断。

医生的责任，在于能够正确理解患者的疾病行为，对于自认为"无病"或者已经"病愈"的患者，应该给予相应的检查和治疗建议，而对于那些有疑病行为的人或者是小题大做，应该对其做出恰当的解释，尽量说服其改变观念。

3. 疾病对患者的意义与疾病行为　了解患者的就医背景，可以帮助理解疾病对患者的意义，同时理解患者的疾病行为。疾病对患者的意义首先取决于患者对疾病的理解，这又与患者的生活背景、个性特征、健康信念、占主导地位的需要和生活目的有关。

经济状况差的绝症患者，意味着他要在积极治疗和消极治疗之间做出选择，而经济因素决定他只能选择后者，故其行为上往往表现为不愿再接受任何治疗。经济状况良好、享受公费医疗的中年知识分子患了绝症，他可能更希望在有限的时间里最大限度地体现自己的人生价值，实现自己宏伟的人生计划，因而其在行为上表现为积极配合治疗，同时也对工作表现出极大的欲望。

疾病对患者的影响是多方面的，包括造成经济拮据、限制正常活动、搅乱生活规律、威胁机体完整性、威胁个人生命；导致关系破裂，如婚姻关系、工作关系等；导致生活意义丢失等。

4. 疾病行为的阶段　疾病的行为阶段显示出社会、文化、心理等因素都会影响到患者对自身的诊断。疾病行为和其他人类行为一样，都存在一定的行为规律，在每次疾病开始到康复的过程中都会经历不同的阶段，每个阶段都有一定的特点。患者的疾病行为过程大致经历如下几个阶段：某部分机体或情感状态不适——认识到疾病的某个症状——认识到这个症状不能自我缓解——收集有关疾病问题的建议——对症状的家庭自我治疗——认识到自我治疗不足以抵御疾病——考虑医疗照顾过程中的障碍——当治疗需要超过障碍时，就会进入求医阶段。

医学社会学家萨奇曼在1965年比较完整地研究了患者与医生接触后发生的一系列行为，把患者从体验到疾病症状、痊愈康复的求医过程分为五个阶段。①症状体验阶段：在这一阶段，患者需要判断身体是不是存在某些异常。②患者角色认同阶段：在患者接受了症状体验，并认识到这种体验是患病的表现，这时需要做出的决策是"是否承认自己是个患者"。③获取医疗服务阶段：能否尽快地获取医疗服务，与患者对非专业治疗组织系统或自我治疗的依赖程度有很大关系。④患者角色依赖阶段：在此阶段之前，患者仅有求医的动机，而未成为真正的"患者"。而到了这个阶段，患者才会按照医生的安排进行治疗，有些患者也会开始享受患者才具有的权利，如休工休学。⑤痊愈或康复阶段：患者通过积极的医学治疗得以改善或痊愈，从而脱离患者角色，恢复正常的社会角色。但对于一些慢性病患者或晚期不治之症患者而言，这些患者可能不会出现第五阶段。

这只是一种理想模式，并非每一位患者都必须经历这五个阶段，有的只包含整个过程的某一部分，也可能中止于任何一个阶段，也可能发生阶段顺序的变化。

（二）求医行为

求医行为是一系列主观和客观因素交叉影响的结果，包括两个相互独立而又相互联系的过程：一是患者决定是否去寻求医生帮助，当一个人身体感到不适的时候，首先要判断所患疾病的严重程度，然后根据自己对医疗服务效果、价格、方便程度的认识以及经济承受能力；二是患者一旦进入了医疗保健系统，就由医生决定诊断治疗的种类以及进一步服务的内容。因而，求医行为研究应该对上述过程的影响因素进行全面的认识。

1. 求医行为的概念　求医行为（medical seeking behavior）是指当一个人察觉到自己身体不适时，为了达到确认疾病存在和寻求减轻疾病痛苦而采取的寻求医疗机构或医生帮助的行为。是医疗消费行为中最常见的一种。

求医行为通常始于感到患有某种疾病或感到出现了某种症状。但有病或有某种症状的感受，并不一定导致求医行为，而是既可能什么行动也不采取，也可能去求神拜佛，也就是寻求非医疗的帮助。另一方面，人们又认为，求医的人身体上总是存在某些疾病，但实际上也不一定如此。有些人求医是因为他们有某些心理障碍，身体上并无器官损害或病变；有些人则是为了取得患者角色而从中取得某些利益。

以下四个方面影响着人们对症状的感受及是否采取求医行为：①该症状在人群中出现的频度，即常见性和罕见性；②该症状对一般人来说是否熟悉，是否重视；③该症状或该疾病的预后如何，是否易于判断；④该症状或该疾病给人的威胁有多大，或由此带来的损失有多大。求医行为与病种、患病者的社会经济情况、患病者的心理体验和生活经历等因素有关。

2. 求医行为的分类　患者的求医行为，大体上可分为主动求医和被动求医两种类型。主动求医大都是出于个人的自觉要求和主动行为，被动求医则是出于强制性的非个人意愿的行为。

（1）主动求医行为类型的患者角色：按正常情况来说，求医就诊者都是以治疗疾病、维护健康为出发点而来求医的。但是在求医者人群中，也还有其他复杂的因素的动因。有些人求医是为了取得工休证明、工伤待遇，或者变换劳动工种，免除自己不愿意承担的某种社会职责，或者躲避某种社会政治冲击，因而伪造症状、夸大病情、无病说成有病、轻病说成重病，以取得患者的身份，达到个人某种愿望和目的。也有些人利用享受公费医疗待遇，企图以求医获得补药或贵重药品。临床经验丰富的医师，只要认真负责和细心诊断就会察觉出这些行为动机，这是一种医学行为和非医学行为在临床工作中的矛盾表现。

（2）被动求医行为类型的患者角色：被动求医的患者一般有以下几种类型：①对自身疾病认识不足，被强制送进精神病院的精神病患者；②需要隔离治疗的传染性疾病患者；③婴儿、儿童等无法独立就医的患者以及处于昏迷状态的垂危重症患者。准确诊断该类患者的疾病状况，可以更好地对症治疗，除了详细诊察患者躯体体征、症状等各方面情况之外，还应求助于第三者即患者亲属或其护理人，并对其所提供的情况加以综合分析，从而作出确切诊断。

3. 求医行为的影响因素　对待疾病，患者为什么会采取不同的求医行为，如有些患者会延迟就医或者有病不求医，而有些患者却会反复求医，许多学者开展过并仍在继续开展广泛的研究。虽然目前我们仍然不能准确地掌握人们决定获得医疗服务的全部原因，但总的来说主要有以下方面。

（1）健康的需要：经济学家迈克尔·格罗斯曼（Michael Grossman）用人力资本理论解释了对卫生保健和健康的需求，依据人力资本理论，个人必须在教育、培训和健康方面对自己投资以提高他们的收入。在健康需求方面，他指出健康可以被看作是一种消费品，它可以使人们的身体感觉舒适；健康还可以被看作是一种投资品，它增加了人们可以工作的天数，从而获得收入。因此，健康状况不佳者往往需要利用医疗服务来增进健康，以减少损失。所以，健康状况是求医行为发生的决定因素。自觉健康与疾病状况如身体功能障碍天数、自述病症与自评健康状况等，以及对疾病的临床评估（如医护人员在临床对个人生理、心理及社会健康状况的评估）等就成了影响求医行为的决定因素。

（2）倾向因素

1）人口学特征：如年龄、性别、婚姻状况、家庭人口数等。年龄与健康的关系是不言而喻的，通常老年人求医行为发生的可能性是年轻人的3～4倍，随着年龄的增大，人们的健康状况逐步下降，为了维护健康状况，需要更多的医疗服务需求。人们对自己健康状况的期望可能随着变老而降低。民族和性别对健康需求也有一定的影响，黑人虽然健康状况较差，但却倾向于利用较少的医疗保健。在性别方面，妇女对疾病的敏感性较强，女性的寿命一般比男性长，潜在的医疗服务需求也更多。独身、离婚、丧偶者比在婚者对卫生保健的需求要多，包括一些对躯体健康和心理健康的需求。

2）社会结构：如受教育程度、职业类别、社会经济地位等。教育通常与更好的健康状况是联系在一起的，教育程度较高的人更注重预防保健和早期诊疗，这种相关关系随着生命的延续不断加强，受教育程度较低的人出现疾病和伤残的可能性随年龄的增加越来越大，期望寿命越来越低。职业类别对健康也有很大的影响，那些暴露在物理、化学、生物等危险因素的人更容易患职业病。许多研究者得出一致的结论：社会经济地位是影响一个人健康状况和期望寿命的最具有决定性的因素，通常包括了受教育程度、收入水平、职业声望等，是区分不同社会阶层的一个主要指标，是衡量健康水平和卫生服务利用水平的最重要的综合因素。

3）健康信念和情感信念：健康信念是指个人对健康及健康服务的态度、价值观和理念。具有良好健康信念的人对自己的健康看得比较重要，会以实际行动追求和保持自己的健康状况，利用更多的卫生服务。此外，疾病的一个重要特点就是外部性，一个人患了疾病后，若为传染病，就会对周围人的健康产生威胁，因此，人们在求医行为上很容易受到情感的支配，由行动者的感情或情绪状态决定行动。

（3）能力因素

1）居民个人与家庭资源：如家庭收入、医疗保健制度、是否有固定的就医资源等。收入是影响求医行为的直接因素，患者收入越高，可支付能力就越强，需求也就越多；反之，低收入者对医疗服务的需求就会减少。医疗保健制度是影响求医行为的重要因素，享受医疗保险的患者比自费者更倾向于利用医疗服务。

2）社会资源：如医疗保健服务资源的可及性、医疗保健服务的价格、就医时间与候诊时间等。医疗服务的可及性和获得的难易程度，交通是否便利，等候时间和就诊时间等产生时间的机会成本，也是影响求医行为的重要因素。

3）医疗服务：供给的类型、数量、规模、环境、质量、价格、地理位置等都会直接影响患者的求医行为。由于诱导需求的存在，医生的动机和行为在相当大的程度上会影响到患者的求医行为。

（三）遵医行为

人们的遵医行为是由其健康观念及所处的主客观条件决定的，良好的遵医行为是保证治疗措施得以实施、治疗效果得以保障的前提。

1. 遵医行为的概念 遵医行为（compliance behavior）是指人们为了健康的目的，患者对医生治疗方案的配合性和依从性，即患者执行医嘱的程度。患者的遵医行为是患者行为的重要方面之一，常常决定着疾病的疗效和转归。

在生物医学模式指导下，遵医行为主要是患者按医嘱进行检查和治疗。评价遵医行为的标准也是看患者是否按医嘱进行了各项检查，用药、药量及疗程是否遵医等。在生物-心理-社会医学模式指导下，医嘱内容相应增加，遵医行为随之扩展到自然环境、社会环境、心理平衡等方面，除了疾病治疗的医嘱外，还应包括遵从医生对行为生活方式、心理调适、控制饮食、疾病预防和疾病康复等方面的建议和要求。

2. 不遵医嘱的原因 临床中不遵医嘱的现象和原因是复杂多样的，个人因素、疾病因素、治疗因素以及医患关系都会影响到患者的遵医行为。有如下几个方面。

（1）患者对医生的满意程度：主要包括两个方面。一是对医生技术水平的信任度，二是对医生服务态度的满意度。一旦患者对医生的技术水平不太信任，从而怀疑其诊断和治疗的正确性，就容易出现不遵医嘱的行为，尤其是一些久病的"老病号"。另外，如果患者觉得某医生的服务态度不良，产生讨厌该医生的情绪，也会影响到遵医率。

（2）患者对于医嘱内容的理解和记忆程度：医嘱复杂、医生专用术语多，对患者的解释过于简单，患者难以理解，对某项治疗和检查的重要性强调不够，这些都会使患者对医生的建议不予重视和执行。或者存在给药种类太多，服药方法复杂，但药物作用解释不到位等。

（3）患者对医嘱有恐惧感：患者对未知检查的恐惧感，误认为某些检查痛苦难忍，因惧怕疼痛而不接受检查，如胃镜、肠镜等；患者对隐私泄露的回避，一些治疗可能需要暴露身体或讲述某些敏感问题，因恐惧隐私泄露而不愿服从治疗；患者对诊疗的不良反应的抗拒，如化学治疗引起的严重胃肠道反应，患者感到无法承受而不能坚持完整的疗程。

（4）患者的期望：患者的主观愿望与医生的治疗措施存在较大的差异，若患者主观认为该医生的治疗方法不可靠，也会影响到患者的遵医行为。

（5）患者经济能力：患者经济拮据、无能力支付诊疗费用而放弃治疗这是被动的不遵医行为，如肝坏死、肾衰竭等。患者无力承担巨额医疗费用而不能遵照医嘱。

（6）无法改变原来生活习惯：生活习惯往往难以在短时间内改变和自我控制，如果要求患者在服药期间改变某些生活习惯，如忌辛辣、酒精等，要求患者改变的项目越多，遵医率就会越低。

（7）患者难以坚持长期的药物治疗：对于糖尿病、高血压之类的慢性病患者，可能需要终身服药。因此，有些患者可能一时难以形成良好的习惯，或者出差在外时怕麻烦而间断性服药甚至放弃服药。

3. 做积极配合的好伙伴　在医患关系中，医者和患者理应是亲密伙伴关系，双方面对共同的问题——疾病，追求同样的目标——健康。做到理智求医、提高遵医行为，可以从以下几个方面入手。

（1）了解到医学的不确定性和医学技术的有限性。要形成正确的观念：医生是人不是神。每个人都应该责无旁贷地为自己的健康负责，要改变不健康的生活行为方式和习惯，当患病时积极寻求专业的帮助并和医生合作。

（2）医患间医学信息的不对称性是客观存在的。医学的学科是复杂和专业的，服务对象又是特殊性的，因此医学教育时间长、任务重，成为一个合格的医生需要长时间的学习、通过专业技能培训和职业考试。做一个聪明的患者，可根据自身情况，通过健康教育、互联网查询、电话咨询、病友论坛、社区医生请教、专业书籍阅读等方法，了解医学常识、收集医院信息，找到最适合自己的医生。学习和自己疾病相关的知识，获得关于疾病的信息，在自身疾病上的认知尽量做到和医生一致。医患间认知上统一后，情感上也容易融合，医患间信任度提高，患者明白行为上该如何配合医生，能提高治疗效果。

（3）聪明的患者要学会和医生主动沟通。看病前做好准备，想好要咨询的问题，带齐病史资料；看病时告知医生全部信息，积极主动提问题以获得更多的信息，及时向医生提出自己的愿望和想法，同时在沟通中表现出对医生足够的尊敬和坦诚，争取从医生那里得到最好的服务。

（肖　巍）

复习思考题

1. 请简要阐述医生角色的概念和特点。

2. 患者角色失调的情况有哪些？应该如何调适？

3. 请论述如何做一个善于合作的患者。

4. 案例分析题

一位患者住进妇科肿瘤病房，她拿在手上经常阅读的书是英国人写的《别让医生杀了你》，她按照自己的愿望行事。在她看来，她的最终目标是争取自己的健康。为什么看这么刺激的书？她的解释是："这是我第一次住院，总得了解一下医疗这一行的真实情况。"

面对医生，她的问题也有一箩筐。几乎每天查房时，医生走到她的床前，她都带着笑容，准备了两三个问题等着询问。不仅如此，她还找来了医学院的妇产科学课本，读了好几遍。详细了解了她所患疾病的演变及目前国际最新进展。

这样的一个"刺头"患者，在治病的过程中，一直在强势但友好地争取最好的医疗，力图把自己放在能和医生对话的位置。最后，她赢得了医生的注意力，恢复健康并满意地回家。不仅如此，她还和其中的两个医生交上了朋友。当然，她也给予了医生足够的尊重。

医生和患者永远是势不两立的敌对方吗？现实并没有那么糟！两个人之间的沟通，最柔软之处在于——坦率和真诚。

（1）这位患者手捧《别让医生杀了你》住进医院病房，目的何在？

（2）请分析这位患者的行为。

第五章 医患的权利和义务

医患关系是在人们为了维护身体健康、提高生命质量而进入医学行为实施过程后产生的与实施医学行为的医护人员之间的关系。它本着以疾病和医学技术为基础，以医学道德为核心，以恢复健康或预防疾病为根本的共同目的，是以双方道德权利与义务对立统一为特征的一种特殊的双向人际关系。就其实质而言，医患关系是一种道德关系，双方各自有不同的权利和义务。本章从医生、护士及患者三方角度，对实践过程中其权利义务的具体内容进行解读与分析。

第一节 医生的权利与义务

医疗活动是人类社会实践的重要内容之一，医务工作者承担着维护和提高大众健康水平和生命质量的任务，因为社会角色的"特殊性"而拥有着相对特殊的职业权利，同时他们也必须承担社会和大众赋予的义务。

一、医生权利

医生因其所承担的社会角色而获得相应的权利。医生权利的行使是法律法规所赋予的但又必须是在医疗法律法规允许的范围内，必须与履行"防病治病，救死扶伤，实行社会主义、人道主义，全心全意为人民的身心健康服务"的医德基本原则紧密相联。作为普通社会公民的医生担负着拥有相对特殊的职业内涵的社会角色，所以，医生的权利范畴既包括与职业本身必然联系的权利，也包括与诊疗工作密切相关的其他权利；既有法定的权利内涵，也蕴含着道德层面的权利内涵。

（一）权利概述

权利是一个法律范畴。一般意义上，权利是指国家对人们依照法律规定可以自主决定作出的某种行为的许可和保障，人们通过实施这样的行为直接或间接地获取一定的利益。它是国家法律所赋予并予以保护的、主体借以追求和维护利益的、正当的行为选择自由，它意味着人的积极性、创造性的发挥和对物质的、精神的、利益的享有。

（二）医生权利行使的特点

医生因其职业的特殊性，行使的权利具有职业的特点，具体表现为：

1. 权利行使的自主性 医生的诊治权如果是出于维护患者生命和健康的目的，追求并实践的是整个社会所赋予的医学责任，可以不受他人的指使和控制，是完全自主的。医生的诊治权完全是出于其自身所拥有的专业知识、经验和技能而获得的权利，自主地行使权利是以专业知识、经验和技能为基础和前提的。

2. 权利行使的权威性 权威性是由医生职业的严肃性和医术的知识性、技术性和科学性决定的。在不具备医学知识的患者和公众面前，医生的职业知识和技能使他们获得了相对"神圣的地位"和"不可侵犯性"，这就是其权威性的表现。

3. 权利行使的特殊性 为了诊治的需要，医生有权得到关于患者的现病史、既往史、遗传史、生活方式以及与疾病的诊断有关的个人隐私等信息，这在其他的职业领域（司法领域除外）是几乎不可能存在的。在诊疗过程中，随着医生权利的行使，患者也就放弃了对自我隐私保护的权利，并且患者这一权利的放弃几乎是必需的，其有利于自身健康和生命的维护。

4. 行使权利的法律性 医生基于诊治疾病中正当权利的行使是法律所赋予的，是受法律保护的，如医生有宣告患者死亡的权利；并且医生权利的行使必须是在相关法律法规允许的范围之内的，是以维护患者的权益为前提的，否则就是对患者权益的侵害。

（三）医生的法定权利

医生的法定权利是指相对于为患者尽义务的同时所具有的权利，是指因其职业而获得的、由相关法律法规赋予的权利。具体包括以下方面：

1. 诊治患者疾病的权利 诊治患者疾病是医生的基本权利之一。当然，要获得此权利，医生必须具备一些基本的素质和条件：必须是经过正规的学习和训练；必须通过国家相关机构的考核，合格之后才能获得从医资格，才拥有诊治疾病的权利。诊治疾病的权利包括对疾病的检查权、独立处置权（处方权）、紧急处置权等方面。在诊疗的过程中，对疾病的诊断、采用的诊疗措施、选择治疗方法等都属于医生的权利范围，由医生自主决定。医生可以参考其他人员的意见和建议，但是其他人的意见和建议不能代替医生作出的决定。医生的诊治权利是不受外界任何因素干扰的，即使是来自社会或者是政治等方面因素的干预，医生也有权根据患者疾病的情况自主地进行判断和处理，排除一切非医学因素的影响。

2. 拒绝治疗患者的权利 诊治患者，恢复患者的健康，维护患者的生命是医生的职责所在，是医生应尽的义务。但是如果出现以下情形，医生可以拒绝对患者进行治疗：

（1）患者不配合治疗时。患者可能出于一些因素的影响，会出现拒绝治疗的情况，经过医生的努力，如果也无法改变状况，那么医生可以放弃以至拒绝对患者的治疗。

（2）医生人身权利遭受威胁或不法侵害时。在医疗过程中，一些情况的出现会使医生的人身权利遭受威胁或不法侵害。例如，面对不可抗拒的自然灾害发生之时；当出现医患矛盾激化，患者及其家属的不理智行为危及医生的人身安全时。在此种情况下，医生合法正当的人身权利得不到有效的保护，可以拒绝对患者的治疗。

（3）医生的人格尊严遭受侮辱时。当面临一些特殊情况（如战争），医生如果丧失了最基本的人格尊严甚至是自由之时；或是面对素质低下的患者及其家属侮辱人格的语言以及行为之时，医生是完全可以拒绝对此患者的治疗。

（4）患者及其家属违反院纪院规，不听劝阻时。在诊疗过程中，如果患者及其家属的行为违反了医院的管理制度和管理规范且无法短时间改变，严重影响和干扰医院正常工作的展开、医生正当诊疗权利的行使和其他患者的权益，医生有权拒绝对当下患者的诊治，直到其改正违规行为并消除不良影响为止。

（5）患者恶意拖欠费用或拒绝支付费用时。随着医院进入市场，为了医院和医务人员的生存和发展，经济效益必然成为医院关注的焦点。虽然医疗卫生事业在本质上具有公益性质，但是如果患者恶意拖欠或者是拒绝交纳合理的医疗费用，就造成了对医院和医务人员财产权的侵害，严重时会影响到医务人员自身的物质利益，进而影响到医院的生存和发展。

（6）发生医疗纠纷时。疾病发生发展的不确定性使得医生的诊疗行为存在着巨大的风险。在医疗法律纠纷中，作为医疗事件当事人的医患双方，一方面是该名患者不再信任医生的治疗，另一方面是医生无暇顾及工作或是被迫暂时终止了医生权利的行使，这实际上是在被动状态下"拒绝"对患者的治疗。

3. 宣告患者死亡的权利 在一定的时间和范围之内，医学发展水平以及医生本身的能力都是有限的，所以患者因疾病而走向死亡是一个趋向于自然的过程。医生有权利认定并宣布患者的死亡，但是必须依据医疗卫生行业通行的判定死亡的标准。因为目前对人死亡的判定有不同的标准，在理论层面上虽然有更为科学和理性的标准，但是在其没有被法律确定为医学实践标准之前，医生不能因自身的价值判断而贸然行事。

4. 对患者进行隔离的权利 若患者（如传染病、精神病患者）的疾病以及行为能够危及社会人群的财产、健康和生命权，危害到社会的正常秩序和社会的稳定，针对此类患者，只要是出于维护社会人群生命财产健康的权益以及社会稳定的目的，医生有权依据相关法规条例对患者实施带有强制性的隔离措施。

（四）医生的道德权利

一般来说，法律权利本身也可以理解为道德权利。在医疗行为中，渗透着更多的道德因素。对患者利益的维护，良好医患关系的建立，都需要医生这一道德行为的主体履行更高的道德义务。因此医生也获得了与医疗行为本身密切相关的、正当的道德权利，它更多地体现在医生对自身权益的建设和维护，医生行使道德权利的目的是更好地服务于患者。

医生在医疗活动中享有下列道德范畴的权利：

1. 按照国务院卫生行政部门规定的标准，获得与本人执业活动相当的医疗设备的权利。在注册的执业范围内，进行医学检查、疾病调查、医学处置、出具相应的医学证明文件，选择合理的医疗、预防、保健方案。

2. 从事医学科学试验研究、学术交流，参加专业学术团体活动的权利。

3. 参加专业培训，接受继续医学教育；继续学习深造与接受培训的权利。

4. 在执业活动中，人格尊严、人身安全不受侵犯；获取工资报酬和津贴，享受国家规定的福利待遇。

5. 对所在机构的医疗、预防、保健工作和卫生行政部门的工作提出建议，依法参与所在机构的民主管理。

（五）医生的特殊干涉权

医生的权利不但包括法定权利、道德权利，还包括因其职业的特殊性而产生的其他权利，最主要的是特殊干涉权。

1. 医生特殊干涉权

（1）医生特殊干涉权是医疗活动中相对于医生一般权利而言的一种特殊的权利，即医生在特殊情况下，限制患者的自主权利，以确保患者自身、他人和社会的权益，医生的这个权利称为"医生特殊干涉权"。特殊干涉权不是任意行使的，只有当患者的自主性与生命价值原则、有利原则、公正原则以及社会公益发生矛盾时，医生才能使用这种权利。

医生一般的诊断治疗的权利服从于患者权利的基本要求，而医生的特殊干涉权正好相反，它是在一些特定情况下，用来限制患者自主权利以达到完成医生应对患者尽义务的目的。医生的特殊干涉权具有两个特点：第一，医生的行为是为了维护患者利益；第二，有关决定由医生代替患者作出，而不是由患者自己作出。

（2）适用范围：因为是特殊的干涉权，所以它的适用是有限制的，根据具体情况而操作的，以"维护患者利益"为原则行使的。在诊疗活动中，医生面临下列情况，就可以考虑行使特殊干涉权：

1）患者拒绝治疗：有些情况下患者可以拒绝治疗，但是这种拒绝应该是理智思考与选择而作出的决定，应该得到有经验的医生认可的决定和行为。倘若拒绝治疗会给患者带来严重后果或不可挽回的损失，医生可以否认患者的决定，有权进行干涉。

2）人体实验性治疗：患者出于某些目的，接受人体实验性治疗，虽然已经做到知情同意，但面对一些高度危险，有可能导致患者死亡或给其带来伤害的情况，医生应该适时干预，必要时停止或中断实验，以保护患者利益。

3）患者不宜了解实情：患者有权利及时了解自己疾病的性质、程度、治疗情况及其预后，医务人员应该如实提供情况并负责解释和说明。但是，有些危重患者若了解诊治情况及预后，有可能影响到治疗过程或效果时，为了避免造成不良影响，医生可以在一段时间内对患者本人隐瞒真相，这种特殊干涉权的行使是正当的、道德的行为。

4）必要的行为控制：对一些传染病患者、发作期的精神病患者或是自杀未遂仍有自杀意念的患者，由于他们对社会和公众可能造成严重威胁，或者因这些患者缺乏自知力和自制力会带来自伤和伤人事故，为了保护社会利益和患者自身生命安全，防止发生意外，医务人员有权采取合理的、有效的、暂时的和适度的强制措施来控制患者的行为。

5）患者的非正当要求：如果患者是出于某种非正当的目的需要医生的帮助，如要求提供不符合事实的病情介绍或是证明、提出一些与真实病情诊治不符合的要求，医生有权拒绝患者的非正当要求。

2. 医生行使特殊干涉权的伦理原则　医生行使特殊干涉权是否正当、合理，是否是真正出于维护患者利益考虑，必须是以一定的伦理原则为理论和实践依据。医生使用特殊干涉权是否合乎道德，关键在于使用特殊干涉权来否定患者自主权利是否是必要的和正确的。只有当患者行为与自身健康和生命的权益，以及与社会人群权益发生根本性的冲突时，医生使用特殊权利对患者进行干预才是正当的、符合道德的。

在一般情况下，某些医疗行为应该考虑符合多种原则的要求，而当几个道德原则之间发生根本冲突时，应首先考虑主要原则。在生命价值原则、有利与不伤害原则、知情同意原则和社会公益原则这些涉及患者个人健康利益的原则中，生命价值原则是第一位的，有利与不伤害原则次之；而在知情同意原则和社会公益原则之间，社会公益原则是首先要确保的，因为它代表了更广大社会人群的健康利益，这是相对主要的原则。

（1）生命价值原则：医生的基本和最高职责就是维护和提升患者的生命及其价值。无论在任何情况下，患者的生命（具有一定质量的生命）都是最高的价值，医生都必须尽全力去维护。如果是患者自身的行为或是其他因素会侵害患者的生命，医生就应该采取措施，消除或是阻止其对患者生命的侵害，以生命价值为基本原则去实践自己作为医生的权利和义务。

在特定情况下，医生需要限制患者的自主权利，实现自己的意志，以达到完成医生应对患者尽义务和对患者根本利益负责的目的。

（2）有利与不伤害原则：在诊疗过程中不使患者的身心受到伤害的有利与不伤害原则不是绝对的。一般来说，凡是医疗上是必需的，或是属于医疗适应证范围，所实施的诊疗手段是符合有利与不伤害原则的；相反，如果诊疗手段对患者是无益的、不必要的或者禁忌的，那么有意或无意的实施，一定会使患者受到伤害，也就违背了有利与不伤害原则。

患者伤害行为的指向存在两种情况：一是对自我的伤害，如不配合治疗、拒绝治疗等；二是特殊患者对社会人群的伤害，如传染病患者、发作期的精神病患者等。针对这样的状况，医生行使特殊干涉权，是出于对患者以及社会人群生命健康权益的维护，是符合有利与不伤害原则的。

（3）知情同意原则：知情同意是维护患者利益的自主原则的体现，当患者出现怀疑诊疗方案和措施、不信任医生本人、不配合治疗或是拒绝治疗等情况时，医生可以加强与患者及其家属的交流和沟通，增强患者的信心，尽可能取得患者的信任，必要时就需要医生行使特殊干涉权来维护患者的生命健康权和根本利益。从某种意义上说，医生的特殊干涉是知情同意的有益补充。

（4）社会公益原则：是一种强调以社会公众的健康利益为基本标准，使社会公益与个人利益有机统一的道德原则。它要求无论在任何情况下，当个人利益与群体或社会公众利益相矛盾，个人利益必须让位于社会公众利益。在医疗活动中，如果出现患者的行为（如传染病患者）危害到社会公众利益的状况，医生必须行使特殊干涉权，以维护社会公众的健康利益。

二、医生义务

义务作为一种道德关系和道德要求，是指普遍存在于行为主体活动中的职责，它是行为主体内心的自我规范和约束，是出自灵魂深处的"应当"。

医生的义务一直是医学伦理学研究的中心范畴。医生因职业角色拥有权利的同时，也就必然要承担社会及人群赋予的义务。医生的义务指的是医生对患者、社会所负有的道德职责。这种义务是应该做的也是必须做的，是不以有无报偿为条件的。

医生的义务分为两个层次：一方面医生的义务来源于社会对医学的需要，决定于人类的健康需要。医生的义务是社会分工的结果，是社会角色所致，也是医疗卫生的法规制度对医生的要求。它要求医生无论何时何地，都应当把患者的健康需要摆在自己一切工作的首位；抢救患者对每个医生来说都是至高无上的命令；无条件地忠实于患者的利益，对患者健康负责，不能伤害患者，不是医生对患者发的慈悲之心，也不是医生对患者的恩赐，而是医生不可推卸的义务。在这一层面上，医生的义务是社会职责所赋，是"法定"意义上的义务，我们可以称之为医生的"法定义务"。另一方面，医生的义务又是一种自觉履行的义务，是医生行为自由的表现；它不是为了获得某种个人的私利或报偿，而且总是以牺牲医生的个人利益去换取患者和社会的利益为目的的；它是医生把自己的职责内化为义不容辞的行为动力或心理要求时，外化出自觉履行道德义务的行为过程，是出于医生的责任感和使命感的自愿履行义务，可称之为医生的"道德义务"。

医生在对患者尽义务的同时，还必须对社会尽义务，如普及医学科学知识、发展医学科学等。一般来说，医生对患者和对社会履行义务是统一的，但是，由于利益的基点和指向不同，患者利益和社会利益也会发生矛盾和冲突。当产生矛盾时，医生必须以社会利益为重，尽可能使患者个人的利益服从于社会利益，努力使两者统一起来。

（一）医生的法定义务

医生的法定义务是指医生角色必须承担的职责，是对医生义务的最低要求。医生在履行义务的过程中，既要按照国家的法律法规维护患者的权益，又要依据医疗机构的规章制度认真履行医学活动本身所赋予的职责义务。因此，医生的法定义务包括两个方面：

1. 尊重与维护患者人身权和财产权的义务　对患者人身权和财产权的尊重与维护贯穿于整个医疗过程中，主要包括：

（1）尊重患者的人格，是对患者作为生命价值和尊严的尊重。当需要对患者进行检查时，应征得患者或其亲友的同意，这是对患者身体权的尊重，但患者神志不清又无亲友守候时例外。患者的身体状况属个人的隐私权，无端泄露患者的病情是对患者隐私权的侵犯。

（2）在制订治疗措施时应当考虑经济因素，以更好地维护患者的经济利益。在达到同样疗效的情况下，应尽量采用费用较少的措施，当需要使用较昂贵的手段时，应向患者说明与之相比较廉价的治疗措施对患者的不利影响，或者采取此手段的必要性。如有可能，提供数种治疗方案供患者选择。应主动提供准确的治疗费用清单，使患者心中有数，避免发生费用差错，应当列出费用明细项目以供患者与其所得服务对照。

（3）保护与保管义务，患者在医院接受治疗的过程中，医生代表的医方应对患者及其家属的人身、财产安全提供保护；不管是对于医疗纠纷的解决还是患者的继续治疗，病历的重要性都毋庸置疑，医生应如实记录患者病情并填写病历。出于法律规定或职业道德约束，医生还必须履行不收红包、不夸大病情等义务。

2. 遵守法律法规和医院规章制度的义务

（1）问诊、作出初步诊断的义务：为达到治疗的目的，获得患者的病因以及所患疾病，询问患者的病史、症状及与此病相关的情况。在问诊之后，医生应作出初步的诊断结论。此项义务主要包括：根据患者的症状，作出初步诊断结论，如果症状复杂，还需要经过医疗仪器的检测方可作出诊断；如果个人能力不够，应会诊后作出诊断；如果本院力量不够，应尽本院所能，做防止病情恶化的处理，同时如实告知患者情况，及时转诊；作出诊断结论后，医生应将患者的症状与诊断结论如实记载于病历中，待将来需要时查询。

（2）解释、说明的义务：一般情况下，医生在问诊和诊断之后，就应制订治疗方案，在实施治疗方案之前，医方应履行解释说明义务，即：医生对患者就疾病状况、治疗方法及治疗所伴随的危险等事项加以解释说明。主要内容：对患者疾病所作的诊断；预定实施手术的内容和手术所伴随的危险；患者现有的症状及原因；实施预定手术的效果和不实施手术将发生何种后果等。只有在医方履行说明义务，患者同意后，医方才可采取治疗措施。说明义务的几种例外情形：当作出说明义务将对患者产生不良影响时；紧急状态下如患者需要及时抢救，没有充裕时间进行充分说明时；法律加以特别规定时。

（3）解除痛苦的义务：由于疾病的影响，患者不但遭受躯体的痛苦还要承受心理的痛苦。医生在控制、减轻或是解除患者躯体痛苦的同时，还应该从心理方面去体贴、抚慰患者的痛苦，同情、理解、关心患者，做好患者的心理疏导工作。对患者的痛苦进行全面了解以及尽可能解除患者的痛苦应该是医生的基本职责。

（4）保密的义务：医生不仅有为患者保守秘密的义务，对患者的隐私守口如瓶，而且还有对患者保密的义务，如有些病情让患者本人知道会造成恶性刺激，加重病情，则应该予以保密。

（5）有遵守医疗卫生管理法律法规的义务：对患者诊断、治疗都应遵循有关的技术操作规范；对急危重患者不得拒绝治疗抢救的义务，急危重患者可能会出现因为时间紧迫没有带足费用的情况，医生应根据相关的法规对患者进行积极的救治；不用虚假宣传或广告招揽欺骗患者；发现涉嫌刑事伤害或非正常死亡，向有关部门及时报告，维护社会治安、维护公众利益既是作为公民的义务也是医生的职责。

（6）不得违规使用麻醉药品、剧毒药品、精神药品及放射性药品的义务：麻醉药品、剧毒药品、精神药品及放射性药品属于国家卫生机构特殊管制的药品，对它们的使用情况都有着严格的规定。

（7）发现传染病疫情时，依法向有关部门及时报告的义务：传染病疫情一旦发生，如不能得到有效控制，后果往往是非常严重的。医生的职业敏感程度、认知水平和判断能力都高于普通人，如果能够及时准确地报告疫情，对公众和社会都是极具价值的。

遇有自然灾害、疫情流行等重大突发性事件时，服从政府的统一调遣，充分发挥医务人员的作用，认真履行医生的职责，是社会和公众对医生等医疗卫生工作者的期望和要求。

（8）不得出具虚假医疗证明的义务：有些患者出于非正当的目的，请求或是以欺骗的方式或是利益诱惑的方式要求医生出具虚假的医疗证明。

（9）因病情需要必须对患者进行试验性医疗时，有征得患者本人或是其家属同意的义务：无论何种治疗方案和措施，都有可能对患者造成伤害。客观说明情况，征得患者或其家属的同意，是知情同意原则的具体体现。

（二）医生的道德义务

1. 医生道德义务的含义　医生的道德义务是指医生依靠其崇高的内心信念，是基于爱心、耐心、细心和责任心而产生的，是无条件地忠实于患者的健康利益、对患者的生命负责而产生的良好行为，它是对医生的最高要求，是医学崇高精神的体现。

2. 医生道德义务的具体内容

（1）以救死扶伤为天职，只要遇上有需要用医学知识为其提供救助的患者时，医务人员应向其伸出援助之手；在履行医师职责时，对患者可能产生的一切不良后果有充分注意的义务。

（2）对患者应不分种族、肤色、性别、老幼、是否有生理缺陷、阶级出身、政治地位与经济情况，有平等地为其提供医疗服务的义务。

（3）在告知患者的病情及风险时，有应该注意避免对其产生不良后果的义务。

（4）有精益求精，不断更新知识，提高专业技术水平的义务。

（5）有宣传卫生保健知识，对患者进行健康教育的义务。

三、医生权利与义务的辩证关系

对医生权利和义务的研究，不能仅仅停留在对其内涵独立的理解和认识上，而更应该根据医疗卫生的实践，把医生的权利和义务相互联系，在二者关系层面上进行深入的研究。医生职业权利的行使以及职业义务的履行，实质上是社会赋予医生角色同一职责内涵的两个方面。医生职责的两个方面既相互依存又相互制约，既相互对立又相互转化，既相互统一又相互对立。

（一）医生权利与义务的对立

1. 医生权利与义务的对立表现为权利的利己性和义务的利他性的对立，医生权利是作为权利主体的医生必须而且应该从作为相对的义务主体的患者那里得到的利益，医生得到权利就是对自身权利的确证以及对自身利益的追求和捍卫，是一种利己的行为。医生义务是作为义务主体的医生必须付给作为权利主体的患者的利益，医生履行义务就是医生对自我的克制并使自我服从于患者的利益，它是以或多或少地牺牲个人利益为前提的，是一种利他行为。总之，医生的权利与义务就是医生通过自身的行为而对利益的索取与贡献。因此，医生的权利是对自身利益的捍卫和追求，而义务又是医生为他人和社会所做的一种贡献。

2. 医生的义务是医生行使其权利的前提，即医生行使其权利是一个医务工作者对患者和社会应尽的义务。医生不主动履行义务，就不能够行使作为医生的权利；医生履行了义务，就不可能不行使医生的权利。

（二）医生权利与义务的统一

医生拥有的权利和承担的义务不仅是对立的，也是相互统一的。这种统一包含三层含义：

1. 医生权利和义务的平等性　医生所享有的权利与他所负有的义务不是自己自由选择的结果，而是社会分工的结果，是社会角色所致。一般而言，为了保证公正性，医生所享有的权利与所负的义务应是相等的。但是，在行使权利与履行义务时，个人能够自由选择，可以放弃所享有的一些权利，也可以不履行所负的一些义务。医生权利和义务的平等性要求医生实际行使的权利等于他所履行的义务，如果医生宁愿承担大于所获权利的义务，那么，其行为表现出的则是一种牺牲性的美德。医生权利与义务的统一在于医生所享有的权利应该等于他所负有的义务，而他实际行使的权利则不应该超过他所履行的义务。

在医患关系的层面上，医生与患者应享有各自的权利和各自应履行的义务。也就是说，医生并不是仅有救死扶伤的义务，而无权利可言；医生在履行义务的同时，还享有独立的、自主的权利，其权利与义务是对等的。

医生权利和义务的平等性具体表现为以下几个方面：

（1）医生享有权利和应尽义务的平等。

（2）在所有的医疗卫生法律法规面前公众和医生一律平等。

（3）一般状况下，不允许任何医生有超越医疗卫生法律法规之上的特权，医生都必须在医疗卫生法律法规的范围内活动。

（4）医生的民族平等以及男女医生平等。

2. 医生权利和义务的一致性　即医生的权利和义务是相互依存，互为前提，不可分离的辩证统一关系。医生权利应服从于对患者履行的义务。医生的权利是维护、保证患者医疗健康权利的实现。医生行使权利必须以为患者尽义务为前提，其权利实施的范围不能超出维护和保证患者权利的实现，使患者健康利益受到损害。因此，医生在行使权利的同时就是在履行义务。具体表现为：

（1）医生享有的权利和应尽的义务是一致的。任何医生享有医疗卫生法律法规规定的权利，同时必须履行医疗卫生法律法规规定的义务。

（2）权利和义务相互依存。医生既没有无义务的权利，也没有无权利的义务。

（3）医生的某些权利和义务是彼此结合的。即医生享受权利的同时也是在履行义务，履行义务的同时也即在享受权利。

（4）医生的权利和义务是相互促进，相辅相成的。医生权利的正当行使会促进其义务的顺利履行，同样医生义务的积极履行也会更好地展现其权利的存在。

3. 医生权利与义务的统一还在于医生行使权利与他人履行义务的统一性 医生以一定方式行使自己的权利，也就意味着医生以一定方式对患者履行义务，反之亦然。正如道德哲学家彼彻姆所说的那样："权利的语言可以转译成义务的语言。意即，权利与义务在逻辑上是相关的，一个人的权利迫使别人承担避免干预或提供某种利益的义务，而一切义务同样赋予了别人的权利。"在医疗活动中，医生的权利和义务是必然统一的。

医生权利与义务统一性和对立性的关系反映了医生职业内涵的实质。如果只强调医生的权利，而不讲义务，忽视患者的权利和医生的道德要求，患者的权利也难以得到保证。明确医生的义务，也是为了尊重患者的生命健康权，维护患者的利益。如果只讲医生的义务，单纯追求医德义务，而不讲权利，医生的积极性就会受到压制。尊重医生的权利，重视医生正当的物质利益，也是对医生辛勤工作的尊重与肯定。只有使医生的权利得到真正的保证，才能充分发挥医生的聪明才智，全心全意地为患者服务。

医生角色不仅仅是医生出于责任而服务于患者的一种权利，而且是医生应该承担和履行一种义务。明确医生权利与义务的辩证统一关系的内涵，有利于医生权利的正确合理行使以及医生义务的积极履行，有利于对患者及其家属利益的维护，有利于医患双方的沟通和理解，有利于和谐医患关系的建立。

（张维帅）

第二节 护士的权利与义务

我国于 2008 年 1 月 23 日由国务院常务会议通过《护士条例》，自 2008 年 5 月 12 日起施行。该条例的实施从法律上规定了护士的权利和义务，有利于维护护士的合法权益，规范护理行为，促进护理事业的发展，保障医疗安全和人体健康。

一、护士权利

护士从护理专业的学生到成为一名真正的注册后具有执业能力的护士有以下身份的转变，本节内容主要是针对经执业注册后可以完成护理工作的护士，权利和义务也是指的这部分护士的权利和义务。

（一）护士职业

护士是指经执业注册取得护士执业证书，依照《护士条例》规定从事护理活动，履行保护生命、减轻痛苦、增进健康职责的卫生技术人员。依据是否进行执业注册，可划分为助理护士及注册护士。

助理护士是指未经执业注册，经过医院相应的岗前和岗位培训考试合格，在上级护士指导下能胜任生活照顾性基础护理及非技术性护理工作的中专或大专毕业的护理人员。助理护士不得从事创伤性或侵入性及无菌护理技术操作，不得独立承担危重患者的生活护理工作。

注册护士是指学校护理专业的毕业生，在进入医院工作 9 个月后才能参加全国护士执业资格考试，考试合格后正式注册的护士。在医院进行实习未完成全国护士执业资格考试的护理学生，在临床的这个时间段内被称为实习生，不能独立参与或完成任何临床护理工作。应聘上岗参加工作的护士在医院的第一年称为见习期，西方发达国家将未取得护士注册资格的护士界定为准护士。

（二）关于护士权利的规定

1. 基本人身权利 护士人格尊严、人身安全不受侵犯，护士依法履行职责，受法律保护，全社会应当尊重护士。这就从法律上对护士的人身权利进行保护。《护士条例》第三十三条明确规定：扰乱医疗秩序，阻碍护士依法开展执业活动，侮辱、威胁、殴打护士，或有其他侵犯护士合法权益行为的，由公安机关依照治安管理处罚法的规定给予处罚；构成犯罪的，依法追究刑事责任。对于医护人员的人身权利保护方面，《医疗事故处理条例》第五十九条规定：以医疗事故为由，寻衅滋事、抢夺病历资料，扰乱医疗机构正常医疗秩序和医疗事故技术鉴定工作，依照刑法关于扰乱社会秩序罪的规定，依法追究刑事责任；尚不够刑事处罚的，依法给予治安管理处罚。当人身安全受到威胁，护士要用法律手段维护自身的权利。

2. 享有被表彰及奖励的权利 《护士条例》第六条规定，在护理工作中做出杰出贡献的护士应当授予全国卫生系统先进工作者荣誉称号或者颁发白求恩奖章；对长期从事护理工作的护士应当颁发荣誉证书。具体办法由国务院有关部门制定。县级以上地方人民政府及有关部门对本行政区域内做出突出贡献的护士，按照省、自治区、直辖市人民政府的有关规定给予表彰、奖励。

护理工作得到了全国人民的支持和认可，护理工作者也受到了国家和政府的关心，支持优秀护士在护理工作岗位上长期工作，调动护士对工作的积极性，更好地促进护理事业的发展。

3. 获取工资报酬、享受福利待遇，参加社会保险的权利 任何单位或者个人不得克扣护士的工资，降低或者取消护士福利等待遇。这是护士的基本物质保障，是给予护士的福利待遇权利的具体体现。

4. 护士享有职业安全保护的权利 护士有获得与其所从事的护理工作相适应的卫生防护、医疗保健服务的权利。从事直接接触有毒有害物质、有感染传染病危险工作的护士，有依照有关法律、行政法规的规定接受职业健康监护的权利，并在护理中采取相应的预防措施以预防或降低危害程度。

5. 护士有按照国家规定获得与本人业务能力和学术水平相应的专业技术职务、职称的权利；有参加专业培训、从事学术研究和交流、参加行业协会和专业学术团体的权利。目前护士的职称划分为 5 个职称级别，分别为：护士、护师、主管护师、副主任护师和主任护师，护士、护师及主管护师主要经过国家统一的考试结合护士在医院的工作情况进行晋升。

护士有参加各种专业培训和学术团体的权利，这也是护士的继续教育，并且在接受专业培训时可以掌握新知识、新业务、新技术，不断更新知识内容，调整知识结构，提升护士的技能水平、理论知识、业务素养以及开阔视野。不断地学习深造是医学和护理发展的需要，为了能更好地适应时代的发展，应不断地学习，更好地服务。护理的服务对象是人，人在不同时期有不同的需求，护士有不断学习提高的权利，医疗机构在护士的继续培训方面应提供相应的帮助。

护士属于专业技术人员，为了提高专业业务，应会撰写论文、做科研、开展学术交流以及著书立说、发表自己的观点、开展学术研究等。

6. 护士有获得疾病诊疗、护理相关信息的权利和其他与履行护理职责相关的权利，可以对医疗卫生机构和卫生主管部门的工作提出意见和建议。

对于患者的诊疗和康复，护士、医生及其他医务人员是一个密切合作的团队，共同以患者为中心，履行救治患者、协助患者康复的职责。护士一方面要根据医生的诊疗计划认真实施治疗措施、密切观察患者病情；另一方面要切实为患者提供周到的生活照顾，帮助患者尽快康复。治疗性工作与照顾性工作对于患者同等重要。因此，对于患者的诊断、临床检查结果、治疗方案等医疗信息，护士必须充分了解，并在此基础上制订和实施对患者的护理计划，完成好对患者的临床观察、治疗、医学照顾、健康指导、辅助康复等工作。

在临床护理工作中，随着人的社会需求不断增加，护士服务患者的同时，还要注意维护护士自身的合法权益，针对现在医疗管理中的一些不足，护士可以提出意见和建议。

二、护士义务

护士的工作具有专业性、服务性的特点，护理活动是以护士的专业化知识和技术为大众健康提供服务的医疗活动。工作范围主要包括：①照顾患者，为患者提供帮助。②协助治疗，准确及时执行医嘱，对患者的病情进行观察，发现异常情况及时报告医生。③健康指导。了解患者所需的健康知识，做好日常护理，尽早恢复正常的自主生活能力，告知患者生活注意事项，给予饮食指导及康复指导。④协调方面。护士在日常工作中要与医生、护理人员、医技人员等专业人员联络沟通，讨论有关患者的治疗和护理等问题，护理服务是 24 小时连续性服务，护士是联络患者与一切医疗活动的协调者。护士有以下主要义务：

（一）遵守法律法规和诊疗技术规范的规定

遵守法律法规和诊疗技术规范的规定是护士执业的基本准则，即合法性原则。护士执业过程中还要遵守国家的宪法和法律，遵守有关的医疗卫生管理法律法规以及有关的诊疗技术规范和常规。这一原则涵盖了护士执业的基本要求，包含了护士执业过程中应当遵守的具体规范和应履行的义务。

（二）发现患者病情危急时，采取措施的义务

护士在执业活动中，发现患者病情危重应当立即通知医生；在紧急情况下为抢救生命，应当先实施必要的紧急救护。

护士实施必要的抢救措施，必须依照诊疗技术规范进行，根据患者的实际情况以及自身的能力水平，力所能及地正确实施救护，以避免对患者造成伤害。要求护士在日常工作中加强学习，积累工作经验，熟练掌握临床抢救、复苏技术，提高对急危重患者的抢救能力。根据《医疗事故处理条例》规定：在紧急情况下为抢救垂危患者生命而采取的医疗措施造成不良后果的，不属于医疗事故。

（三）核对医嘱和准确执行医嘱的义务

护士有核对医嘱和准确执行医嘱的义务，护士发现医嘱违反法律法规、规章或者诊疗技术规范规定的，应当及时向开具医嘱的医师提出；必要时，应当向该医师所在科室负责人或医疗卫生机构负责医疗服务管理的人员报告。例如，患儿，女性，1 岁，诊断为支气管炎。11 日，门诊给予输液治疗，医嘱为生理盐水 10ml+注射用头孢唑肟钠 0.5g 肌内注射，2 次/日×3 天，责任护士小李发现医嘱错误并告知医生，医生口头更改医嘱为生理盐水 2ml+注射用头孢唑肟钠 0.5g 肌内注射，2 次/3 天，未在注射单上更改及签名。12 日，护士小李发现医嘱剂量有误，立即告知医生并要求更正，这一过程，小李有效避免了一起不良事件的发生。

此案例中护士履行好自己的义务，进一步避免医疗事故的发生。执行医嘱是护士在护理活动中应当履行的一项重要职责。医嘱是医师在医疗活动中下达的医学指令，医师对患者进行诊断和病情判断后，以医嘱的形式将患者的治疗计划付诸实施。医嘱通常是护士对患者施行诊断和治疗措施的依据。在执行医嘱的过程中，应把握好以下两个问题：

1. 正确执行医嘱 是保证患者治疗效果和医疗安全的首要工作。护士执行医嘱时，应认真核对医嘱，确认无误后，按照正确的程序和方式执行医嘱，并观察患者的临床反应，把住医嘱处理的"第一关"。

2. 拒绝执行任何有问题的医嘱 护士在执行医嘱前要做好查对工作，如有疑问或发现医嘱存在错误时，应立即停止操作，双人核对并与医生反复核对，确认无误后才可执行。

（四）爱护患者，保护患者的隐私

护士在工作中要注意保护患者的隐私，因为患者具有隐私保密的权利。《中华人民共和国民

法典》中第一千零三十二条规定自然人享有隐私权。任何组织或者个人不得以刺探、侵扰、泄露、公开等方式侵害他人的隐私权。患者是自然人，所以患者的隐私和信息同样受到保护。《中华人民共和国民法典》中第一千零三十四条对个人信息进行阐述：个人信息是以电子或者其他方式记录的能够单独或者与其他信息结合识别特定自然人的各种信息。

由于医疗护理活动的特点，护士在工作中能够获悉患者的病变、症状、体征、家族史及个人的习惯、嗜好等隐私和秘密，护士应对这些信息进行保密。同时，随着社会的发展，越来越多的人认为患者的病情、治疗方案也属于当事人的隐私，也应受到保护。

（五）参与公共卫生和疾病预防控制工作

当发生自然灾害、公共卫生事件等严重威胁公众生命健康的突发事件时，护士应当服从县级以上人民政府卫生主管部门或者所在医疗卫生机构的安排，参加医疗救护，完成救死扶伤的工作。

三、护士权利和义务的辩证关系

护士权利的保障是其履行义务的必要条件。在医疗实践中，护士往往难以享受其应有的权利。许多护士认为其人格尊严权未能得到保障，难以享受与医生同等的医护人员待遇。护士权利保障缺位现象对护患关系产生不良影响，大大降低了护士的职业满意度，成为医患纠纷的根源之一。

护士的权利与义务犹如一把双刃剑，在生命的救护过程中护士要有仁爱之心，以"患者为中心"完成救治工作，合理地维护自身权利，履行应尽义务。护士权利的维护和实现还有赖于医疗卫生机构提供保障，义务的履行需要医疗机构进行直接管理。在多方协作和政府的支持保障下，未来的护理事业定会蓬勃发展。

（王战云）

第三节　患者的权利与义务

在医患关系中患者一般处于被动和弱势地位，人们一直在思考怎么样去保障患者的权利，所以提出了"患者权利运动"。在这一运动中，患者的权利越来越受到人们的普遍关注。20世纪以来，患者权利运动方兴未艾，引起了医学、哲学、伦理学、法学学者的广泛关注。

一、患者权利

（一）患者权利的概念

权利是法学的一个基本概念，是"法律赋予法律关系主体享有某种作为或不作为的许可。法律意义上的权利实际上就构成法本身，它和相应的义务构成法的核心内容，两者相互依存，有着不可分割的联系。……权利也广泛应用于其他社会规范"。患者的权利就是指患者基于其患者角色和独立人格所享有的某种作为或不作为的许可。所以患者的权利一般被界定为：患者在医疗过程中应当享有的权利和权益。患者权利，是作为患者的角色，基于自身独立人格，有权接受妥善医疗的服务，从而恢复其身心健康，并且不因自身性别、种族或信仰不同而有所不同。

患者权利是反映医患关系及卫生事业法治化的一个重要内容，患者权利是维护患者利益的根本保障。

（二）患者权利的兴起

随着经济的发展、社会的进步，人们的权利意识逐步增强。人们更加关注自己在社会生活中的权利问题，进而引发了对患者权利保护及实现问题的探讨。

1. 国外患者权利的兴起　患者权利的思想基础是"个人主义"，其主要内容是"相信每个人都具有价值，高度重视个人自由，强调个人的自我支配、自我控制和自我发展"。关于患者权利，国外学者的研究与患者权利运动关系密切。

患者权利问题的提出，迄今已有两百多年的历史，最早的患者权利运动始于法国大革命时期（1789～1794年），是在人权运动、消费者权益运动中产生的，这与当时简陋的医疗服务有关。1793年法国革命国民大会第一次提出了患者的权利，它明确规定：一张病床上只能睡一个患者，两张病床之间的距离也至少应有90cm。当时主要围绕着健康权利的问题喊出了"给穷人以健康权"的口号，穷人委员会为争取穷人的健康权利做了大量的具体工作，国民公会则通过立法，肯定穷人的健康权利，推动了全国规模的改革。从此，许多西方国家开始重视患者权利的研究和实践。患者权利问题成为法国大革命后的新鲜问题，1893年法国制定了有关医药和接生的条例，从此，医务界可以对不合法行医和医生横行霸道进行起诉。这使患者的权利在一定程度上得到了保障。

近一个世纪以来，一些国家对患者权利进行了大量研究、探讨，并采取一系列措施，制定相关法律法规来确保患者权利的实现。到20世纪上半叶，全球两度惨烈的战祸使人类重新确认了人性尊严是普遍和永久性的"原权"的观念，从1945年的《联合国宪章》到1948年的《世界人权宣言》，以及此后各国宪法，大都明文规定了人性尊严神圣不可侵犯的原则。由此强化了患者权利意识，推动了患者权利运动。1963年英国成立了患者协会，积极参与和维护患者权利。进入20世纪六七十年代以后，影响最大的患者权利运动发生在美国，美国的患者权利问题引起了美国消费者团体的关注，其中最为突出的是全国福利权益组织，该组织在1970年6月起草了一份文件，包含26条要求。他们要求美国医院审定联合委员会将患者的权益问题纳入到重新修改的医院标准中去。经过数月的协商，一些条款被写进去。新的医院标准要求"任何时候都要提供公平和人道的治疗"、保护隐私和保密权、强调患者自愿参与教学和研究计划、知情同意的必要性，以及在供应者与患者之间要进行有效的交流。如果医院不符合该委员会的标准，患者由于医疗疏忽而受到损害，陪审团可以判医院事故罪。这一患者权利运动成为美国1973年制定《患者权利法案》的直接推动力量。另外，20世纪70年代以来，医疗费用的增加又进一步强化了患者权利意识，推动了患者权利运动的进一步发展。1972年美国医院协会制定了《患者权利法案》，规定了患者有12个方面的权益（后增为19条）。1973年1月8日，美国医院协会进一步讨论修订了《患者权利法案》，指出凡参加美国医院协会的医院，都应尊重患者的权利，使护理更具成效，令患者、医生与医院三方更为满意。1974年美国卫生、教育、福利部以法律形式颁发了《患者权利法》，之后相继有16个州以法律形式制定和实行这一章程，并制定了"患者权利保护人"制度，建立了"患者权利代理人协会"。1981年，世界医学会在葡萄牙召开的第三十四届大会上，通过了《患者权利宣言》，1982年召开了第一届全美患者权利会议。1986年6月11日美国阿拉斯加州还颁布实施了"绝症晚期患者权利法"等。《患者权利法》条款也从原来的11条增加到19条，包括患者权利使用权、患者接受治疗的接受权和平等权、患者紧急诊治权、患者治疗或出院决定的参与权、患者病历档案的查阅权和复印权、患者投诉权、患者家属探视权、患者意愿表达权等。欧洲国家间的患者权利保护也于1994年正式开始，由世界卫生组织（WHO）欧洲区域办公室制定的《欧洲患者权利宣言》，于阿姆斯特丹被36个成员国批准，该宣言具体规定了欧洲患者权利原则；在1997年，欧洲理事会出台了《欧洲人权与生物医学公约》，该公约规定了在人权与生物医学领域内保护人权与人类尊严的基本框架。在亚洲，1984年日本"患者权利全国起草委员会"发表《日本患者权利》，强调患者的人格权受尊重，以及患者有维护其自身健康的权利。

世界各国已日益重视患者权利问题，纷纷通过立法来确保患者的权利。而这些运动的结果使得之后的多个国家开始立法来保护患者权利。

2. 我国患者权利的兴起　我国对医患关系及患者权利立法的研究起步较晚，这与我国医疗体制的历史发展密切相关。计划经济时期，我国医患关系处于一种理想化却模糊的状态。医疗机构的经费由政府提供，患者的医疗花费较为低廉。医生对患者有一种优势地位，患者则处于受患者的位置，通常对医生言听计从。在这种传统体制下，整个社会都没有意识到患者权利问题，也没有这方面的法规。

20世纪80年代我国经济体制改革开始以来，医患关系发生了巨大的改变。越来越多的患者将自己看成特殊的消费者，期待得到与其高额花费相称的良好治疗。同时，一些医生被利益驱动忽视了对患者的责任。至20世纪末，医患冲突已经恶化成为一个严重的社会问题，加强患者权利保护的呼声高涨。在这种情况下，一系列医疗法律法规相继出台。如1998年全国人民代表大会常务委员会通过了《中华人民共和国执业医师法》，2002年国务院发布了《医疗事故处理条例》，卫生部通过了《医疗机构病历管理规定》，1994年国务院发布了《医疗机构管理条例》，2009年12月全国人民代表大会常务委员会通过了《中华人民共和国侵权责任法》（现为《中华人民共和国民法典》第七编"侵权责任"），在其第七章医疗损害责任中也有对患者权利的明确规定。另外，2019年12月28日全国人民代表大会常务委员会通过的《中华人民共和国基本医疗卫生与健康促进法》，这是我国卫生与健康领域第一部基础性、综合性的法律，其中关于公民的病情、诊疗方案、医疗风险、医疗费用等事项也规定了依法享有知情同意的权利。

目前我国尚无针对患者权利的专项立法，也没有制定专门调整医患关系的法律法规，对患者权利的规定大多散见于其他法律法规和部门规章中。相关规定大多来源于医务人员执业或医疗机构管理的规范，较为庞杂但不够全面。

（三）患者权利的内容

根据我国国情与相关法律，患者权利主要包括：

1. 生命健康权　包括生命权和健康权，具有极为重要的地位和价值，是重要的民事权利。侵害生命权势必侵害健康权，侵害健康也可能会伤及生命，因此生命权、健康权两者不可拆分。此处的生命健康权有别于《中华人民共和国侵权责任法》规定的一般人的生命健康权，因为患者本身患有疾病，而医疗活动对患者身体具有侵入性，医师需要通过给药、侵入性的手段等医疗活动才能为其治疗疾病。因此，此处患者的生命健康权强调的是医务人员应遵守诊疗规范，不应对患者的生命健康造成疾病之外的、医学上认为不应有的伤害。生命健康权是其他权利的基础以及基本医疗卫生法的出发点，因此，其应作为患者权利、义务体系的核心与根源。在医疗行为中，患者的生命健康权应当区别于一般公民的生命健康权，此处的权利指在治疗疾病过程中，医师不能因过错对患者的生命健康造成损害。

2. 人格权　人格尊严权是人格权中的核心权利，是患者作为公民的一项最基本权利，受到法律的保护。我国《中华人民共和国宪法》第三十八条明确规定：中华人民共和国公民的人格尊严不受侵犯。禁止用任何方法对公民进行侮辱、诽谤和诬告陷害。《中华人民共和国民法典》第一千零二十四条规定：民事主体享有名誉权。任何组织或者个人不得以侮辱、诽谤等方式侵害他人的名誉权。名誉是对民事主体的品德、声望、才能、信用等的社会评价。在诊治过程中注重患者的情感和心理体验，尊重其人格尊严，这是"以患者为中心"理念的主题和精髓。尊重患者的人格权，就是保护与其人身不可分离的民事主体依法所享有的民事权利。人格尊严是指与人身有密切联系的名誉、姓名、肖像权不容侵犯的权利。

3. 身体权　是指自然人保持其身体组织完整，支配其肢体、器官和其他身体组织并保护自己的身体不受他人违法侵犯的权利。身体是生命的物质载体，是生命得以产生和延续的最基本条件，由此决定了身体权对自然人至关重要。身体权与生命权、健康权密切相关，侵害自然人的身体往往导致对自然人健康的损害。但是生命权以保护自然人生命的延续为内容，身体权所保护的是身体组织的完整及对身体组织的支配。身体权区别于其他人格权的特征在于，它以身体及其利益为客体，在内容上表现为：第一，保持身体组织的完整性，禁止他人的不法侵害。第二，支配其身体组织，包括肢体、器官、血液等。身体器官的移植、血液的有偿或者无偿奉献，都是自然人行使身体权的方式。第三，损害赔偿请求权。任何权利在受到损害时都能依法寻求赔偿，身体权也不例外。在医疗过程中，患者身体权包括两个方面：一是患者在治疗过程中对自己身体的保持和支配权；二是患者近亲及家属在患者死亡后对其身体的支配权。

4. 平等医疗权 患者最基本的权利就是享受平等医疗权，患者不分性别、年龄、国籍、民族、信仰、社会地位和病情轻重，都有权受到耐心细致、合理的诊治。凡病情需要，都有权获得有助于改善健康状况的诊断方法、治疗措施、护理条件。

享有实质意义上的医疗平等权，是保障公民生命健康权的必要条件。保护公民的生命健康是任何一个国家的基本义务。1949 年以来先后推行的城镇职工公费医疗制度、城镇居民基本医疗保险及农村合作医疗制度，其都是为了全民能够平等地、普遍地享受医疗资源。

5. 医疗自主权 是指患者自由选择或者变更为其治疗的医生、医院或者其他提供医疗保健服务的机构，或者在存在多种诊断、检验、治疗或药剂时，患者从中进行选择并决定的权利，医疗自主权包括医疗选择权、医疗同意权与拒绝医疗权。

有民事行为能力，是患者实施自主权的必要条件。只有在医患充分交流的基础上，医务人员向患者详细说明疾病诊断、治疗及预后等情况后，患者才能进行自主决定，充分表达自己的意愿。这是患者行使医疗自主权的关键所在。

患者自主权的主要内容有：

（1）有权自主选择医疗单位、医疗服务方式和医务人员。

（2）有权自主决定接受或不接受任何一项医疗服务，特殊情况下如患者生命危急、神志不清而不能自主表达意见，可由患者家属作决定。

该项内容还包括治疗方式的选择。由于疾病的不同、患者身体条件的差异，不同患者的治疗方法也会有所不同，有的甚至有多种选择。

（3）在不违反法律法规的前提下，患者有出院及要求转院的权利。如果患者要求出院或转院而医生认为患者病情未痊愈而不宜出院或因其他情况不宜转院，应在医嘱和病历记录中写明。

（4）有权自主决定其遗体或器官如何使用。患者在法律规定范围内对自己的身体有处置的权利，也享有对自己后事的处分权，包括遗体和器官是否捐献，遗体如何下葬等。医院应尊重遗体的处分权，不得侵犯患者及其家属的处分权。对因医学需要须进行尸体解剖的，应按照卫生部发布的《解剖尸体规则》处理。在患者死亡后，其近亲属可行使此项权利。

患者的自主权并不是无限制性的，患者的自主权必须服从国家法律法规的特别规定。

6. 知情同意权 根据我国的立法，患者的知情权应是指患者有知悉自己的病情、治疗措施、医疗风险、医院和医生的基本情况、医生技术水平、医疗费用、有关医疗信息等问题的权利。知情权是同意权的前提和基础，只有充分保障患者的知情权，患者才能做出真正有效的同意。

知情同意权由知情权和同意权两个密切相连的权利组成，知情权是同意权得以存在的前提和基础，同意权又是知情权的价值体现，强调患者的知情同意权，主要目的在于通过赋予医疗机构及其医务人员相应的告知义务，使患者在了解自己将面临的风险、付出的代价和可能取得的收益的基础上自由作出选择，从而维护患者的利益。

患者的个人认知影响其医疗决策，进而使常规情况的知情同意权难以执行。例如，由于文化背景差异，患者出于宗教信仰拒绝输血、患有不宜怀孕的疾病坚持要怀孕的，在此种情形下，即使在医生看来患者的选择是不明智的，甚至会危及患者的生命，不经患者同意也不能对患者进行输血、流产的治疗。

同意的形式有明示和默示两种，明示的同意又包括书面的及口头的两种方式。通常情况下，书面的、口头的、默示的同意被视为具有相同的法律效力。但书面的同意是证明患者确实作出了同意的最清楚的证据。

《中华人民共和国民法典》第一千二百一十九条规定：医务人员在诊疗活动中应当向患者说

明病情和医疗措施。需要实施手术、特殊检查、特殊治疗的，医务人员应当及时向患者具体说明医疗风险、替代医疗方案等情况，并取得其明确同意；不能或者不宜向患者说明的，应当向患者的近亲属说明，并取得其明确同意。医务人员未尽到前款义务，造成患者损害的，医疗机构应当承担赔偿责任。

医疗机构实施手术、特殊检查、特殊治疗时，必须征得患者同意，并应当取得其家属或者关系人同意并签字。所谓特殊检查、特殊治疗，是指下列情形之一的诊断、治疗活动：

（1）具有一定危险性，可能产生不良后果的诊断、治疗活动。

（2）由于患者体质特殊或者病情危重，可能对患者产生不良后果和危险的检查与治疗。

（3）临床试验性检查和治疗。

（4）收费可能对患者造成较大经济负担的检查和治疗。

7. 保密权和隐私权 职业特点决定了医务人员可以了解患者的一些隐私和秘密，但医务人员没有权利泄露患者的隐私。患者的保密权，即患者有获得医务人员为其保守不愿公开的个人信息等秘密的权利；患者的隐私权包括患者生理的、心理的及其他秘密，也指患者身体不受侵犯的权利。关于医疗保密的含义应当有两个方面：一是为患者保守秘密，对患者的隐私不得随便泄露；二是对患者保密，有些病情让患者知道会造成恶性刺激，加重病情甚至造成不可挽回的后果。

关于患者隐私的保护可分为三个方面：一是患者隐私信息保护，隐私信息，是指在不妨碍他人利益与社会公共利益的前提下，患者身体上与内心存在的不愿让别人知晓的秘密信息，包括患者身体的生理特点、生理缺陷或影响其社会形象、地位、职业的特殊疾病；患者既往的疾病史、生活史、婚姻史等。二是患者的隐私空间保护，是指在医院就诊过程中，暂时为患者占有、使用，而不愿意被他人侵入的场所。医院应当充分保护患者的隐私空间，未经患者同意，不应擅自侵入这些私密空间。三是患者的隐私行为保护，指在医院就诊过程中，除法律法规特别规定外，患者具有行动自由的权利，医院不得限制患者的行为。

8. 患者的监督权 患者在接受治疗的过程中，有监督维护自己医疗权利实现的权利。监督权具体表现为在患者的医疗权利受到侵犯、生命受到威胁而又被拒绝治疗时，患者有权直接提出疑问，要求有关医疗单位或人员改正错误，求得解决。

患者在接受治疗的过程中，有对医疗机构的批评建议权，患者可以对医院的医疗、护理、管理、保障、医德医风等各个方面进行监督，对医院或医务人员各个环节的工作有权作出客观、恰如其分的评价。对医院收费标准的监督，患者有权审查自己的账单，并要求解释各项支出的用途。

患者的这种监督，对维护医疗秩序、提高医疗护理质量、防止医疗事故差错有重要作用。

9. 患者的求偿权和诉讼权 《中华人民共和国民法典》第一千二百一十八条规定：患者在诊疗活动中受到损害，医疗机构或者其医务人员有过错的，由医疗机构承担赔偿责任。根据上述规定，患者有因医疗过失所造成损害获得赔偿的权利（包括请求鉴定权、请求调解权、诉讼权）。

10. 社会责任免除权 是指患者有要求医疗机构出具医疗证明，免除一定社会义务的权利。由于患病原因暂时不能或难以继续履行一定社会义务时，医方有义务也有责任如实出具证明，使患者中止或终止其社会义务的履行。

患者权利是一个发展变化的范畴，无论怎么变化发展，始终是围绕医疗卫生服务这个中心，随着医疗卫生实践活动及卫生改革的不断深入，逐渐为人们所认识、理解。了解患者权利，正是在于更好地维护和保障患者权利。

二、患者义务

权利是相对有条件的，权利和义务如影相伴、缺一不可。权利与义务是相辅相成的两个方面，没有无权利的义务，也没有无义务的权利，两者对立统一，不可分割。

（一）患者义务的概念

患者的义务是指在医疗活动中应当履行的责任。患者的权利和义务是相依并存的。患者义务主要是指患者对自身健康、医务人员的诊疗及对社会负有的一种责任。

（二）患者义务的内容

为体现医患关系的平等以及法律的公正性，保障诊疗活动的有序开展，对患者的义务进行明确的规定尤为重要。

1. 提供真实全面疾病信息的义务　患者选择就医，就有积极配合医务人员诊治的法定义务。如果不真实地回答医生所问，或是故意隐瞒一部分难以启齿的症状、疾病、既往史、家族史等与疾病相关的重要信息，不但会造成漏诊、误诊、误治，还可能造成医生无法举出客观真实的证据。就影响公共卫生的传染病而言更是一项不可选择、不能自我决定的法定义务，必须根据传染病防治法规定有关管理原则，采取相应处理措施。如传染病、艾滋病患者，如果拒绝诊治，即构成对法定义务的违反，医疗机构和公安部门有权采取措施进行强制隔离治疗。医生也应注意问诊的技巧，尽可能地与患者保持充分的沟通，准确把握患者的患病原因和病情，以便对症治疗。

2. 积极配合检查和治疗的义务　疾病是医生和患者的共同敌人，疾病的治愈是医生与患者的共同责任。患者求医问诊的目的是治愈疾病，医生治疗的目的是利用其知识和临床技能保护并恢复患者的健康。这些目的能否有效达成，不仅取决于医疗行为是否妥当，也同患者及其家属的配合密切相关，需要在相互尊重、各司其职及诚信可靠的基础上的医患伙伴关系中实现。

为了更好更快地治愈疾病，患者有义务配合医生合理的检查和治疗，如果因患者个人的原因耽误治疗，医生对相应的后果不承担法律责任。此外，积极配合治疗的义务还要求患者在医护人员做了充分告知的情况下，有义务对自己的诊疗作出决定，在接受特殊检查、麻醉或外科手术之前，有签字的义务。签署同意书实质是患者向医疗服务人员授权的一种民事行为，即同意医疗服务者对其进行"可容许范围内"的医疗伤害行为。患者的此项义务是实施相应医疗服务行为的前提。所以，患者签字义务履行得当，也是对自己权益的保护。

当患者不具备完全民事行为能力时，可由其法定代理人签字；患者因病无法签字时，可由其近亲属签字，没有近亲属的，由其授权的人签字。《中华人民共和国民法典》第一千二百二十条规定，因抢救生命垂危的患者等紧急情况，不能取得患者或者其近亲属意见的，经医疗机构负责人或者授权的负责人批准，可以立即实施相应的医疗措施。本条规定的"不能取得患者或者其近亲属意见"，主要是指患者不能表达意志，也无近亲属陪伴，又联系不到近亲属的情况，不包括患者或者其近亲属明确表示拒绝采取医疗措施的情况。

3. 接受隔离等强制治疗的义务　此项义务的承受者是已经被确诊为有危害社会公共利益的疾病的患者，如鼠疫、霍乱、肺炭疽及艾滋病患者等。按照《中华人民共和国传染病防治法》和《传染病防治法实施办法》有关规定，此项义务要求患者应限定在特定的空间生活及接受治疗（强制隔离管理），为此，患者行动自由受到一定时间的限制。表面上看，这种限制可能会给患者造成一些损失，但从社会利益看，履行此项义务可从根本上维护社会公共利益及他人生命健康权。这就是法律设定该义务的根本目的所在，即平衡个人利益和社会利益的冲突。

此外，还有药物成瘾者的强制戒毒治疗义务和严重的精神疾病患者接受强制治疗的义务等，避免对他人和社会构成危害。

4. 遵守医院规章制度和医疗秩序的义务　医院承担着救死扶伤的重大责任，为确保这一职责的更好实现，医院制定了诸多规章制度，如门诊就诊制度、病房管理制度、查房制度、手术制度、药事管理制度、消毒隔离制度、患者探视制度、陪护制度等，这些医疗制度的制定和实施，是长期实践经验积累的结果，都是为了保证医疗质量。患者及其陪同人员有义务遵守这些规章制度，遵守国家法律法规及医疗机构的管理制度和诊疗规章秩序，配合院内秩序的维持，以使所有患者都能在舒适的环境中接受妥当的诊疗。患者自觉遵守这些规章制度也有利于自己就医权利的保障。

5. 尊重医务人员的义务　《中华人民共和国执业医师法》规定，全社会应尊重医师。医师依法履行职责，受法律保护。阻碍医师依法执业，侮辱、诽谤、威胁、殴打医师，或者侵犯医师人身自由干扰医师正常工作、生活的，依照《中华人民共和国治安管理处罚法》的规定处罚；构成犯罪的，依法追究刑事责任。

6. 支付医疗费用的义务　医患之间成立医疗服务合同，医生对患者提供妥当的医疗服务，患者则有给付医疗费用的法律义务。在这种合同中，医生所负的是过程债务或手段债务，而非结果债务，即便患者的疾病未能痊愈，只要医生提供的医疗服务是妥当的、合理的，患者就必须支付相关的费用。医疗费用包括诊疗、处方、检验、药品、手术、处置、住院等各类费用。

三、患者权利和义务的辩证关系

（一）患者权利与义务间的关系

1. 患者的权利　是基于其为一个社会的成员而被承认、规定和赋予的，是基于他是一个社会成员而不是基于他是一个患者。

2. 患者的义务　是基于其是一个患者而被承认、规定和赋予的，基于他是一个患者而不是一个普通的社会成员。患者参与到医务人员防病治病的实践中，为了战胜疾病，恢复健康，回归社会正常角色，理应履行有关义务。

3. 患者的权利与其他社会主体的义务相关　由于患者的权利是基于他是一个社会的成员，而通过其他社会主体的义务实现的，所以，患者的权利虽不与他的义务相关，却与其他社会主体的义务相关。

4. 患者的权利更多是民众的基本权利　由于健康权是人的基本权利，世界卫生组织（WHO）指出，维护公民的健康是每一个政府的责任，政府对实现患者的权利承担着不可推卸的义务，政府应该通过建立医疗保障制度、发展医疗卫生事业、推行文明医疗等措施保障患者的权利的实现。

（二）患者权利与义务冲突的处理原则

患者的权利更多的是社会公众的基本权利，患者义务是基于其为一个患者的特殊身份。所以，我们应该把尊重患者的权利放在首位，当患者的权利与义务出现矛盾时，首先尊重患者的权利，或通过尊重患者的权利，合理处理患者的义务问题。

如在临床示教中，当尊重患者的"隐私权"和患者"支持医学教育"的义务出现冲突的时候，我们应该首先尊重患者的隐私权，或通过知情同意后，才能开展示教；在临床急救过程中，患者的"生命健康权"与患者"及时足额缴纳诊疗护理费用"义务发生冲突的时候，我们应该首先尊重患者的生命健康权，而可以通过完善基本医疗保险制度、商业医疗保险制度或社会救助基金解决医疗服务补偿问题。

（张少毅）

复习思考题

1. 试分析医生的法定义务和道德义务的关系。
2. 如何平衡护士权利和义务的关系？
3. 患者有哪些权利和义务？其中最基本的权利和义务是什么？
4. **案例分析题**
一位患者在路上突发急性心肌梗死被送到某三甲医院，情况紧急，没有家属陪同。值班姜医生在获得上级批准后就代为签字做了支架手术，患者非常幸运地转危为安，但他清醒后却拒绝缴纳医疗费用。姜医生说："有人问我，你救了他一命，还给他承担了这么大的风险，最后医药费用可能还是你出，你后悔这么做吗？我说如果我救了他，还让我承担费用我肯定会后悔，但我只会后悔一阵子；如果我没有救治他，导致延误治疗甚至出现患者死亡的情况，我会后悔一辈子。"

问题：结合本章学习内容，谈谈积极履行医患权利和义务对和谐医患关系的意义。

第六章 常规诊疗中的医患关系

常规诊疗是医务人员与患者最熟悉的医疗模块，按功能可以将其区分为门诊、急诊、病房、手术、麻醉多个部分，本章将对这几个部分的医疗活动展开分析论述，探讨常规诊疗中医患关系的常见问题，从多个角度对常规诊疗中的医患关系进行梳理和解读，并提出相应的处置路径。

第一节 门诊中的医患关系

门诊是直接面对患者，进行诊断、治疗和开展预防保健的场所，也是医务人员围绕着所诊治的疾病而发生一系列医疗活动的场所。由于门诊工作量巨大，就诊环境嘈杂，患者病种复杂，加之门诊患者流动性大，就诊患者情绪稳定性差，难以在极短时间内进行良好的诊疗工作，进而不能与医生建立良好的信任关系。一直以来，门诊是医疗纠纷易发地。建立良好的门诊医患关系，让患者感受到真诚和爱心，可以加快疾病的诊治过程，进而使患者的医疗需求得到更好的满足，减少医疗纠纷的发生，提高医院的社会效益和经济效益。

一、门诊中的医患关系特点

（一）门诊工作的特殊性

1. 工作的复杂性 门诊工作不同于住院部、急诊等部门的工作，门诊涉及多个学科领域，如临床、非临床、医学与药学、医院管理学、卫生经济学等多个学科领域，需要多个学科领域及部门的通力合作。参与门诊工作的人员也由不同专业组成，有医、药技、护、工程、财会等不同专业人才。

2. 工作繁重且时限性强 门诊工作繁重，在大多医院一位门诊医生一天内要接诊几十名患者，巨大的工作量与有限的出诊时间不成正比，一名患者就诊时间最多 5 分钟。在这么短的时间里，要完成从病史到查体，从查阅既往资料、分析病情到给出诊治建议和回答患者疑难，时间是远远不够的。就诊时间短，医患间的信任关系就不容易建立。同时，门诊医师接诊较多患者后，易产生身体和精神上的疲惫感，但每个患者都有被尊重和被重视的心理需要，患者预期与医护人员的接诊态度产生落差。这对每位门诊医生来说，都是巨大的挑战和困难。

3. 门诊医生不固定 参加门诊工作的各专科医生多采用轮班制，上岗时间不会固定长期，而各大专家每周坐诊时间也只有一天或者半天。加之手术、出差、休假等诸多因素，导致门诊医生流动比较频繁。就诊患者尤其是长期多次反复复诊的患者，要求初诊医生继续诊疗常较困难，往往为不同医生接诊，增加了医生全面了解患者诊疗整个过程的难度，有时在医生交接过程中易出现隐患，进而不同程度地影响医疗质量。

4. 就诊环节关联性强 门诊是由多个环节组成的一套齐全的诊疗系统，诊疗过程涉及导诊、分诊、缴费挂号、候诊、检查、治疗、取药等环节。患者要完成就诊过程，就得进行上述环节，因此如果这些环节设置不合理，关联性不强，没有做到环节间的紧密连接，就不能保证门诊工作的顺利、流畅进行。

5. 诊疗工作专业性要求高 门诊医生每天诊治的患者众多，且人均就诊时间短，这便要求医生具有良好的专业技术和丰富的临床经验。只有专业技术好、经验丰富、基本功扎实的医生才能更好地进行门诊工作。多数综合医院和专科医院，门诊分类已扩展到二级学科的各个研究方向。这就要求门诊医生不仅要熟练地掌握本科室的诊疗技术，同时也要对相关科室有比较深入的认识。

（二）门诊患者的特殊性

1. 患者身份的各异性　门诊患者来自社会各个层面，其年龄、性别、职业、信仰、文化程度、经济收入水平、生活经历与社会背景各不相同。不同患者的经济承受能力和医疗保障方式也不一样，如城镇职工基本医疗保险、城镇居民基本医疗保险、新型农村合作医疗保险、商业医疗保险和自费等，这些因素直接影响患者的就医需求和就医行为。

2. 病情复杂程度不一　门诊是患者首诊的窗口，接待的有初诊患者，也有复诊患者，患者的疾病和病程也不尽相同。疾病谱广泛，病种构成复杂。有单系统疾病，也有多系统疾病。特别是初诊患者临床诊断尚不明确，故对医生的诊疗水平有较高要求。若为常见病、多发病往往可得到尽快诊断，及时处理；若为多系统疾病，常常需要进一步检查和多专科的会诊，加之诊疗费用等各种非医疗因素影响，患者可能出现焦躁情绪而诱发医疗纠纷；病程长短不一。如病种单一、病情较轻的患者病程短暂；病种较多、病情较重的患者病程较长；也有病种单一的慢性病患者病程较长。病程较长的患者，他们对自身疾病知识有了一定的了解，对医院的医疗服务有较高的要求，不仅要求诊断明确，同时要求治疗效果好而副作用少。

3. 就诊的随机性　门诊患者的就诊时间、数量有着很强的随机性。患者就诊时间往往取决于其主观意向，因而时常在短时间内来诊数量增多，时间也比较集中，尤其是在上午。而大型综合性医院由于外地患者的就诊，在上半周数量增多较为明显，常常出现门诊高峰现象。就诊高峰会使候诊时间延长，就诊时间相对缩短，部分患者易出现各种抵触情绪。接诊时间相对缩短，也使医生与患者交流受限，容易造成患者误解。同时，门诊高峰现象增加了药房、检验、影像各科的工作量，出现差错的可能性也相对增加。

4. 患者就医心理的多样性　由于患者的职业、文化程度、经济水平、生活经历与社会背景的不同，加之所患疾病情况不尽相同，患者对疾病的治疗需求及求医心态也表现不一。有的对自己所患的疾病知之不多，不以为然，表现为若无其事；有的因自己患病背上沉重的思想包袱，表现为悲观失望，对治疗信心不足；有的由于患病时间长，"久病成医"，一知半解，对治病要求高；有的明知自己患病，但因一些原因，要求医务人员保守医密；有的虽然患病，但心态较好，情绪稳定，能正确对待，配合治疗；有的经济条件较差，要求简单有效的治疗；有的经济条件优越，希望得到更优越的治疗。

二、门诊医患关系的常见问题

（一）医患在认识上的差别

医生和患者在对同一个疾病的认识上存在差异，当前医学领域尚有许多无法解决的问题，医护人员的医疗技术有高有低，医疗设备和规模存在差异，而部分患者对医疗效果的期望值过高，认为到了医院只要有钱就能治好百病。社会公众对医疗服务的理解和认识不到位，部分患者及其家属在治疗前存在不切实际的、过高的期望，忽视了医学本身的复杂性和风险性，当出现与自己的预期不同的结果时，就认为医务人员有过失，是造成医患纠纷的原因之一。

（二）服务态度及流程不合理

由于门诊患者诊疗时间短，患者从医生方面得到的信息不能达到预期的标准，且门诊量巨大，候诊患者多，门诊医生一天接诊患者人数超负荷，对工作的激情和耐心逐渐下降，工作仔细程度下降，对疾病的诊治热情降低，容易出现情绪化工作，容易对患者的一些简单问题产生暴躁情绪，并且情绪化地进行接诊工作。

患者对医院环境陌生，在候诊、缴费、取药、检验等环节上，耗费患者太多的时间和精力，容易让患者产生不良情绪，加之医护人员的机械化服务，在医院规章制度限制下，患者的一些额外要求无法得到满足时，便与医护人员发生矛盾冲突。

（三）医生自身素质问题

医务工作者职业道德教育日趋淡化，在诊治过程中，医务工作者的道德素养非常重要。受市场经济影响，医院发展日趋市场化，少数医生的诊疗行为让患者就诊体验不佳。并且某些医生人际交流技巧缺乏，门诊医护人员在与患者交流过程中，医患接触时间短，相互缺乏沟通与了解，若医护人员语言交流简单，缺乏耐心，缺少策略与技巧，易使患者产生不满情绪。

某些门诊医生缺乏责任心，不严格执行医疗规章制度，疏忽大意而导致医疗纠纷。门诊医生在医疗过程中缺少人文关怀也是医患关系常见问题之一，治病、救人原是一体的，但有些医生却只重视"病"不重视"人"；医生进行医疗活动时，只强调依靠设备，忽视医生与患者的交流。若医生的理论水平和沟通能力较低，对患者及家属希望了解的病情及其发展过程、检查和治疗的作用、注意事项等不能给予充分解释，患者及家属易产生失望情绪，导致医患关系"淡化"。

（四）患者自身问题

到医院的多数患者都认为自己病情较重，希望早点就诊，但是各个窗口可能都有人排队，使患者产生烦躁情绪，特别是高龄患者或病情较重的患者，根据医疗原则，医生让此患者先就诊，其他候诊患者不予理解，易对医院产生不满情绪。

门诊患者的心理需求多样化，渴望花钱少，疗效好；渴望诊疗时间短；渴望有求必应，包治包好；渴望医生技术好，检查详细，处理熟悉，渴望得到医护人员的尊重、帮助和指导；渴望短时间内消除病痛，当这些诉求不能满足时，便发生医患争执。

患者健康意识提高、自我保护意识增强，患者不仅要求治病，而且希望医生提供更多的关于疾病的医学知识和保健手段，单一的治好病已不能满足患者的需求，正是由于这种需求和期望值的提高影响着医患关系。患者对治愈疾病的期望值过大，一次治疗效果不明显就产生严重的失望情绪。也有极少数患者为了满足某种私欲无理取闹，故意挑起纠纷。

（五）医患间缺少换位思考

医务人员较多地考虑医疗机构和自身利益，而患者对医务人员缺乏理解，不了解医学的复杂性。因此，患者对医护人员的态度十分敏感，缺乏信任感，产生戒备心理，发生医患摩擦。患者对医务人员是否信任，直接影响到诊疗效果。如果不信任，心理会产生逆向反应，行为上也会表现出怀疑和不配合。影响信任的因素是多方面的，既涉及医务人员的道德修养、服务态度、技术水平、性别、年龄、知名度等，也涉及患者的文化素养、认识水平。

（六）医患沟通不够

由于门诊工作量巨大，候诊人数多，很多医院，特别是一些三甲医院，一位门诊医生在一天之内接诊患者数量多，患者在就诊时，就诊时间明显不足，留给患者和医生进行沟通的时间十分有限。

（七）其他方面的问题

药房窗口的服务质量参差不齐，部分药房工作人员服务态度生硬，发药时不给患者讲解药物的服法或用法，或批错药价、发错药等，虽然事后进行了弥补，但是给患者造成不好的印象和额外的麻烦。挂号室窗口的服务质量差，个别挂号室工作人员对患者态度差，或对不知道挂哪个科室的患者不理睬，造成很坏的影响。

三、门诊医患关系解决策略

（一）转变思想观念，建立新的服务模式

门诊的医务人员必须适应医学模式的变化，医学模式是人们关于健康和疾病的基本观点，是

医学临床实践活动和医学科学研究的指导思想和理论框架。医学模式来源于医学实践，是对医学实践的反映和理论概括。更新服务观念，改善服务态度，转变服务方式，提高服务效率，加强医患沟通，注重人文关怀，切实地把"以患者为中心"作为工作的出发点，积极主动为患者提供一个全方位、全过程、优质满意的门诊诊疗服务。

（二）加强技术力量，严格实行首诊负责制

医院要加强门诊技术力量，严格实行首诊医师负责制和专科门诊制，确保主要专科每日开放门诊，并有高年资医生接诊。门诊因时效性很强，又具有一定的风险性，这就要求门诊医务人员要不断强化质量第一的观念，确保医疗安全。以对患者高度负责的精神，认真细致、一丝不苟地做好每一位患者的接诊、检查、治疗工作，并在门诊病历上详细记录本次接诊诊断治疗的情况。对遇有疑点、疑难的问题不轻易放过，没有充分的诊断依据不草率作出结论，必要时邀请多科室联合会诊，并妥善安排复诊。

（三）掌握沟通技巧，做好诊疗工作

1. 整体问诊 问诊是医生通过对患者或有关人员的系统询问而获取病史资料的过程，又称为病史采集。通过问诊医生可了解疾病的发生、发展、诊治经过、既往健康及患病情况等，对现病的诊断有很重要的意义。在问诊过程中，由于医患双方的地位和心态方面存在差异，问诊有其独有的特点和要求。高质量的问诊，需要诚恳而细致地听取患者的叙述，评价各种资料的相互关系和重要性，询问出完整的疾病资料，抓住重点，深入询问，尽量引证核实，观察患者的面容表情、言谈举止，领会患者关注的问题，对疾病的看法及诊断和治疗的期望等。在问诊方法上，要因人而异，如对少言寡语者，要耐心细致、循序渐进地询问。对滔滔不绝者，要规范言路、巧妙转问、化整为零地询问等。只有做到这些，才能避免遗漏病史，保证诊疗的质量，同时也能避免与患者产生言语上的冲突，满足患者的求医倾诉需求。问诊中要注意患者的个性和心理，根据患者的个性和心理决定问诊的方式和方法。

2. 体格检查 是医生更直观地判断分析患者病情的重要依据，除了必须做到按照医学规范进行操作外，从医患沟通方面来说，需要重视的是检查的手法及患者的隐私问题。医生在为患者做体格检查时应注意手法，掌握技巧，把握轻重，关注患者的感受。因为体格检查往往需要患者暴露身体的某些部位，这就要注意保护患者的隐私，如在检查时请无关人员离开，拉上隔断帘等。特别是在妇产科、泌尿外科、皮肤性病科等敏感科室，更应该注意体检的规范性和隐秘性，以免引起医患矛盾。

3. 病情分析 门诊医师通过询问患者的病史，进行体格检查，以及查看患者相关检验项目结果后，对患者的病情有了一定的了解，对于不太复杂的疾病，医生会做出初步诊断。此时，重要的环节就是向患者进行解释、分析其病情。在分析病情时，特别要注重用语的针对性和通俗性，因为就诊者身份各异，但大都对医学知识了解不多。有的医生往往只在病历上写上初步诊断，对患者的解释说明过于简单，然后开具处方就把患者打发走了。这样的结果往往会使患者感到怀疑和无奈，对自己的病情不甚清楚，对医生也难以信任，更严重的还会引起医患纠纷。作为一名医生，经常面对身心失衡、求医心切患者的某些冲动性言行，如果医生本身性格又属于较内向或情绪易激动者，往往难以调整好自己的情绪，或感到身心疲惫而对工作失去信心，或将情绪转嫁于患者，从而激化医患矛盾。因此，医护人员要学会正确调整控制自己的情绪，并学会自我释放压力的方法，从而在门诊工作中保持饱满的精神状态及乐观的工作情绪，形成一个良性循环。

4. 提出治疗方案 明确诊断后应提出治疗方案，对于不同病情的患者究竟采取何种治疗方案，其选择权不仅在于医生的指导建议，更掌握在患者自己的手中。作为医生，必须尊重患者的权利，要让患者了解治疗处理等确切的内容和结果，可供选择的具体治疗方案，各种方案的利弊及可能引起的后果等。在沟通中，医生必须做到既简明扼要又通俗易懂，同时也要考虑到患者的经济条

件和心理承受能力等，从而使患者能够真正选出最适合自己的治疗方案。

（四）运用合适载体，建立医患良好关系

在门诊就诊过程中，医生和患者是接触最频繁的，加强语言与非语言沟通是非常有必要的。语言沟通是通过医患间的直接交流、倾听等，非语言沟通是通过面部表情、身体姿势、声音、手势、抚摸、眼神交流等与患者沟通。医务人员的表情、眼神，甚至是否抬头正视患者，都会对患者心理产生巨大的影响。在进行诊疗活动时，医患之间应加强沟通，沟通是连接医患之间一座最重要的桥梁，而语言、表情、形体等是医患之间彼此交流的重要载体。医药并不是万能的，医疗风险也是客观存在的，当医疗服务中医者出现了某些失误、某种"回天乏术"的无奈时，除了在语言中向患者及其家属作出必要的说明、解释，坦诚内疚和无奈之外，不要忘记表示歉意、请求宽容与谅解，这可以获得相互理解。

（五）掌握心理学知识，注重心理抚慰与疏导

参加门诊工作的医务人员对就诊的患者不仅要有高度的责任心，还要具有较广泛的医学知识和较丰富的临床经验，同时要掌握心理学知识，使患者从就诊开始就能打消顾忌，消除恐惧、敞开心扉地把自己的症状、体征和心理感受都向医务人员倾诉。医务人员针对不同患者的病情、心理状态和提出的问题与要求，细心、耐心、热心地做好解释、安抚、疏导工作，使患者有亲切感和安全感，增强战胜疾病的信心，从而不仅医治好疾病给患者机体带来的痛苦，而且医治好疾病给患者心灵所造成的创伤。

（六）优化服务流程，建立全程导诊服务

门诊诊疗工作中"三长一短"现象（挂号、就诊、缴费时间长，看病时间短）是长期困扰患者和医院的"老大难"问题。这就要求医院门诊工作以改革的精神，分析现有的流程，以减少中间环节为突破口，采取措施优化就诊流程，改善基础服务设施，努力为患者提供方便、快捷、优质的服务。同时，从进院分诊挂号、就诊到缴费、取药、治疗等实行全程导诊服务。同时，加强对医务人员的管理，杜绝带人"加塞"看病、替熟人打招呼等现象，避免在就诊环节上引起医患摩擦与冲突。

门诊在保证实施基本诊疗服务的基础上，可开展多样化的服务工作，探索人性化服务模式。例如，提供便民措施：免费提供饮用水、一次性口杯、手帕纸、健康宣教材料等；开设方便门诊，对一些慢性病患者、行动不便或只需开药的患者提供便捷的医疗服务；开设特需门诊，提高服务档次，满足部分患者的高层次门诊医疗需求；开通咨询专线电话解答常识性的医疗问题，指导就医，为患者预约挂号、预约检查、预约住院；开展社区医疗保健服务，在医院周围的社区建立医疗保健服务网络，定期进行健康体检、健康咨询和常见疾病的治疗和康复服务等。

（七）各科室通力协作，门诊办公室统筹协调

门诊是集医疗、护理、药剂、检验、放射、财务、后勤等各类人员为一体的综合部门，完成患者的诊治工作，必须依靠多学科、多部门有关人员的共同努力。因此，门诊各科室、各级各类人员都必须围绕以患者为中心的理念，强化全局意识、质量意识和服务意识。为了患者的利益，在认真履行各自职责的同时，充分发挥各专业技术优势，共同把握好门诊患者诊疗过程的各个质量环节，维护好各种基础设施的正常、有序运转，做到相互支持、相互理解、有求必应、密切配合，只有这样才能为患者提供高效率、高质量、人性化的全方位医疗服务。

门诊办公室是门诊工作的核心机构，肩负着统筹门诊各科室、各部门工作等重要任务。当患者在就诊过程中遇到种种困难或不满，在科室难以解决或对处理不满的情况下，门诊办公室应成为医患沟通的重要缓冲，通过翔实的调查和合理的协调，解决好医患间的矛盾与冲突。

（屈　波）

第二节 急诊中的医患关系

急症诊疗中的医患关系是医患双方在急诊就诊及治疗过程中产生的特定的人与人或群体与群体间的特殊关系，其有别于常规意义上的人际关系，又与普通医患关系之间存在明显差异。基于急症诊疗的重要性、特殊性、复杂性，急诊医学专科以及相关专科的急诊处理过程，已经成为医患纠纷、医患矛盾的"高发区"和"重灾区"，而医务人员对于急诊中医患关系特点等认知不足，以及医患沟通障碍和各种医患碰撞的不恰当处理，已成为催生医患关系不和谐的主要因素。

一、急诊中的医患关系特点

（一）急诊工作的特点

急诊科是急症患者接受全面诊治救护的第一站，是整个医疗机构接诊的主战区，更是全天候提供急诊保障服务的最前沿阵地。医院处理急症的能力和质量往往是该院整体医疗应急水准的主要评判指标，更是一所医疗机构树立外部形象的主要展示窗口。急症患者往往数量多、病种复杂、流动性强，且其病情往往突发突变，具有显著的不确定性，即急症患者的就诊数量不确定，就诊时间不确定、就诊病种亦不确定。另外，急诊工作亦颇具不可控性，即患者病情严重程度不可控，病情进展速度不可控，病情转归不可控。

急诊所面临的工作状况，可以用"急""危""重""难""异""变"几个字来概括。所谓"急"，是指患者发病情况紧急，时间急促，医务人员的接诊及处理往往是随时随地，就医及接诊的随机性强，均无固定时间、固定规律可言；所谓"危"，即急症患者及施救医护人员所处环境危险，或部分患者病情凶险，易演变为危重症；所谓"重"，即部分急症患者病情较重，或呈快速加重态势，医务人员在极短时间内所面临的医疗任务繁重，且社会和经济、精神及心理压力较重；所谓"难"，即部分急症患者的病情难以纠正和缓解，各种急诊措施无法达到医患所期望的治疗效果；所谓"异"，即急症患者的疾病特点、诊疗方式、评估思路、观察理念以及救治模式等，均与其他普通患者存在一定差异，其独成体系，又无固定模式及规律可循，使急诊工作更具个体化及特异化等特点；所谓"变"，即同一时间、同一场所、同一致病因素对不同个体及群体产生的急性伤害并非固定不变，急症患者病情发展亦处在不断变化之中，病情或易反复，或易突发恶化，或易伴发其他疾病及损害。

同时，群体性工伤、集体食物中毒、重大交通意外、传染病暴发流行等突发公共卫生事件，常造成大量急症患者同一时段集中涌入急诊科，极易导致急诊医护人员、接诊床位、手术台次及医疗物资等资源紧张，给医疗调度、医疗资源再分配等工作带来困难，对医院应急和急诊救治能力也提出了严峻考验。

急诊工作所面对的疾病病种多，病情复杂，年龄、文化及地域等跨度较大，易产生医疗资源及人员设备捉襟见肘、调度不合理、应急能力下滑等现象，从而导致医患关系不和谐。

此外，相对于其他医学学科而言，急诊医学属于相对新兴的学科，专业发展迅速、社会需求大、群众要求及期望亦逐渐提高。在实际临床医务工作过程中，除急诊医学专业外，其他医学专业的医护人员也都需要面对急症患者或患者病情急转变化等突发急诊情况，其间所面对的医患关系处理是整个诊疗工作的重要组成部分，更是医务工作者日常工作的重点及难点。

（二）急诊患者病情特点

急诊就诊个体及群体所罹患疾病主要为各类急性疾病或意外伤害等，少部分为心理、精神疾病等特殊疾病，接诊的医务人员除对急症患者进行常规的初步病情评估、危险度及严重度判断、急诊预处理、针对性治疗和病情危重演变预防等专业化处置以外，还要对其伴有的人为及环境伤害因素给予充分考量，迅速采取全面的内、外科及精神心理救助措施，使急症患者尽快摆脱病痛。

在临床工作过程中，医护人员经常遇到的特殊类别急症患者主要有：

1. 急危重患者 该类患者大多病情发作突然，进展速度较快，不容在转运、接诊、评估及处理过程中有所耽搁，部分患者由目击者或亲友同事等相关人员送至医院，转运过程中难以做到专业化救护，不排除有二次伤害的可能，加之送诊者对患者病史及具体发病情况常知之甚少，无法详细描述发病状况以及以往诊疗经过等重要信息，使得对此类患者进行准确的信息收集、全面的病情评估及快速的明确诊断都变得异常困难；部分患者由专业"120"急救车转至医院接受进一步规范诊治，进入医院急救环节之前，患者信息收集及掌控主要停留于院前生命体征维护等基础层面，但对患者的既往病情、整体评估、动态进展、预后方向等方面难以做到全面系统掌控；还有部分急症患者为医院间转诊患者，在对接过程中极易造成信息不对等、病情解释不到位、认知及理解偏差、患方期望值过高等不利因素，从而触发后续医患关系构建中的矛盾。

2. 需急诊手术或有创干预的急症患者 该类患者多为重大交通伤、爆炸伤、坍塌挤压伤、高处坠落伤、急腹症等，而患者及其亲属对急症突发、手术干预、风险意外等，无法快速接受和全面认知，也给构建和谐医患关系带来了极大困扰。

3. 急诊疑难病患者 该类患者或为疾病本身发生率较低的罕见急症，通过常见和常规诊断流程及思路，无法快速明确诊断；或为共病患者，即其除具有就诊的急诊疾病之外，还伴有其他重大基础性疾病存在，如老年腹部创伤患者，既往有高血压、冠心病、慢性阻塞性肺疾病（COPD）、糖尿病等一种或几种慢性病，此类患者个体的急症与慢性病同期呈现，极易造成病种之间相互干扰、互为促进、彼此加重等情况，并导致诊断困难和预后不佳；或为隐匿发病患者，即就诊时初发症状、体征极不典型或主要疾病特征性表现尚未完全显现；或为伴有精神及心理疾病的患者，在实际诊疗过程中情况复杂多变，致使医患关系处置困难。

4. 群体性发病患者 该类患者多来源于突发公共卫生事件，如集体食物中毒、连环车祸等，因在同一时间内就诊患者数量较多，患者病情严重程度差异显著，患者群体内易彼此影响，甚至相互产生心理暗示等，加之社会压力、舆论环境等外在因素的融入，极易造成医患沟通困难重重、任务繁重、内容繁杂、随机性强等局面，使得急症医患关系变得复杂而脆弱。

5. 急诊就诊的非急症患者 该类患者虽以急诊形式就诊，但其实质所患并非急症，更无须接受急诊处理。部分患者是因为对自身机体异样缺乏正确认知或主观放大个人症状；部分患者虽无器质性疾病，却因罹患心理、精神类疾病，如患有癔症等，导致其认知发生偏倚、心理焦躁、精神紧张或自身情绪无法控制；现实中，仍不能排除有部分患者为"主观故意"而急诊就医，主观上将急症诊治中的医患关系认定为简单的"消费和被服务"关系，消耗急诊医护人员有限的精力和体力，浪费公共急诊医疗资源，导致医患关系不和谐。

（三）急诊医患的心理特点

急症患者面对突如其来的疾病及灾难，往往心理是极其脆弱的，只有真正懂得急症患者的心理特点，才能直达患者内心，快速拉近医患距离。

1. 急症患者的心理特点 大多急症患者作为以往身体状况相对稳定及正常的个体，当其健康状态发生突发性损害甚至致残时，因其对个人疾病性质、现况、未来进展方向、可能预后结局等没有完整确切的认知，故其心理防线可能快速被击溃，内心充满恐惧，情绪极易波动，如不能进行及时有效的医患沟通及心理疏导，可能导致患者在接受救治过程中产生抵制情绪、持续焦虑、放任自弃甚至绝望轻生等不良结局。

急诊个体或群体的异常心理状况主要表现为焦虑、恐惧、固执、忧郁、烦躁、怀疑、无助等。在急诊过程中患者往往出现依赖心理、敏感性增强、行为退化和情感幼稚。此外，不同罹患状况的急症患者均具有其个体或群体特有的心理特点。如急诊创伤患者的肢体意外损伤会给罹患个体带来巨大的心理压力及思想负担，患者主观上极度担心个人损伤的肢体功能无法恢复或有致残风险，加之肢体损伤医治期内其原有生活状态突然被打破，以往正常肢体功能丧失或部分丧失，忧虑个人未来工作及生活状态改变，从而产生抑郁、自卑等心理，尤其女性患者在面部损伤后，会处于极度焦虑状态，或对面容恢复丧失信心，治疗上无法与医护人员形成互动及配合，最终造成患者自我认同感减弱，部分患者在医治过程中还会产生不良的就医情绪，甚至产生悲观、厌世等心理。

对于生命体征不稳定或病情极度恶化而危及生命者，患者及其家属快速陷入无助、极度焦虑和恐惧中，而精神的坍塌以及信心的丧失，可能会加速患者病情的进一步恶化。对于处在急诊围手术期的患者，疾病本身及外科手术共同对患者生理及心理造成应激性损害，致使其紧张、忧郁、焦虑、恐惧等不良情绪较非手术患者更严重、更复杂，如果不能进行有效的沟通，则会加重手术应激性损害并削弱手术实际效果。对于普通的急症患者，虽自身病痛可以耐受且不会危及生命，但此类患者在就诊的任一环节经历不顺利或不如意均可促使其产生不满情绪，部分心理异常患者还会对正常的急诊医疗秩序造成影响和冲击。对于自缢或部分服毒患者而言，因其急诊疾病的发生多因对自身生活丧失信心，罹患之前已经长期处于心理的极度失衡状态，而急诊就医后其不良心理状态会继续加重，以致无法从原有的心理阴影中走出，部分患者会继续出现自残、缄默、躁狂、逃避等异常表现。对于群体性就医的急症患者，经历了突发灾难，罹患过程中因患者众多、高度聚集、环境氛围紧张嘈杂，患者间的恐惧、紧张、焦虑等不良情绪极易互相影响和彼此放大。另外，部分患者因隐私保护，出现主观封闭和防卫状态，医患交流存在障碍，心理疏导困难。

还有一小部分患者并非真正意义上的急症患者，他们或出于主观因素而想尽快解决体检等非急诊问题，或自我放大已有疾患，或本身患有癔症等非器质性疾病，此类患者对个人诊治方案或有提前心理预设，或有过高的主观期待，或有信息输送失实，如果整个急诊过程中的某一环节与患者的主观期望有所偏差，便会快速产生不满、易怒、易激惹、频繁对抗、人为设置障碍、责难情绪迁移等情况，给急诊医患关系维护带来危害。

2. 急症患者家属及相关责任方的心理特点　急症患者家属虽然不是患病主体，但往往是患者的监护人、委托人、利益攸关方以及情感寄托者，其在急症患者的整个诊疗过程中常充当着诊疗方案的贯彻者、配合者、协作者等多重角色，更是医患关系维护的桥梁和纽带。

急症患者家属及相关人员的关切点可能较急症患者更丰富，其心理状况及情绪变化可能较急症患者更复杂。其一，急症患者突然发病或罹难，患者家属内心必然带有焦急、烦躁情绪，大多表现为过度敏感、无所适从和痛苦无助等心理状态。其二，急症患者家属往往对患者病情无法全面系统地熟知，其焦急恐惧的心理无处寄托、更无处宣泄，此时，医护人员如果单纯忙于急症患者的诊治，而忽略了患者家属的心理需求，必然导致其不良心理的堆积和蔓延，尤其在患者病情出现急转直下和无可挽回的严重局面时，突兀、冰冷直白的医患告知程序，无法抚慰患者家属的异常心理。其三，部分患者家属主观上对救治医院或团队缺乏信任感，而且患者不良的诊治结果会反向加深这种不信任。此时，本已身心俱疲的医务人员极易成为矛盾的转嫁对象和不良情绪的宣泄口。其四，急症患者家属所要承受和负担的经济、心理等压力较大，加之部分患者处于青壮年，是日常家庭生活的主导者及支撑者，而患者家属对急诊救治工作过高的期望值、经济花费的不可控以及不可承受、患者病情转归的不明朗、事件主导者及主要支撑者的缺失均可造成患方心理崩溃。

急症患者相关责任方及陪同人员身份多样，其所处情境和角度不同，表现为其关切点不一致和心理诉求差异。如陪同人员为交通肇事方，其在诊治过程中除了关心患者病情外，主要关注点可能在经济花费等其他问题上，当医务人员所反馈的情况与其内心期望不相符时，便会对医务人员产生抵触和怨恨情绪，进而干扰或否定医方判断及方案实施，影响患者诊疗方向的合理选择。

作为急诊医务工作者，应学会换位思考，将患者的身心作同等重视及呵护，积极成为患方可信任、可依赖、有温度的医者。

3. 急诊医务人员的心理特点　急诊医学的发展有其自身规律及特殊性，我国急诊医疗体系已经有了较好的发展和完善，急诊救治水平也获得了大幅提高，但急症诊疗水平的进步相对于社会发展需求和广大群众的健康期望而言，是"永远相对滞后"的。因此，急诊医护人员所承受的社会压力较大，面临着更严峻的身心考验。

急诊工作往往涉及多学科，其综合性强、知识更新快，对医者的临床经验、社会阅历、应变能力、角色定位、角色转换、心理承受力、医患沟通技能等都有较高要求，部分急诊医务人员的急诊医学知识不够全面、缺乏临床经验、职业敏感性不强、诊疗及交流方式生涩，面对纷繁复杂的工作环境易导致心理脆弱，且自我心理修复能力较差，急诊医护人员普遍缺乏安全感、幸福感和获得感。

不仅如此，急诊医护工作者除了应对日常高强度的诊疗工作之外，还要承担起医患沟通、疏导患者心理、抚慰患者家属及相关人员不良情绪等工作。患者及患者家属就诊后，便进入极度焦躁和痛苦状态，患方的心理期望必然是在最短的时间内获得医务人员最准确的诊断和最精准有效的治疗，整个急诊工作有极高的时效性要求，如果在任何环节出现患方所认为的"滞后"及"模糊"，便极易激发患者及其家属的情绪宣泄、言语指责甚至人身攻击，急诊医护人员的心理状态便会失衡，使得本已脆弱紧张的医患关系"雪上加霜"。

二、急诊医患关系的常见问题

急诊过程中医患关系的维护及改善，融合和贯穿于诊治的全过程，其间所存在的问题，会对医患关系质量的改进有很大的影响。

（一）区域发展欠均衡

目前急诊医疗区域间发展不均衡，医疗技术及保障能力依然无法完全实现同步、同质发展和区域内资源共享。

不同区域间的急诊医疗设施等硬件条件存在优劣，医疗水平参差不齐，对百姓急症就医的保障能力和诊治水平差异较大，直接影响到人民群众急诊就医的整体质量，尤其在区域医疗机构面临重大自然灾害、群体性伤害事件、特大交通事故等严峻考验时，急诊方面区域发展欠均衡的弊端便会凸显。如目前我国对直升机救援的重视程度和投入力度逐年加大，国内部分大型医院和经济相对发达地区逐步配置了医疗救援直升机，以实现急危重症的全维度、立体化和时效性救治。

区域内急诊医疗资源分布不均衡，急诊理念及模式实践水平参差不齐，以及医疗力量不对称等问题亦普遍存在。并不是所有医院的急诊科都有良好的就医环境，部分医院因区域经济条件限制、院方及相关责任人重视程度不够、医务人员缺乏等主客观因素，致使急症诊疗环境杂乱、设备老旧、急诊专业人员匮乏和梯队结构不合理等，急诊医疗服务质量也随之下降，医院及医护人员在患者心目中的权威性和责任感大打折扣。

（二）急诊健康科普工作待推进

人民群众生命安全及健康保障离不开急诊科普工作的持续推进和急诊医务工作者科普意识的提高。如何将百姓心目中的"急"，变为现实中的"稳"；如何将急诊急救知识送入基层；将日常急诊急救技能送入千家万户；如何将自救及他救意识、常识及技能传授给广大人民群众；是当今急诊医务工作者需要思考和重视的关键问题。

目前我国急诊医疗行业的现况是"重临床轻科普"和"重科研理论轻基层实践"。因日常工作任务繁重，大多急诊医务工作者分身乏术，无暇科普或无力科普。久而久之，急诊急救常识和自救他救技能无法在人民群众中生根发芽，急诊急救意识日渐淡薄，群众自救及他救能力显著不足，并陷入恶性循环的怪圈，从而给急诊工作带来更为沉重的负担和压力。

（三）急诊模式及理念尚不成熟

国内外对急诊的理论架构和新模式、新理念都在不断丰富和扩充，但急诊实践仍处在模式及理念运行的不成熟阶段。虽然"急诊一体化模式""快速康复理念""精准医疗"不断涌现，但急诊的一体化理念和具体架构仍有待改进，部分急诊救治环节的缺失和各环节间的脱钩，已成为直接造成急诊质量下滑的主要原因之一。急诊急救模式及理念的不成熟，极易造成急诊工作各行其是、评判标准不统一、临床思维认知不一致等问题，医护人员无法从碎片式的工作环节中获取医疗成就和循证依据，患方无法从间断分割式的就医经历中获得持续关注与疗效改善。

推动急诊工作高质量开展，不能局限于院内诊疗，还包含诸多环节，如急症及灾害预防、院前急诊急救、院内急诊、院外康复疗养、动态随诊回访等，其中各个环节互为支撑，环环相扣，缺一不可。如急救中心与院内急诊急救如果不能完成科学、流畅的对接，患者现场病情评估信息不能及时反馈至就近医院，结合患者病情特点对转运医院的选择缺乏针对性，都势必造成患者救治时间和机会流失，急症患者无法得到最佳治疗。急诊工作必须着眼全局，将诊疗的各个环节纳入一体化管理模式之中，同步推进，全面加强。既要保证急症诊疗的可持续，又能为急救效果的全面提升提供保障。

■（四）急诊院内流程尚有缺陷

急诊流程有其自身的特殊性，需在"精准""快捷"等前提下，根据自身情况、病原特点、区域定位等，制定和完善诊疗流程。

常见的流程缺陷有流程复杂、绿色通道不畅、导医不明、标识不清、部门间协调不够、分诊不细、急诊区间布局不合理、人员分工不明确等。如流程过于教条烦琐，诊疗及诊疗之外的各个环节花费时间过长，有效诊疗措施迟迟不能得到落实，本就焦躁无助的患者及其家属的负面情绪便会累积，变得易怒和易激惹，诊疗过程中的任何不顺利或不满意都会迁怒于医院及医务人员，导致医患纠纷不断。此外，如果诊疗过程中各专科或医务人员之间分工分责不明，急诊流程缺乏制度性保障，则容易出现科室或人员间互相推诿的现象，从而造成更多的医患矛盾。

■（五）医患双方的主观认知偏倚

医患双方是诊疗过程中紧密联系的利益攸关方。但现实中，因各种附加因素的干扰，往往出现医患双方的主观认知偏倚。如某些患者的急症轻微，甚或其自认为的"急症"并非真正的急症，患者在认知上多坚定地认为自身病情最严重，从就诊的那一刻起理应在第一时间得到最大关注，既然挂了急诊号就要享受其自认为的理想化急诊待遇……此外，急症患者的痛苦、焦虑、不满等不良情绪极易传递给患者家属，后者在无专业背景情况下，多通过催促、追问和倾诉不满来表达对患者的关心，并将自身压力、怨恨、不满等转嫁到医务人员身上。又如腹痛患者，在诊断不明确而又无剖腹探查指征的前提下，止痛药需慎用，但这类科学合理的医学专业处理方案往往被患者家属误认为：医生不作为、故意拖延、对患者疼痛不重视、缺乏职业道德，严重者还可能导致伤医事件。

部分急症患者把医患关系看作消费服务关系，等价交换的心理预期过强，自认为花钱多少与诊疗效果好坏成正比。这些现象说明，在部分患方意识里已将医患关系效益化，并将医患关系撕裂为等价交换。疗效好归功于钱的作用，效果差则归因于医技差；在病情遭遇变故和困难时，期望医务人员是"神"一样的存在，而一旦治疗不顺利，便给急诊工作者贴上"失败者"的标签。此类近乎"自私"和"蛮横"的认知偏倚并不少见，其最终会催生患方的"霸道"情绪、言语丧失理智和行为过激。

作为医务人员，当面对上述认知偏倚及由此产生的过激言行时，多选择忍让、麻木或逃避，诊疗过程中处于长期被动和顾虑重重状态，面对可能存在的正常医疗风险，产生趋避思想，丧失应有的原则和救死扶伤精神。如某96岁高龄男性，因"绞窄性疝"就诊某三甲医院，患者家属期望值较高，认为进了大医院便进了"保险箱"，只要多花钱就能确保患者安全治愈，而急诊医务人员面对患方的认知偏倚产生畏难情绪，遂主观放大手术风险，推诿和拒收患者入院，患者无奈之下转入某乡镇医院"放手一搏"，最后患者手术顺利、疾病痊愈。患者家属遂将首诊医院及急诊科投诉至所在地区的卫生主管部门，产生了不良社会影响。

可见，急诊医务工作者作为诊治活动的主导方，有义务在诊疗过程中设法让患方回到正确的认知层面上来，协助患方认识到医学是科学而并非神学，医务人员应能清晰地认知自己该做什么、能做什么、能做到何等程度，统一医患认知。

三、急诊医患关系解决策略

（一）加强医疗机构急诊管理

在急诊管理过程中应坚持"保障、协调、完善、协作、拓展、提高"的方针。"保障"即对急诊工作始终保持足够重视，将急诊保障工作放在医疗工作的重心，在机构资源、人员、物力、财力等方面做好全面保障；"协调"即努力将各相关部门、科室、人员的责任明确化，角色定位清晰，协调和理顺彼此关系，上下通达，纲举目张；"完善"即在急诊运作过程中，积极寻找漏洞及差距，发现和挖掘急诊工作中的不足，取长补短，积极完善硬件和软件条件；"协作"即机构内部及外部充分协作，达到医疗资源配置最优化、特色发挥最大化、区域发展均衡化；"拓展"即政策制定、制度修改、流程更新、人员培训、物资配备等各个方面，放眼全院、区域及全局，拓宽视野，整体提升急诊实力；"提高"即通过常态化专业培训、医德医风建设、医学人文重塑等措施，全方位促进急诊医护人员职业素养提升，充分调动急诊医务人员的工作积极性。

（二）优化急诊急救流程

急诊医疗服务体系大体包括院前急救、院内急救和急诊重症监护室（EICU）救治三个部分；急救流程包括整体框架式救治流程和专病救治流程等。目前国内多采用"三环理论"指导下的"一体化急诊救治模式"，其主要内涵为科学综合急诊急救各个环节，打造院外院内救治一体化。急诊医疗工作能否出奇制胜和大幅度提高救治成功率，很大程度上依赖于急诊医疗服务体系是否完善、急救流程是否科学和急诊抢救模式是否先进。

急诊急救流程关系到急症患者的诊疗能否及时顺畅地完成，应在"快捷、连贯、高效"的宗旨和要求下不断予以优化。努力完成好几个对接，即院前急救与院内急救的对接、院内急诊与专科收治的对接、专科间患者互转的对接、出院康复与动态随访的对接。其中院前急救反应体系应力求快速有效，现场救援及时科学，利用语音及可视化传输系统、网络平台、5G联动系统等现代先进设备，快速完成院前与院内急救信息共享，提前采取针对性的处置措施。院内简化急诊处理流程，科学分诊分级，区间协作实行制度化保证，杜绝互相推诿和问责不明，避免急症患者区间滞留。

急诊的区间布局不但要保证其可容纳群体性急症同时诊疗的需要，还应做到布局科学合理，保证挂号、分诊、接诊、辅助检查、留院观察、急诊处置、区间转运、确切治疗等各环节的连贯性，各区间工作衔接顺畅，急诊资源的区间分布紧凑、完备，区间内流转畅通无阻，既节省时间，又能最大限度利用已有空间。而针对急症患者就医群体特点，在区间布局规划中充分考虑到各类急症患者的需求，并最大限度地保护患者隐私和避免患者身心受到进一步伤害。

（三）人员结构和团队建设合理化

急诊专业医护人员的数量与比例要相对合理，既要保证医护人员数量，又要保证各班人员质量，即专业化梯队建设要常抓不懈，不但保证人员结构科学合理，还要科学排班，保证在应对突发公共卫生事件等特殊情况发生时，能做到"跟得上、诊得准、治得快"，还应努力提升急诊团队吸引力，打造特色团队，让有志中青年医护人员对急诊工作有信心和归属感，真正做到身在急诊、心也在急诊。团队建设能使各成员的工作繁忙而有所放松，心里沉重而有释放，精神困惑而可倾诉，遇到困难而有坚强后盾，最大限度地保障急诊工作人员的合理诉求得到应有重视。

（四）充分理解医学发展的局限性

医学是科学，而非神学。既然是科学，就有持续发展和不断改进之需要，就允许被否定或接受失败的概率存在。面对急危重症的不可控预后，面对意外医学事件的发生，面对生命的自然终结，面对医学科学领域的盲区等，急诊医务工作者往往是无能为力的。

急诊医务工作人员所面对的诊治对象复杂多变，疾病谱广泛，工作量较大且无固定规律可循，急诊医疗工作时时处处伴随着潜在医疗风险，急诊医护人员长期承受着巨大的心理及社会压力，背负着其他行业难以理解的沉重职业担当及医护责任，这些都对医者心理素质构成了严峻考验。

急诊工作要紧紧围绕一个"急"字，积极主动地发现和分析急症患者病情变化，全方位思考和拟定诊治方案，在最短的时间内给患者以快速细致的治疗，最大限度地保持与患者及其家属期望的顺应性。医务人员只有拥有高超的技术和过硬的本领，才能取得患者的信任、赢得患者的尊重。医者要礼貌用语、平等温和，学会倾听和适当沉默，给患方以表达、思考和冷静的时间，对于患者及家属的误解，要学会包容，避免消极的"冷处理"或"不理会"，针对不同社会文化背景的患者或家属，尽量少用专业术语，多用生活中能理解的形象、恰当的例子和比喻，可能更容易获得患方理解和接受。医疗文书做到书写规范、专业、客观、流畅，有助于急诊过程的客观性和可重复性，更为后续医患关系的改进及研究提供客观依据。医疗文书应重点记录患者病情现况、病情变化、可能病因、下一步病情进展方向、可能的不良预后、患者及其家属的主要困惑及关切、患方对目前诊疗是否理解及满意、患方对下一步诊疗有何期待等。最终能让患方对患者病情有一个全面形象的了解，充分认识到急诊疾病的不可控性以及医疗意外发生的合理性。

（五）改善医患双方的主观认知偏倚

急诊医患间极易出现认知偏差，在沟通过程中一定要避免直入主题，开场即突兀地直言病情重、病情复杂、治疗效果差、随时出现生命危险等，对于患者及其家属的情绪影响极大，并会给患方精神及心理造成空前压力，令患方快速陷入哀怨、悲观、愤怒、无助等极端情绪之中，造成沟通"崩盘"，尤其在出现医患纠纷和矛盾时，急诊患者及家属的情绪往往是激动和不可控的，这时的首要任务是想方设法地使矛盾双方保持冷静和理智，沟通的切入点应迂回婉转，避开空洞地强调"病情危重"，寻找温和的切入点，如先从病情的来龙去脉开始，沟通期间不忘关心患者家属的心理矛盾点及困惑，帮助患方分析辨别患者病情恶化原因、可以采取的诊治措施、一旦出现意外情况有无补救措施、病情转机必须同时具备的条件、诊治失败带来的不良后果等。

医患间的沟通应学会换位思考，急患者所急，其情亦真亦切，可无形中拉近医患距离，走入患者内心，彰显医者高尚的医德及人格魅力。医者在沟通交流过程中学会"换一个角度"便能让沟通境界"上一个高度"。

要把握沟通的关键点，即医方最想表达的、患方最困惑的、容易造成双方误解的、患方最担心的、患者最期待的关键问题等。对于因患者缺乏医学常识所引起的不满，应该向其耐心地讲解；若是由于急诊医护人员解释及服务不到位而造成患方身心伤害，应及时真诚地表达歉意，避免误解积聚和矛盾升级。在实际急诊医患沟通过程中，不能因追求医患"和谐"而丧失原则，如面对部分急诊就诊的非急症患者，医护人员应准确评估和耐心疏导，将有限的急诊医疗资源留给真正需要的急症患者。少数患方出现无理取闹，且在医务人员无过失的情况下，急诊医务人员应该不卑不亢、据理力争，运用真诚、智慧和科学的力量，努力维护医者尊严，必要时可采用法律手段。

急诊医务工作本身存在高风险性。医务人员在尽心尽责做好本职工作的同时，还要遵规范、守法律，使急诊行为合规、合法、合伦理。平时应增强法律意识，学会用法律保护自己的合法权益，增强防范意识，严格执行各项诊疗、操作规范，医疗文书记录要及时、准确，这既是对患者负责，也是对医护人员自身负责。如面对病情可能急剧恶化的急症患者，如未提前履行告知义务和启动应急预案，一旦出现突发情况，患方情感上无法在短时间内接受和理解不良变故；又如部分医护人员因忙于急症患者的诊治和救护工作，相应医疗文书未及时完成，后期对病案的书写和补充不完善，都可能使患方对医疗文书的可信度和合法性产生怀疑和争议。因此，除相关部门通过加强立法对正常急症救护行为进行保护以外，医护人员对急诊患者就诊过程中的关键信息和主要诊治方案及措施，均应及时准确地进行记录，并加强对影像、录音、文书等各种资料的保存，真正实现整个诊治过程可再现和处理细节可追溯。

（六）建立急诊医疗风险识别及评估体系

对于急诊医疗而言，及早识别医疗纠纷风险并完善急诊医疗风险评估体系，有助于急诊医患关系的维护和干预方案的及早确立，更有助于降低医患纠纷及医患矛盾的发生率。现实中，不能排除少数目无法纪、心理扭曲和言行过激者存在，面对突如其来的言语辱骂以及人身攻击，急诊医务人员应该提高警惕并树立自我保护意识。对于在医患交流过程中发现的医患矛盾激化点、过激倾向、威胁性言行等，应积极疏导，并及时将其纳入医院医患沟通办公室等相关部门的动态监控之中，尽早请第三方职能部门介入，防患于未然。

（高　明）

第三节　病房中的医患关系

在医疗技术极大进步的背景下，患者开始追求就医过程中的舒适体验感，但由于医疗技术相对于老百姓医疗保健需求的滞后性、不同患者全身状况不同带来病情的复杂性等使医患双方对于医疗过程中出现的各种治疗结果往往难以达成一致意见，从而产生医患纠纷。医疗纠纷已成为阻碍患者获得有效诊治、医院正常工作、医学事业发展的重大难题，甚至成为一项社会不稳定因素。临床一线工作者将大多数时间都用在了病房中，因此本节内容主要通过研究病房中医患关系的特点、常见问题、解决方法与策略，指导临床工作者及医院管理部门更合理地预防医患纠纷的发生及医患纠纷发生后的早期恰当处理。

一、病房中的医患关系特点

（一）医患人格的平等性

随着信息化时代的到来，更多人具备了基本的医疗常识，医生在大多数人眼中不再被神圣化，患者在住院期间关于疾病的治疗方案一般都有自己的想法和打算，当医务人员为其设计的治疗方案与其期望不符合时，患者一般都会采取沟通协商的方法以最大满足自己的意愿，还有小部分患者直接不配合医生作出的治疗方案而选择出院。因此，现阶段病房中的医患关系应是建立在医患人格平等基础之上的共同参与型的医患关系。良好的医患关系能促进医生在医疗活动中全方位提高专业素质，同时也让患者得到更满意的就医体验，极大地提升医疗服务质量。

（二）医患沟通的密切性

住院患者与门诊患者最大的不同在于住院患者有更多的机会和主诊医师进行交流，医生在一段时间内负责具体患者具体病情的诊治，因此需要与患者及其家属反复接触，了解患者每天的病情变化，以便不断调整用药，嘱咐患者各种注意事项，纠正患者错误的康复方法，并协助患者办理各种医疗手续等。因此，病房中的医患沟通具有很高的密切性，医患沟通内容范围更广，时间跨度更长，更容易与患者建立信任，当然也容易在某些细小的方面与患者产生纠纷。据某项关于医德医风投诉情况的统计显示：医务人员服务态度不好是投诉的主要内容，约占每年总投诉数量的50%以上。由此可见，患者就诊过程中更看重就诊体验，更渴望得到医务人员的关心，渴望得到与医生细致、深入沟通的机会。因此，对于医务人员，注重技术之外的人文关怀就显得很重要。只有做到愿意和住院患者积极沟通、知道怎么沟通，才能用语言化解矛盾、消除误会，取得患者的信任和配合，这样才能在共同参与型的医患互动模式指引下实现医务人员和患者的双赢。

（三）医患纠纷的协商性

一般来说解决医患纠纷的途径有以下几条，如医患双方协商、卫生行政部门调解以及诉讼途径。医患双方协商是解决医患纠纷最便捷的一种方式，因为其免去了后两者中的硬性程序，具有简洁、灵活的特点。加之住院患者有很多与临床医生面对面交流的机会，使得协商途径的医患纠纷处理方法可以在病房中完成大部分流程，一般可以在患者出院前平息纠纷。于是要求临床一线工作者做到事无巨细、面面俱到，医疗查房一方面是查病情，另一方面是查情绪，及早发现患者及家属内心的诉求，提早替患者考虑住院过程中可能产生的各种问题并积极地去规避这些问题。多替患者考虑，预防纠纷发生，远比纠纷发生后的任何处理措施都显得更经济、更方便。

二、病房中医患关系的常见问题

（一）高强度工作导致对患者关心不到位

现行的《医疗质量安全核心制度要点》中的三级查房制度保障了最基本的患者与上级医师接触、交流的机会，尽管如此很多患者仍然抱怨感受不到医务人员的关心。这种现象以外科科室最为常见，医务人员每天的例行查房、手术、完善病历、教学工作占据了绝大多数工作时间，甚至经常需要加班才能完成上述工作，此时想再关心患者已是分身乏术。由于患者基数大、个别患者病情复杂等，必然导致医务人员不能将时间均匀地分配在每一个患者身上，导致相当一部分病情较稳定的患者为此产生对医护的抵触情绪，虽不会直接导致纠纷，但降低了患者的就医满意度，也不利于医院自身品牌的宣传及推广，更为后续医患纠纷的爆发埋下伏笔。

（二）病情多变导致的患者及家属不配合

住院患者相对于门诊患者，病情更加危急、复杂、全身情况更差，需要特殊护理和监护，以便随时调整下一步治疗计划，且不排除需要再次手术等操作。即使入院前医患双方有良好的沟通，由于病情发展不可预知，患者及家属短期内很大程度上无法接受病情突变。一方面，患者家属对医务人员业务能力产生怀疑；另一方面，对疗效的不满催生患者家属对医务人员医德医风产生怀疑。部分患者家属甚至会作出过激行为，家属的不配合导致很多医疗干预措施不能实施，使患者不能及时得到有效治疗，甚至贻误病机。家属不配合引起的治疗中断不仅是医患双方的损失，更是对医疗资源的浪费。

（三）高昂医疗费用引起患者不满意

高昂的医药费用是造成病房中医患纠纷的始动因素，尤以手术患者最为明显。患者及家属对手术中所产生的具体费用不清楚，而且后续医疗费用支出是否承担得起及治疗后是否能达到预期效果都是未知数，并且药品、耗材的过度医疗是否存在，加之住院患者出于对疾病、病房环境及医务人员陌生的状态，精神紧张、情绪波动大，一旦出现治疗效果不理想，或者对于相当一部分经济状况紧张的患者，一旦出现医药费用超过预期，就会质疑治疗流程是否存在问题，想要"维权"。高昂的医疗费用给大部分患者带来极大的经济压力，一部分患者住院过程中不敢去选择疗效好但是费用高的治疗措施，甚至有的患者因为经济原因放弃治疗。此外，即使患者得到有效治疗，痊愈出院，仍然会对巨额花销耿耿于怀。因此，在保障医疗服务质量的同时降低费用，不仅可以让患者在住院过程中充分发挥主观意愿，选择自己理想的治疗方案，也能极大地促进共同参与型医患关系模式的落实，而且能提高患者满意度，为医院带来稳定的患者来源，患者作为医院口碑的最有力宣传者，将对医院品牌的提升发挥至关重要的作用。所以说，降低医疗费用不仅可以缓和紧张的医患关系，而且是保障全民享有高质量卫生服务的一项重大措施。

高昂的医药费让患者怨声载道，而医疗卫生事业作为一个国家的社会性基础设施，对国家的社会经济发展具有举足轻重的作用。社会性基础设施能起到维护民众基本权益、促进社会和谐发展等多方面功效。也就是说，投资卫生基础设施建设是促进社会和谐的战略性选择。但是很多地方政府忽视了这一点，仅仅大力发展收益周期更短、见效更快的经济产业，对医疗事业的投资长期处于低下状态，导致今天各种"看病难、看病贵"的问题井喷式爆发。解决老百姓最基本的医疗费用问题从根本上是要加快推进医疗体制改革。党的十七大报告中明确提出"要坚持公共医疗卫生的公益性质"，旨在让医疗行业回归公益性。2009年新一轮医药卫生体制改革启动，经过十年努力取得了重大成就，但仍然存在很多突出问题，如卫生总费用及其占国内生产总值比例偏低、公共财政在医疗事业的投入机制不合理、医疗资源配置不合理等。

（四）新闻负面报道造成的患者不信任

信息化时代缩短了人与人之间的距离，提升了新闻的传播效率，坐在家中便可以知道世界各地都有哪些事情发生，网络也成为老百姓茶余饭后的谈资。为了追求经济效益，一些缺乏社会责任感的新闻媒体利用现阶段"看病难、看病贵"的社会问题，将极个别医疗事件加以修饰、断章取义地报道出来。在大众眼里，患方是天然的弱势群体，于是大多数人不会冷静、理性地去分析问题，而是将舆论的矛头直指医院部门和医务人员。现代医学受制于技术还不能治愈大多数疾病，将个别案例放大来否定医务人员的工作显然是不合理的。长期以来的各种不实新闻报道给医务人员扣上了各种帽子：态度恶劣、乱开检查、吃回扣、收红包等。使医务人员形象严重受损，受舆论影响，很多患者也不再像以往那样给予医务人员应有的尊重，临床上经常见到患者用上网浏览的片面的医学知识来质疑医务人员的专业水平，给临床工作带来很大阻力。这种不信任导致的是患者与医生之间无法做到密切配合以至降低了患者的治疗效果，这显然是不划算的。

三、病房中医患关系解决策略

医患纠纷大多起于沟通不畅，因此我们要以建立主动沟通的意识为中心，兼顾其他方面面可能影响医患关系的因素来处置病房中的医患关系，主要有以下几个方面。

（一）优化住院服务整体流程

对患者的关心除了言语，还体现在人性化的就医流程上。随着医疗改革的阶段性推进，医疗技术得到了极大发展，各种高端医疗设备也足以为技术实施做强有力的支撑。但与此对比，如何为患者提供便捷、到位、人性化、高品质的医疗服务等方面依然存在很大的进步空间，优化医疗服务体系是缓和医患关系的迫切要求，也是预防、减少医患纠纷的重大举措。患者除了立竿见影的治疗效果，最想要的就是便捷高效的就医服务。

1. 简化住院手续　如今社会资本越来越多地进入医疗市场，让行业竞争变得异常激烈，要得到患者的认可就务必提供优质的服务，这要求医院改变以往"以疾病为中心"的传统医疗模式为"以患者为中心"的新模式，在"以患者为中心"的指导思想下，本着为患者谋求最大便利和提供最优质服务的态度，推行线下线上相结合的住院患者服务模式，简化住院流程，减少不必要的手续，减少医务人员工作量，提高工作效率，让其有时间和患者接触，提高住院患者就医满意度。具体执行可分为入院前、院内、出院前三个阶段。

（1）入院前手续：以入院医保登记为例，其占据了医患双方很多时间，患者往来奔波于病房、医保审核处、收费结算窗口，医务人员也要花费大量时间指导患者办理并嘱咐其注意事项，即从入院开始，患者便忙于各种手续，就医体验大打折扣。针对上述问题有学者建议实行新的住院医保登记流程，即医保办理全流程由专门人员在患者办理入院时，代为患者填写、办理，出现不符合报销条件、医保卡欠费等问题时再个别针对性处理，即出现个别问题时再由患者亲自办理。据统计随着医疗保险的全面推进，住院患者医保卡持卡比例达48%以上，人口基数较大，因此，此项简化住院医保登记流程的举措将在一定程度上给大部分患者带来便利，专职部门人员处理相关手续也将提升规范度。另外，也可以对住院患者通过线上服务实行跟门诊患者一样的预约办理入院，通过线上预约，待医院床位空余时患者再来院提交相关手续办理入院，以减少现阶段仍存在的部分患者需要登记入院后等待床位空余再实际入院的现象。这不仅可节约患者时间，也能实现对患者的分流，直接缓解医院人满为患的问题。

（2）院内手续：住院患者相对门诊患者有较多与医务人员沟通的机会，与之相应的是住院患者相对于门诊患者需要更多的医疗处置，这期间的医患沟通质量直接影响了患者能否得到最好的疗效。在医务人员经常超负荷工作的现状下，传统单一的面对面医患沟通显然是不够的，有效拓展沟通渠道才能从根本上解决问题。尝试辅以床旁电子设备将患者病情信息及需要告知患者的医嘱从医务人员端发送至病房设备中，减少了患者及家属从病房到医生办公室之间来回跑动的次数，让患者及家属及时知晓病情，以便有效自我管理和及时参与医疗决策，解决了患者病情信息单一来源于医生口述的问题，这样便会降低患者对医务人员的依赖性，同样减少了医务人员需要向患者及家属解释的内容，患者对于医患交流的需求也就减少了。另外，用电子设备向患者针对性地推送病情不同阶段相关康复知识，让患者在病房中休息之余学习自身疾病的相关专业知识，让患者有事可做，也能在一定程度上减少医患纠纷。所以，住院患者多种沟通渠道的建立在时间和效率上都能保证医患沟通的深度和质量。以另一种更便捷的方式去关心患者，也为医务人员节省出大量宝贵的时间去处理更危急的患者。

（3）出院前手续：对预出院患者通过微信平台实行网上自助出院办理，可以为患者节省时间，提升就诊体验，另外住院患者病情稳定出院后一般都需要继续药物治疗、定期随访。但在实际中，患者往往会因为症状消失而忽略复查的重要性，医务人员也因为工作繁忙，很多情况下联系不到患者等而失去对患者的随访。出院前微信录入患者信息在相应的时间节点向患者推送消息，提醒患者复查，有效干预病情。也就是说，对患者进行长期追踪、定期提醒，以此保障治疗效果，预防并发症及旧病复发。

2. 加大信息公开力度　很多初次入院的患者，对于医疗系统的运行制度、分支部门很陌生，导致找不到做检查、递交手续的地方甚至找不到医院食堂，给患者及家属带来了很差的体验，这也是很多人抱怨"看病难"的一方面原因。公开各科室住院全流程中常规检查、治疗费用信息，借助微信平台推送全面详细的医院就诊流程、科室、专家简介及医院地图等信息，并加入精准定位、导航功能将会有效帮助患者解决住院期间面临的很多生活问题和疑惑。

3. 及时获取患者反馈　采取网上匿名调查问卷的方式对预出院患者进行满意度及意见建议调查，收集一定时期内的大量样本进行统计学分析，得出量化的结果，并作出有针对性的解决措施，是弥补医院现存不足，直接提升医院服务水平的有效措施。

（二）动态沟通达成对疾病的共识

沟通是人与人之间、人与群体之间思想与感情的传递和反馈的过程，以求思想达成一致和感情通畅。沟通的过程不仅包含口头语言，也包含形体语言、个人的语调和情感，良好的沟通是人与人之间建立信任的基本途径。所以，医务人员开医嘱，护士执行医嘱的模式是不能建立医患之间充分信任的，医生必须走进病房。无论科技发展到何种程度，和患者面对面交流的环节都不能被替代，这样才能让患者体验到被重视的感觉，也便于医生随时观察病情变化和获取患者的直接反馈，纠正其可能存在的不正确的用药方法、锻炼方式等。医患沟通减少是产生纠纷很重要的一种原因，相反地，大多数医患纠纷可以通过良好的沟通得到解决。很多患者家属认为把健康托付给医生是件一劳永逸的事，相当一部分人潜意识里的想法是"钱到位了，病就会好"。然而，住院患者的病情往往要比患者想象的更为复杂，常需要24小时监护和分等级护理，在此基础上才能动态地调整治疗方案，在维持病情稳定的基础上，促进早期康复，这期间为了安抚患者及家属情绪需要花费医务人员大量的时间和精力，随时就疾病的最新进展进行沟通，具体的沟通可以分为三个阶段：入院前沟通、院内沟通、出院前沟通。

1. 入院前沟通　患者入院前，医务人员就应该详细了解其病情进展情况和患者期望的治疗效果，向其耐心解释病情、治疗方案的选择以及相应方案的费用、风险和预期效果，并交代入院治疗的必要性，让患者以平和的心态对待疾病和后续治疗手段，避免入院后二次沟通给患者带来的心理落差及因此产生的纠纷。

2. 院内沟通　是病房中医患沟通的主体内容，涉及范围最广，时间跨度最长。院内沟通对医务人员的要求是不厌其烦，把患者当成亲人，密切关注患者的病情以及疾病之外的各种需求和困难，在需要时，医务人员应当不吝伸出援手，从生理、心理、社会生活等方面全方位地给予患者关心和帮助。尤其关于签署各种知情同意书，需要用举例、对比等浅显易懂的生活语言去交流，确保患者及家属确实明白了相关治疗的必要性和要承担的风险，而不是流程式地签字盖章。只有让患者及家属做到对病情心中有数，感受到医务人员身上的温情，才能更积极地配合医生的各种治疗措施，并在患者病情出现可接受的波动时，给予医务人员更多的支持和理解而不是责难。

3. 出院前沟通　出院前的医患沟通对患者病情预后起着关键性的作用，包括出院后的服药方法、功能锻炼、注意事项、定期复查等内容，无论哪个环节出现纰漏都不利于患者恢复甚至需要二次入院。医务人员应当在患者出院前详细交代相关内容并询问具体实施的可行性，因为大多患者家中并不具备很完善的康复设备，出院后意味着失去医院的护理环境。出院前向患者及家属嘱咐院外治疗的重要性，指导患者家属，为出院患者在家中搭建一个理想的康复环境对疾病康复会起到事半功倍的作用。

■（三）加快医疗体制改革

针对现阶段医疗体制改革中仍然存在的卫生总费用及其占国内生产总值比例偏低、公共财政在医疗事业的投入机制不合理、医疗资源配置不合理，分别有以下几点建议：

1. 加大政府医疗费用投入　卫生总费用及其占国内生产总值比例在一定程度上能反映一个国家的政府、社会对卫生事业的关注和重视程度，尽管新医改实施以来有效提高了医疗卫生领域的总投入，但中国卫生事业总费用的水平依旧低于国际平均水平，加大除公立医疗保险支出的医疗投入是解决一切问题的基础和根本途径。

2. 合理投入、优化配置　公共财政在医疗事业的投入机制不合理和医疗资源配置不合理，换句话说就是"钱没用好"。政府一方面需要增加财政投入；另一方面更要有效利用有限的财政投入，让资金流向最需要的地方，只有把政府投入和体制改革结合起来，才能够发挥每一分钱的价值。例如，为改变三甲医院人满为患、基层医院无人问津的局面所推行的分级诊疗制度实行得并不顺利，究其原因，主要是医疗资源配置不合理，基层医院由于政府投入不足，医务人员待遇较差，加上缺乏相应的继续教育资源和地理位置偏僻，限制了医务人员的职业发展，导致大量人才流失，医院硬件设备差，辅助科室不齐全，无法为临床工作提供支援，限制了整个医院的诊断和治疗水平。因此，即使要多花钱、跑远路，患者也更愿意去省会城市等大医院住院治疗。所以，在引导政府医疗投入的流向上，应该以基层为重点，把钱花到西部地区、偏远山区、祖国边疆等最需要建设的地方，基层医疗服务水平真正提高了，分级诊疗制度自然就落实了。这样，三甲医院医务工作者才会有更多时间和精力花在科研项目上，促进医疗科学技术的发展。

3. 引导社会资本进入基层　我国目前地区发展极不平衡，绝大多数资源集中在一线省会城市，但基层人数却依旧占据着大部分人口比重，基层医疗建设有着广阔的发展空间，把基层作为加快医疗体制改革实践的主体，能让改革落到实处。现阶段，我国乡村振兴战略仍在进行中，基层卫生事业发展面临巨大挑战，然而卫生事业的建设光靠政府是不够的，在政府宏观把控下引入社会资本这个"竞争对手"，是保持公立医院发展性、创造性、主导性的基本保障。社会资本具有形式灵活、创造力强大、资本雄厚等优点，社会资本向大城市汇集的原因无非是经济因素，大城市医疗资源集中、人口集中、医疗薪酬等制度较为完善，医疗产业发展成熟，投入产出周期较短，因此吸引了大量的医疗人才和资本注入，医疗发展显示出源源不断的活力。但只有城市医疗资源与医疗需求相互匹配，才能做到物尽其用，最大程度地发挥出现有医疗资源的价值，而不是仪器设备和病床的闲置，造成公共资源浪费。相当一部分医院的这种问题已经初露端倪，所以政府要做的就是在自身加大基层医疗投资的同时制定相关优惠补贴政策，放大市场准入机制，让社会资本看到投资基层医疗的光明前景，引导社会资本发散式地从城市向基层流动、分布、扎根。在政府宏观把控下，形成公立、私立医院相互竞争、相互促进的良性循环的局面，通过医疗保健提升基层人民整体健康水平，提高生产力水平，解决因病致贫等重大问题，为乡村振兴战略提供强有力的保障，更为医疗体制改革作出示范性成果。

　　处理好病房中的医患关系是医务工作者面临的巨大考验，任重而道远。但如果处理好了就对扭转现阶段紧张的医患关系有建设性的意义，相信随着医疗技术的不断进步、患者素质的提高和整个社会对医疗行业的关心以及投入，未来医患关系的处理会变得更加有效并且有法可依，整个医疗行业也会因此焕然一新。

（韩　竹）

第四节　手术治疗中的医患关系

　　随着人类社会的不断进步，特别是现代医学科技的迅猛发展，外科治疗在临床中的作用显得尤为重要。随着手术理念微创化的不断转变，手术器械和配套设备的研发也日新月异，临床上"内科外科化，外科微创化"的趋势也越来越明显。手术治疗手段不断改进，治疗方法不断更新，也使得接受手术治疗的主体——患者，面临着更多的选择，自然也面对着更多的不确定性。如何在对患者疾病的诊断、治疗中，选择最适合患者、最有效的外科方法？如何确定手术方法的预期结果？如何把预期结果和可能出现的非预期结果用合适的方式告诉患者？并能够让患者愉快接受并积极配合围手术期的管理等，已成为围手术期医患间沟通最重要的内容，也是手术治疗中医患关系最重要的环节。

一、手术治疗中的医患关系特点

　　手术治疗主要是外科医生应用匹配器械，或者器械联合药物，通过外科医生精湛的技术，完成手术切除、矫正、置换、阻断、再通、修补等主要治疗手段，从而达到消除病因、解除患者病痛的治疗方法，是基于对外科疾病的发生发展规律的认识，通过临床表现和专业查体明确诊断，针对病因进行手术去除，是外科疾病治疗方法中最重要的一种。由于手术对患者的组织、器官具有一定的侵袭性，易对人体造成损害，对某些患者可能是灾难性的损害。这种客观存在的可能性无疑会给患者和家属的生理和心理带来负担，也直接会影响到手术能否实施和实施后的效果。所以，如何处理好围手术期（术前一周到术后一个月）的医患关系是外科医生必须解决好的一个重要的课题。目前医院的手术治疗分类一般是三种：择期手术、日间手术、急诊手术。因为三种手术分类安排主要是根据患者疾病的急危程度来确定的，所以其中医患双方沟通和交流的重点也不尽相同。

（一）择期手术的医患关系特点

　　1. 手术前患者的心理特点和对医方的需要　　手术是具有侵袭性的医疗手段，择期手术的患者有充足的时间"自我体会"手术的过程和结果。他们既希望早日手术去除身体的病患，又害怕手术中有什么"闪失"。在手术前，患者由于对医学知识和疾病信息缺乏了解，对手术成功和效果信心不足，害怕术中疼痛、手术复杂、手术意外，甚至死亡等，这些复杂的心理活动在没有护士的宣教，没有医师，或是主刀医师的充分告知和给予信心之前，全部存在并可引起一些明显的心理应激反应，会感到焦急、焦虑、担忧和恐惧，这让他们食之无味，夜不能眠。引起患者术前焦虑的原因有：对手术安全性缺乏了解，特别是对麻醉几乎是陌生的，顾虑重重；担心手术效果，对手术成功缺乏信息与信心；对手术医生的技术水平与手术经验不了解、不放心；害怕疼痛；对医生的态度存在顾虑；渴望在手术前与主刀医生见面，向主刀医生表达自己的心情；担心治疗费用超出自己的支付能力；担心手术会影响自己将来学习、生活、工作等。手术必须经患者或家属同意后才能进行，而且要签订手术知情同意书，此过程可使部分患者陷入"趋避冲突"的矛盾心理，患者既想做手术又怕做手术，有的患者要挑选技术过硬的手术医生，有的患者借口拖延手术日期或拒绝手术，有的患者由于过度紧张，刚进手术室便大汗淋漓、心跳加快、血压升高，不得不暂缓手术。还有的甚至在术前写好遗嘱，做了后事安排。

　　一位83岁女患者，身体情况良好，但双膝关节重度骨性关节炎，因为疼痛而每次只能行走200～300米，严重影响老人的生活质量。明确诊断后，告知老人手术可以使她的运动能力大幅度提升之后，老人欣然接受并办理了入院。术前几日的准备和沟通都十分顺利，根据老人膝关节的严重程度，选择先做症状较重一侧的膝关节置换，老人也一直期待着手术早日进行。但手术前一天下午，老人的女儿从外地赶回来准备照顾老人，女儿跟老人说到年龄的事，说73岁、84岁都是坎，把老人急切等待手术的心理状态一下逆转到可能面对死亡的恐惧和绝望。母女俩哭了一下午，女儿不想让母亲手术，而母亲因为腿痛太严重，想做手术又害怕做手术，跟之前的期待早日手术的心理发生了很大的变化。医生了解情况后到病房跟患者和女儿做了充分的沟通，再次详细介绍了手术的安全性和效果的显著性，并告诉母女，她们担心的73岁、84岁都是坎只是民间的传说，经过两个多小时的沟通和疏导，老人没有放弃手术。手术非常成功，患者出手术室时丝毫看不到术前的焦虑了。因为置换的膝关节非常好用，患者的运动能力和生活质量大幅提升。第二年，患者另一个膝关节也做了手术，结果依然满意。

　　可见，手术前患者的紧张、焦虑甚至恐惧是常见的心理反应，焦虑的轻重会不同程度地影响手术治疗效果。这些影响因素的个体差异较大。一般认为年轻的患者反应较严重；女性患者相对明显；文化程度高的患者想法及顾虑较多；性格内向、不善言语表达、情绪不稳定以及既往有心理创伤的患者容易出现焦虑情绪。轻度焦虑者治疗效果好，因为轻度焦虑是患者正常的心理适应性反应，有利于机体生理功能的调节；而严重焦虑者预后差，严重焦虑者不仅在于精神上的惶恐，甚至可以影响术中的循环系统和内分泌系统的应激反应，尤其是采用半身麻醉、始终清醒的患者。严重的焦虑也可延续到对术后的康复配合不好，导致预后较差；无焦虑者的预后一般是两个极端，因为他们对手术过于乐观，对医生存有过度的心理依赖，对手术危险及术后并发症等缺乏足够心理准备，结果如术前预判，则恢复很好；如果出现了手术并发症，患者将措手不及、一筹莫展。另外，术前患者常对今后工作和未来生活感到忧虑，产生悲观、绝望或内疚等情绪体验。有的患者可由此产生愤怒、仇恨和敌意，严重者甚至出现攻击行为。

　　这些因人而异的各种心理和精神的表现形式，都源于对手术缺少信心、对手术结果的揣测、对一切不好后果的担忧、焦虑和恐惧。这就要求外科医生要特别重视这一阶段的医患相处，尤其要关注此时的患者需要什么，我们能够给予他们什么，回答好并完成好这两个问题是处理好手术前医患关系的关键，也是引导患者配合医方的治疗方案、康复计划，最终获得成功的关键。

　　2. 手术中患者的心理特点和对医方的需要　主要是对手术过程的恐惧和对生命的担忧。局部麻醉和椎管内麻醉，患者始终处于清醒状态，虽然他们看不到术中操作，但会对手术中医护人员的言行举止用心倾听、揣摩，会对手术器械撞击声格外留心和紧张。会根据实施手术医护人员的谈话来推测自己病情的严重程度以及手术进展顺利与否。全身麻醉的患者，会对麻醉前医护人员的言行举止用心倾听、揣摩，对麻醉醒来时的所见所闻特别在意。总之，术中的微小变化都可能影响患者的心理状况，因此医务人员的不适当话语可能会产生不良的暗示作用，成为导致患者不良心理反应的重要因素。这也要求手术中的手术团队和麻醉团队要管理好相互交流的内容，甚至在交谈中要时刻提醒自己，患者也在参与谈话之中。这样，在交流中就可以说一些刻意减轻患者紧张感和恐惧的话题，并巧妙地起到舒缓患者紧张度的作用，避免走到反面。

　　手术中的那几个小时，医生不仅要专注于手术，也要关注患者的心理、言语、精神，甚至是五官，手术治疗的是局部病变，而需要康复的是患者整体，只要患者意识清醒，医患之间的关系时时存在，不管是直接的还是间接的，医患之间的沟通也要时时进行。外科医生应及时了解手术患者的心理，采取适宜的医患沟通，减轻患者的心理应激反应，帮助患者顺利度过围手术期，以期取得最佳的治疗效果。

（二）日间手术的医患关系特点

日间手术制度的设立主要是为了最大限度地利用医院的病床资源，加快病床周转，将一些手术难度不大，对麻醉要求不很高的患者安排进入日间病房，使患者能够在 24 小时之内完成检查、手术并出院，个别特殊患者也不超过 48 小时。这一类的患者大多病情不重，手术的复杂程度也不高，医患之间沟通也比较轻松，医患关系也比较好处。但是因为住院时间很短，医患之间沟通交流的时间相比择期手术要短许多，对医生的沟通技巧要求也高。

1. 手术前患者的心理特点和对医方的需要　手术前因为知道自己的病情不是很复杂，患者紧张和焦虑的程度不是很高，但也会有一些因为复杂期待而出现的行为异常。

（1）情绪易激动，会为小事发火：患者因为心里对手术充满期待但对结果又有些未知，就会表现出来对周围的人和事缺少耐心，稍有不同意见就会生气。

（2）在意家人的关心程度：手术前的患者心理一般比较脆弱，比平常更希望家人的陪伴。很多患者内心需要家人的鼓励和对手术结果的良好预期与肯定。

（3）希望与医生的反复交流：即使主管医生已经很好履行了告知义务，并且给患者以较好的心理抚慰，绝大多数患者仍然希望不断与医生谈及手术中的麻醉、手术难度以及手术结果，即使医生已经说明清楚了，患者处于焦虑状态的需求仍不改变，有别于正常的沟通交流。

这些心理活动和期待在术前始终存在，虽然不一定会影响手术的正常进行，但是如果主管医生特别是主刀医生能够给予患者更多的手术结果的乐观预判，特别是给患者更多的人文关怀，与患者充分沟通病情，共同确定手术方案，可以使患者的心理状态调整到最佳，无疑为手术的成功打下了很好的基础。

2. 手术中患者的心理特点和对医方的需要　虽然日间手术的复杂程度和对麻醉的要求都可能比择期手术简单，但是手术开始后，患者同样会有对手术过程的恐惧和对生命的担忧，但绝大多数会相对乐观。日间手术中，医护人员切不可在非全麻患者面前表现出惊讶、可惜、烦躁、无可奈何等情绪，要知道医护人员的任何表情、言语和行为，对患者心理和精神都有巨大的影响；所以，医护人员不能讲容易引起患者误会的话：如"掉了""糟了""做错了""取不完了""接反了"等，以免引起医源性纠纷。在手术台上，还应避免谈论与手术无关的话题，特别是手术患者为清醒状态时，手术医生谈论无关话题和接听电话会使患者产生恐惧、增加危险感，即使手术医生能够保证谈话不会影响手术质量，患者的投诉也在所难免。因此，医务人员的相互交谈对患者的影响是很大的，也是导致患者不良心理反应的重要因素。需要手术中的医护团队不仅聚焦手术目标，更要时刻关注患者的术中感受。

（三）急诊手术的医患关系特点

急诊手术的患者由于病情紧急，从就诊到手术的时间都比较短，医患关系相比其他关系有很多不同：

1. 患者的一般条件不同　急诊患者的伤情都比较急和重，精神和心理都不同于一般患者，对手术的期待远远高于对手术风险的担忧。

2. 医生对病情了解不同　急诊患者就诊时，接诊医生一般都是快速评估致病因素给患者带来的生命风险，通俗地说就是先救命、再治伤。所以医生的诊治流程也不同于平诊患者。对病情的了解也不如平诊患者详细。

3. 术前没有沟通时间或者时间很短　急诊患者很多都有意识模糊，失去沟通能力，即使有沟通能力的患者，由于在短时间内需要完善检查进行手术，医患沟通很有限，医生履行告知也很简单，更多的是跟患者家属的沟通交流。

4. 患者术中的心理和精神不同 急诊手术的患者由于起病急，痛苦大，内心还没有准备好手术就必须做出选择，一些危及生命的急诊患者尤其如此，恐惧不安程度大。因此，几乎所有的患者和亲属在术前，尤其是大手术前都会出现明显的心理变化。

所以，急诊手术对诊疗单位水平和主诊医师的专业素养、心理素质和果断的判断力是很重要的考验，如果没有良好的医疗条件和高超的专业水平，对急救患者的预后是有很大影响的。

二、手术治疗中医患关系的常见问题

（一）内在因素导致的问题

1. 医方常见的问题 手术治疗的创伤性和高风险性，决定了手术沟通是医患沟通障碍的高发区，外科医疗活动的高风险性要求良好的医患沟通。对于充满担心和焦虑的患者来说，术前没有特别人性关爱的沟通话语，无异于"恶语"。但是，即使医学教育已注重人文关怀并鼓励医患形成共同决策的医患关系理念，但是目前外科的医患沟通状况仍然不尽如人意。类似于主任让其助手将患者次日做手术可能的风险与并发症一股脑儿告知后，抛下一句话："做不做手术，你们自己决定，决定做就在同意书上签字吧。"这样的事例不在少数。这看似正常的交代，因为没有一句关怀鼓励的话语而使患者感受极差。这就使医患沟通进入了一个误区，只是"例行公事"，多了冰冷的交代，少了温暖的关怀。面对突如其来的问题，患者家属茫然无主，只好四处打听找熟人。最后，为了治病，只好硬着头皮签字了。这样的医患关系给医患纠纷埋下伏笔。

（1）存在自我保护意识：在诊疗过程中，大部分医生都存在着自我保护意识。医生首先考虑的问题就是确保医疗安全，将医疗风险降到最低。我国曾经很长一段时间实行"举证责任倒置"制度，该制度反而使医生对医疗安全的担忧急剧增加。医生为了将医疗风险降到最低，采取了过度检查和过度医疗行为，导致患者经济负担加重，医患关系恶化。

（2）医德医风差：现行的医学教育制度主要侧重于医学技能教育，人文教育明显缺乏，导致一些医务人员素质偏低、缺乏修养。另外，一部分医务人员对患者缺乏耐心和同情心，责任心不强，服务态度不好。相关调查结果显示，患者认为在影响医院服务质量的所有因素中，医务人员医疗技术水平不高仅占29.96%，而责任心不强占45.97%，服务态度差占16.47%。

（3）技术水平有限：一些医务人员技术水平不高，缺乏临床经验，经常出现漏诊、误诊；对手术治疗原则的掌握不足，对手术技术的学习不够，导致手术操作能力低于自己的职称要求等，都会导致非预期的严重后果，引起医疗纠纷。

2. 患方常见的问题

（1）维权意识增强：随着我国法律的普及，人们的法律意识、维权意识不断增强，特别是随着人民生活水平的提高，越来越多的患者不仅对手术结果要求很高，对手术期间的治疗感受也要求很高。如果患者及其家属在就医过程中对医院或者医务人员的医疗服务质量、服务态度等不满，他们就会用法律手段来维护自己的权益，导致医疗纠纷增多。

（2）对医疗效果期望过高但医学知识缺乏：虽然现代医学高速发展，但是医学也有其特殊性和局限性，有些疾病的治疗效果并不理想。目前已承认的疾病确诊率只有75%，各种急症抢救的成功率也仅为75%～85%。然而，有些患者及其家属对于医疗技术的局限性认识不足，医学知识缺乏，对于医疗效果抱有很高的期望，不愿承认疾病治疗的有效率，认为治不好就是医院有过错。而从不信医生对自己疾病的告知，这已经超出了现今医学领域所能够达到的范畴。当他们付出了高额的医疗费用而又达不到期望的治疗效果时，就会迁怒于医院和当事医生，造成医患关系紧张。

（3）患者自身经济状况：这是医患关系中很重要的一个问题，经济状况较好的患者通常对医生的要求较高，对就医感受也要求较高，容易对医生的服务态度不满；经济状况较差的患者通常更关注医疗费用的支出，如果医疗花费过高，超过了患者家庭的承受力，患者有时会忽略疾病的复杂性，而只为花费进行投诉。

3. 医患之间常见的问题

（1）医患之间信息不对称：由于医学专业性强等特点，医疗服务中广泛存在着信息不对称问题。主要包括对病情认知程度不对称、对医疗服务的相关信息不对称、对医患间法律意识不对称、对媒体宣传信息不对称。由于医疗服务提供者比患者更具有信息优势，为了自身的利益，医疗服务提供者可能会做出损害患者利益的事情，医疗服务质量降低，造成医患关系紧张。同时，由于医患之间信息的不对称，医疗服务提供者可以利用患者对生命高度重视的心理谋取利益。

（2）医患之间缺乏信任：我国目前正处于医改的关键时期，在医改工作不断深入，而相关的配套措施还未完善等一系列复杂因素影响下，医患之间的诚信度明显降低。而引起医患矛盾的一个重要原因就是医患之间缺乏信任。相关调查显示，目前有一部分患者就诊时不愿提供甚至隐瞒以往的病史，以此来考验医生的水平，判定医生的诊断是否正确。甚至更有一些患者，在就诊过程中随身携带录音录像设备，对医生诊疗过程进行记录，时刻防范医生。还有部分患者只信任高年资或者是自己熟识的医生，不相信甚至排斥其他医务人员，进而影响最后的治疗效果。同时，一些医务人员也对患者存有防范之心，并采取自我保护措施，如不愿意甚至拒绝为疑难患者诊治；选择放弃高风险手术等。

（3）医患之间缺乏良好的沟通：随着医学的高速发展，医学模式也由原来的生物医学模式逐步向生物-心理-社会医学模式转变，医患之间在疾病信息以及情感上的沟通交流变得非常重要。但是，一些医务人员总把疾病放在第一位，忽视了与患者情感上的沟通，造成患者的误解。相关调查显示，48% 的医师认为医患关系紧张的主要原因是沟通太少，50% 的患者认为是缺少良好的沟通，80% 的医患纠纷是因为沟通不好，只有 20% 是因为医疗技术。

（二）外部因素导致的问题

1. 医疗卫生公益性质淡化 我国的卫生事业是一项社会公益性事业，然而，随着经济体制的转变，公立医院逐步被推入市场，加上政府对卫生事业的投入不足，卫生的补偿机制不健全，出现了主要依靠向就诊群众收费维持运转和发展的状况。从而导致公立医疗机构趋利行为越来越严重，职业道德建设薄弱，医疗资源浪费严重，患者经济负担加重，公益性质淡薄。

2. 医疗卫生资源投入配置不合理 我国医疗卫生资源总量相对较少，截至 2021 年，中国人口数量占世界总人口数量的 18.58%，排名第一。而我国医疗卫生费用投入占总 GDP 的 5%～6%，与世界平均水平 9% 仍有一定差距，与很多国家相比，我国公众还没有享受到优质的医疗卫生服务。另外，医疗资源配置不太合理，在地区之间、城乡之间有着很大差距，医疗资源配置东部高于西部，城市优于农村。东部经济发达地区的医疗资源数量及质量远远高于西部经济落后地区；全国 80% 的医疗资源集中在大城市，其中 30% 又集中在大医院。医疗资源在城区内相对过剩，而在大多数农村地区却相对缺乏。

3. 医疗保障体系不健全 虽然我国的基本医疗保障制度初步实现了全民覆盖，但是总体上仍然不能满足经济社会发展和人民群众医疗卫生服务的需要。我国的基本医疗保障体系由城镇职工基本医疗保险、城镇居民基本医疗保险、新型农村合作医疗以及城乡医疗救助共同构成，但是目前的医保体系还不完善，在筹资水平和统筹层次等方面还不能满足公众的就医需求，虽然新医改已取消了药品和耗材加成，国家对药品和耗材的价格进行了全面的控制，但目前看，老百姓"看病贵"的问题还没有根本解决，医患矛盾仍然突出。

4. 医患关系的法治建设比较滞后 处理医患纠纷的法律法规尚不完善，不利于操作。目前实施的《中华人民共和国民法典》虽然在患者的知情权方面有所扩大，比之前的《医疗事故处理条例》《医疗事故处理办法》有了很大进步，但最近几年的实施情况显示，我国用于解决医疗纠纷的相关法律法规常出现理解上的偏差，不易于执法人员的操作，不能及时遏制医疗纠纷事件。

5. 社会舆论导向不明确 社会舆论和新闻媒体一般倾向于弱势群体，对医患纠纷和医疗事故的宣传较多，而对医务人员奉献精神的报道较少，使公众对医疗行业失去信心，即使出现正常的并发症，患方也会认为是医疗事故，要求医方赔偿。

三、手术治疗中医患关系解决策略

（一）全面了解患方身心与社会信息

希波克拉底有句名言："了解什么样的人得了病，比了解一个人得了什么病更为重要。"病是在人身上发生的，要治病首先是要治疗患病的"人"。因此，先要了解和认识患者的心理特征、心理需要和社会信息，掌握患者心态，是实现有效沟通的重要条件。要认识到患者是带着自己独有的内心需求来接受治疗的，要给予患者更多的身心关怀、照顾，使患者的精神和心理处在良好的状态，这样有利于提高医患沟通的效率和术后生活质量，减少医疗纠纷。

手术患者的个性特征、情绪状态、应对能力、社会支持、生活事件数量等心理社会因素，对外科手术患者的心理应激程度、手术顺利程度及术后康复状况都有影响。患者的家庭状况、经济能力、工作性质、文化程度、社会关系等，也是影响医患沟通有效性和治疗方案选择的因素。

（二）关注手术患者的心理特征与需要

由于患者对手术的普遍恐惧，所以医护人员需全程关注其心理特征及健康需要，良好的心理状态有利于治疗方案的实施及患者的恢复；负面心理和情绪则不仅影响患者恢复，使其依从性下降，甚至可使患者走向极端。不同年龄阶段的手术患者恐惧心理不同：儿童害怕手术引起疼痛；青壮年更加关注手术的安全性，对术后康复等问题忐忑不安；老年人则担忧手术的死亡风险。不同疾病的手术患者恐惧心理也不一样，其中，恶性肿瘤中晚期患者常因担心疾病发展、手术预后差而忧心忡忡。

医生查房时应热情、主动而温和，体现对患者的充分尊重，从而拉近医患心理距离，摒弃"冷面人"的刻板形象。医生要特别注重患者心理倾向及情绪波动，早期发现，及时化解，要有整体观，不宜只盯着"手术"，而应该将患者看作完整的"人"，给予科学的引导和人文的关怀。

（三）详细告知患者手术方案

手术方案的设计是术前准备的一个重要环节，直接影响着手术的成败与效果。手术方案一定要根据患者的具体情况而设计，要既有效果最理想的方案，也有理想方案不能达到时的替代方案；有典型手术的操作程序，也有解决困难的方法。对复杂或疑难的手术，应组织讨论，对术中可能出现的困难或意外应有充分的估计，并制订出有效的防范措施，使所有参与者都心中有数，以利于术中相互配合。

对患者而言，接受手术难免恐惧、焦虑、失眠。如何缓解患者紧张的情绪，争取患者最大程度的配合，手术医生将手术方案告知患者是关键的环节，告知的过程中首先要以同理心不断地鼓励患者，舒缓患者的情绪。

（四）尊重患者的选择并争取共同决策

医生应在有限的时间内把治疗方案、预期结果、可能发生的医疗意外及并发症清晰地告诉患者和家属，特别说明医疗意外和并发症的预防及力所能及的应对之策，让他们明白：你是站在他们的立场上思考问题的，你愿意为他们着想。以诚恳的态度用患者及家属能听懂的语言和他们沟通，争取他们的配合。

当我们需要作出手术决策时，常常需要对是否手术、什么时候手术、采取什么术式作出选择，在选择的过程中，一定要让患者参与其中，与医生共同决策。如胆囊结石伴急性胆囊炎，术前检查发现心肌酶增高，术前邀请患者家属参与多学科讨论，可有助增进患者及家属的信任。医患共同决策这一模式是一种新型的、建立在医患双方经过充分沟通理解基础上，并且由医患双方共同参与的医疗模式。该模式对于医生而言是最能得到患者及其家属支持的，而对于患者和家属而言也是最能充分了解自己病情，最能发挥患方主观能动性的医疗模式。因此，医患共同决策这一医疗模式是在当前环境下，对于医患双方都最为有利的医疗模式。该模式的形成对医患关系改善将会起到重要作用，但是该模式的建立也对和谐的医患关系提出了极大要求。因为其核心内容在于平等与信任，而必经途径则是充分交流与理解。医患语言沟通非常强调理解性、协商性、认同性和平等性，而要达到以上特性的前提就是双方必须保证交流的真实和真诚。

（五）有同理心地倾听

医生与患者之间的沟通是一个交换信息、达成一致、共同解决问题的过程。然而，二者在认知上存在一定差距，医生的理性认知与患者及家属的感性认知之间存在矛盾，医生要设身处地站在患者的立场上，体验并理解患者的认知和感受，用心灵去感知、思考和体验，做到感同身受。患者的诉说是内心痛苦的释放，可以消除忧愁与悲伤，医生应积极主动地倾听，不要轻易打断，通过患者的诉说，可以及时掌握患者的病情及心理变化，了解患方身心的真实情况，发现在治疗中忽视的细节，包括倾听患者的欲望和需求、情感和思想、为疾病所承受的痛苦等。

医生要努力营造使患者感到自在和安全的氛围，让患者及家属能够主动、自由地表达自己的意见。医生应接受、肯定患者的真实感受。这种尊重对增强医患间的信任、增强患者治疗的依从性有很大作用。

（六）真诚鼓励患者战胜疾病

医生要谅解患者的难言之隐，鼓励患者把自己的担心、不安说出来，解除压抑在心里的情绪。对患者的鼓励要具体、真诚而及时，最终目的是医患之间在焦点问题上达成理解和共识，也就是将患者想知道的和医生想告诉患者的，都用通俗易懂的语言向患者表达。表达的同时，要用轻松鼓励的语言告知患者可能面临的手术风险和解决风险的信心，鼓励患者乐观面对疾病，愉快接受手术。

加利福尼亚大学洛杉矶分校的沟通调查，总结出了医生赢得患者信赖的"73855"定律，为医生开出了一张对症的"沟通处方"。医生通过与患者沟通赢得患者信赖，55% 取决于医生与患者沟通时的肢体语言（包括眼神、表情、手势等）；38% 取决于医生与患者沟通时的语音语调；7% 取决于医生与患者沟通时说过的话语和写下的语言文字。医生的诊疗从与患者的第一个眼神交流开始，患者对医生的判断不是根据医生的品格、学识，而是根据讲话方式。医生透过自己的品格、学识外化的行为决定患者对你的感受。

（七）术前客观履行告知和指导

手术前与患者及其家属沟通时要注意：

1. 实事求是 谈话切忌主观片面，要实事求是地说明病情、手术疗效与风险，任何的夸大其词都将可能成为医患纠纷的隐患。有针对性地组织交流同类手术患者的信息，更有利于促进患者了解治疗的目的。应着重对术中、术后可能出现的危险与并发症进行全面和到位的说明与解释，特别是有可能危及生命的情况，更要说到位，以使家属在术前就有充分的认识和思想准备。同时，也要对医生为防止和应对风险及并发症所做的准备作适当的介绍，以取得家属的信任和理解。此外，对治疗所需的费用，也要在术前让家属了解和准备。

2. 个体化 人文关怀谈话时，医生不能千篇一律地向所有的手术患者和家属都讲同样的话。要根据每个患者的具体情况，有针对性地进行沟通。对于某些病情较重、预后较差的患者，应特别注意谈话技巧。直接与患者交谈时，应在执行保护性医疗制度的前提下，满足患者的部分知情意愿，可以有所保留，但对家属就应把病情说透。

3. 要树立风险共担的理念 医生不能陷入医患沟通的误区——把患者及其家属的签字当作免责、减责的凭据。要表达出医生是和患者在一起与疾病战斗的，不能将知情同意书作为不承担风险和责任的说辞。

（八）注意手术中关怀疏导

手术进行中，是医患双方都高度关注的治疗阶段。由于疾病和个体的差异，术中仍然可能发生各种难以预料的情况，加之外科治疗手段的特殊性，决定了术中仍应进行实时的医患沟通。术中在非全麻患者面前的表现要平静，避免出现惊讶、可惜等语气，以免患者感受到不良的暗示。

若在手术过程中发现患者情况与术前预计的不完全相符，考虑需要扩大手术范围或者改变手术方式，甚至可能损伤周围的组织、器官或需要切除预定范围外的组织、器官时，医生应及时告知患者或家属，做好有效沟通，征得患者或家属的同意并签字后方可继续进行手术。术中出现意外大出血或其他危及生命的情况，也应及时告知患者或家属并认真沟通，采取合适的应对措施来帮助患者。

（九）加强术后的指导和沟通

手术结束，并不是一切都平安无事了，术后仍可能发生病情变化，有时甚至是瞬息万变的。医生除了重视术后患者的观察与处理，还应继续做好医患沟通。手术结束后，医生应及时向患者和（或）家属说明手术情况，并再次说明术后病情康复的一般规律，可能出现的并发症及观察与治疗的方案，使患者及其家属对病情有更深入和客观的认识。有些术后身心反应严重的患者，虽然手术非常成功，但患者仍可能有较多的不适和顾虑，情绪不稳定。医生要给予指导，帮助患者清晰认识到病情的治疗方式和预后情况，以减少患者顾虑，增强患者战胜疾病的信心。

正确指导患者术后的锻炼对康复很重要，需要尽早向患者解释清楚早期锻炼的好处与方法。例如，下肢骨折手术后，患者常常因为疼痛而不敢活动肢体，导致功能恢复不好甚至有深静脉血栓的风险，需正确引导患者进行力所能及的功能锻炼。在术后出现病情变化或并发症时，应及时向患者家属说明可能的原因、转归和处理方法，以求得患者和家属的理解和配合，并在观察治疗过程中随时进行必要的沟通。

（王成伟　王桂芝）

第五节　麻醉中的医患关系

麻醉医生在患者围手术期中始终扮演着重要的角色，对患者的心理、手术安全及其病情转归都起着举足轻重的作用。加强麻醉科医患沟通是提高麻醉科医疗服务质量和保障患者手术安全的重要前提。

一、麻醉中医患关系的特点

通常情况下，麻醉科医生仅在患者麻醉访视时和术前实施麻醉时与患者接触，难以在短时间内取得患者的信任。对患者的精神心理类型，麻醉科医生也掌握较少。

患者及家属对麻醉知识了解较少，对麻醉容易产生恐惧和疑虑，这就要求麻醉医生应与患者及家属有较为深入的交谈，充分了解患者对手术的期望值和潜在的困难，并了解患者对手术、麻醉的心理准备，这些对于麻醉的选择是至关重要的。

二、麻醉中医患关系的常见问题

（一）对麻醉医生的信任问题

患者及家属关注的重点是"手术"，出院的时候对外科医生说"手术做得真好，一点都不疼"；但很少有患者对麻醉保障操作的作用印象深刻，大多数患者认为麻醉并不复杂，对其期望值很高，出现并发症会难以接受。

（二）对麻醉方式选择缺少认知

由于对麻醉的作用和实施方法缺少认识，而麻醉医生的术前告知也极为有限，使患者往往会被动接受麻醉师的选择，一旦改变麻醉方式，沟通往往就变得困难，患者会惯性认为麻醉失败了。

（三）麻醉相关收费

很多患者对麻醉收费也很关注，多数患者都觉得"不就是打个麻醉针，又不是做手术，怎么会有这么多费用，甚至还动辄几千上万的"。

（四）出现并发症和抢救无效时，通常不能接受

即使术前病情严重、知情同意的时候充分告知，出现并发症依然要求院方负责到底，不接受并发症的说法，出现意外死亡时，也会怪罪麻醉存在不可推卸的责任。

三、麻醉中医患关系解决策略

（一）做好麻醉前的医患沟通

主要是做好术前访视沟通。手术患者术前紧张、恐惧和消极的心理，会增加麻醉的困难和并发症的发生率。麻醉医生应重视术前访视，加强医患沟通，认真了解患者的全身情况，避免麻醉意外的发生。择期手术患者手术前一天，主管麻醉医生应亲自去病房访视，认真履行麻醉前沟通和告知义务。术前访视沟通的内容包括：

1. 说明麻醉原理　向患者及家属详细说明麻醉的基本原理及麻醉过程中患者的可能感受。例如，局部麻醉患者是清醒的，在手术中能听到手术器械的声响；全麻患者会暂时失去知觉，麻药消退后会转为清醒等。麻醉医生应向患者及家属讲明道理，以消除患者及家属的恐惧和疑虑。

2. 告知风险　把麻醉可能发生的并发症和意外告知患者和（或）家属，耐心听取和解答他们提出的问题并客观地交换意见，以取得患者和家属的理解信任和充分合作，确定麻醉方案并签署麻醉知情同意书。

此外，还应告知患者及其家属，手术结束后患者可能要进入麻醉恢复室或 ICU 观察。避免术后患者家属未能及时看到患者而产生焦虑猜疑。

（二）做好术中医患沟通

手术当日，麻醉医生再用几分钟时间与患者近距离、心贴心地交流，询问手术前一晚睡眠情况，并告诉患者自己在整个手术过程中都会陪伴在他身边，以缓解患者的紧张情绪。摆手术体位时，只要条件允许，尽量不过分暴露患者，让患者在一种轻松的环境下度过手术。如果实施局麻或者椎管内麻醉，麻醉医师在手术过程中始终保持与患者的交流，可以平复患者的紧张情绪和内心的不安。

术中如因具体情况需要改变麻醉方式，必须及时与家属沟通，并再次签署同意书。若出现不宜施行麻醉和手术的情况，如出现严重的高血压，或者术中出现麻醉意外，均应及时与家属沟通，以取得理解。

（三）做好术后医患沟通

手术结束后，麻醉医生应主动告知术中的麻醉情况，并应着重针对麻醉清醒后的注意事项（如体位进食等的要求）以及可能出现的不适反应（如疼痛、呕吐等）与患者和（或）家属进行沟通，既可确保术后患者安全，又可再次取得患者和家属的理解。

（王成伟　王桂芝）

复习思考题

1. 门诊医疗的特殊性给医患关系带来哪些影响?

2. 简述病房中的医患关系常见问题。

3. 手术中医患关系的影响因素有哪些,何种路径可以减少不利因素的影响?

4. 案例分析题

一位女士心脏不舒服,到某大医院挂了专家门诊,因为患者多,她怕耽误医生的时间,事先把病情归纳好,把准备咨询的事情也列出来。轮到她时,她用最简洁的语言讲述了病情,医生用听诊器听了一下心脏就低头开处方。女士问:"要不要做个心电图?"医生不答话,仍旧写处方。女士有点急:"我心脏到底怎么了?"医生把处方递给女士,说更年期综合征,都写在病历上了。女士很紧张,自己来看心脏病,又出来个更年期综合征。医生没有再说话,拿起另一个患者的病历本。女士一边站起来一边问:"药里有没有激素,我有子宫肌瘤!"医生摇摇头,开始看下一个患者。女士只好自己看病历,她对自己花钱挂门诊,可医生最后只和她说了一句话很不解。

思考:如何处置门诊中的医患关系?

第七章 特定情境下的医患关系

除常规诊疗外，医患关系在其他医疗情境中也有较多体现，如强制医疗、沟通障碍情境、危重症医疗、终末期医疗等，本章从五个角度展开对这些特定情境下医患之间的关系进行剖析和解读，全面分析其特殊性和特点，掌握这些情境下医患关系易产生的问题，努力寻求实践中处理好特定情境医患关系的有效方法与策略。

第一节 强制医疗的医患关系

一、强制医疗的医患关系特点

（一）强制医疗的内涵

所谓强制医疗即非自愿的强制治疗。广义的强制医疗是指国家为避免公共健康危机，通过对患者疾病的治疗，以治愈疾病、防止疾病传播、维护公众健康利益，具有强制性、非自愿性、公益性的特点，主要包括性病、吸毒、精神病、传染性公共疾病等。较为常见的是各国对新生儿及幼儿等实行强制预防接种制度，对精神病患者的强制医疗，有关部门对吸毒人员采取的强制戒毒措施。强制医疗既要尊重患者的权益，又要达到控制疾病的目的，这期间涉及很多法律问题，《中华人民共和国刑事诉讼法》第三百零二条规定：实施暴力行为，危害公共安全或者严重危害公民人身安全，经法定程序鉴定依法不负刑事责任的精神病患者，有继续危害社会可能的，可以予以强制医疗。强制医疗的决定机关为人民法院，执行机关为公安机关。具体而言，人民法院负责强制医疗决定书的出具，公安机关负责强制执行。

强制医疗作为一项为社会的共同利益而对法定的特定人群限制社会活动范围并予以医学治疗的强制措施，不仅涉及医学问题，也是一个直接关系到公民权利义务乃至人身自由的法律问题。作为主体一方的患者往往是由特定的法律进行规定。而未经法律规定，不得对任何患者进行强制医疗，这是医患法律关系中最特殊的一种。故该制度必须受到严格的法律规范和监管，遵循法治社会司法最终裁决的原则，由司法机关来居中决策。

（二）我国强制医疗的方式

在 2012 年修订的《中华人民共和国刑事诉讼法》具体规定强制医疗程序之前，我国强制医疗方式主要有三种：一是医疗保护性住院，又称"医疗看护制度"，法定代理人或监护人根据精神科执业医师的建议，决定让精神病患者住院治疗；二是保安性强制住院，即根据《中华人民共和国刑法》第十八条，政府必要时对不负刑事责任能力的精神病患者强制医疗，实践中由公安机关决定对肇事肇祸的精神病患者实施强制医疗；三是救助性强制医疗，即民政机关实施的对流浪精神病患者和无家可归的精神病患者的强制医疗。传统实践操作中，这三种旧方式均不需要经过司法审查，且后两种方式完全由行政机关主导，导致司法实践中"被精神病"现象的不断发生，同时也使众多应当强制医疗的精神病患者无法得到及时治疗。因此，在 2012 年修订的《中华人民共和国刑事诉讼法》第二百八十五条第一款明确将强制医疗决定权授予人民法院行使，强制医疗制度正式由行政化走向了司法化，由中立的第三方法院作出决定，保障了其公正性和程序正当性。

（三）强制医疗的医患关系

医生与患者的医疗关系，主要表现为契约性，但在特殊情况下，又表现出非契约性的特征。

这种非契约性的特征主要表现在医患之间的强制医疗关系。强制医疗法律关系属于行政法律关系，但它与一般行政法律关系也不尽相同。在强制医疗过程中，医患之间除为患者提供医疗服务等民事活动外，还存在限制患者人身自由这种行政强制措施。当医疗机构在具有公法性质的法律授权下与患者发生医疗强制法律关系时，医方的强制医疗行为已具备行政行为的执法性、单方性、特定性的特点，医方行使上述行为，是法律授权下的行政权力的行使，和患者间形成行政法律关系。

医方发现患者患有传染病：第一，医患强制法律关系的建立是为了实现行政法目的，即防止传染病的扩散和蔓延，医疗机构可以为传染病患者设定各种义务，而作为传染病患者，只有服从义务，即患者必须接受隔离治疗。第二，医疗机构可制定特别规则约束患者，且无须法律授权。第三，在特别权力关系中，医疗机构处于优越地位，有权对患者实施行政强制治疗措施，而患者则处于服从地位。这是国家保障公民生命健康基本权利的需求。

而从另一层面分析，强制医疗义务可分为医师的强制诊疗义务和患者的强制受诊义务。医师的强制诊疗义务是医师对患者履行诊疗义务，是对国家所负的公法上的义务。《中华人民共和国执业医师法》和《医疗机构管理条约》均规定，遇有自然灾害、传染病流行、突发重大伤亡事故及其他严重威胁人民生命健康的紧急情况时，医师应当服从县级以上人民政府卫生行政部门的调遣，而且国家行政机关可以对不服从调遣的医务人员予以吊销执照、降级、降职、撤职，直至开除公职的处分。这种调遣方式和处罚原则，按现行法学理论，除了可实施于公务员和军职人员以外，是没有理由适用于"平等主体"之间的任何一方的。此时医方负有的即是一种强制诊疗的义务，这种义务是医方对国家所负的义务。患者只是在医方履行义务时，享受此种义务的反射利益。

患者的强制受诊义务是指国家为了社会的整体利益，患者有必须接受诊疗的义务。在这一关系中，患者受到事实上的诊疗利益，与医方形成了非私法上的债权关系。强制性治疗的目的是保证社会的安全与社会生活的有序进行。医生负有积极治疗的义务，不得临阵脱逃，不得以任何理由拒绝患者或者拖延治疗。同时，患者也负有配合治疗的义务，患者必须以国家与社会的安全与稳定为第一利益，自觉履行该项义务。患者家属也有积极配合患者履行该项义务的责任。接受强制性治疗不仅是患者的自觉义务，也是国家法律规定应该履行的法定义务。

二、强制医疗中医患关系的常见问题

在强制医疗过程中的医患关系较为特殊，患者属于非自愿状态，甚至家属也处于不能积极配合中，这为后续的医患沟通提出了更高的要求。强调强制医疗关系中患方的遵从，虽然可使政府行使较平时更多、更广泛和更具强制性的权力，但这种权力必须受法律的规范和控制，使之既能保障政府有效地应对类似新型冠状病毒感染疫情这样传染病的危机，又能防止和尽量避免相应权力被滥用和对公民基本权利、自由的侵犯。在对这类患者进行强制医疗的过程中可能存在以下一种或几种问题。

（一）强制医疗的患者权利问题

1. 患者个人信息保护的问题　传染病患者内心比较焦虑、紧张甚至抑郁，存在不同程度的孤独与自卑，一旦个人患病信息得不到很好保护可能会给患者造成身体外的更多影响。

2. 患者知情权保护的问题　在给予患者积极治疗的同时，有些有风险或者费用较高的医疗技术使用需要得到患者的支持，既要带有强制的方案，又要得到患者的理解，如非典期间，有些治疗方案并无成熟经验可参考，又要达到治疗的目的，这必然要和患者有充分的沟通。

3. 患者配合治疗的问题　部分慢性传染病如肝炎、结核等需要长时间的系统治疗和定期随访，这种治疗的强制方案很难执行，患者遵照医嘱的程度和预后以及能否真正达到强制医疗的目的关系密切。

4. 患者的宗教、文化、种族问题　在进行强制医疗时要考虑患者的文化背景、种族和宗教差异等社会因素。

（二）强制医疗涉及的法律问题

对于一些有精神病等疾病的人，国家可以实行强制医疗，我国的《中华人民共和国刑事诉讼法》以专章对精神病患者强制医疗作出规定。

1. 强制医疗的适用条件　《中华人民共和国刑事诉讼法》第三百零二条的规定：行为人如果同时满足以下三个条件，无论家属是否能够或同意履行监护职责，都应入院接受强制医疗。

（1）实施了危害公共安全或严重危害公民人身安全的暴力行为：立法将强制医疗的适用对象局限于具有暴力倾向以及主动攻击意识的精神病患者，这在客观上要求行为人实施暴力行为并造成一定危害结果，即对公共安全造成了危害或严重危害公民人身安全。

（2）经法定程序鉴定属依法不负刑事责任的精神病患者：根据相关法律规定，在侦查、审查起诉阶段，公安机关、人民检察院有权启动精神病鉴定程序。在审判阶段，针对控辩双方有争议的鉴定意见进行核实时，法院可以启动重新鉴定或补充鉴定。犯罪嫌疑人的辩护人、近亲属在审查起诉阶段有权申请启动精神病鉴定程序，对于侦诉机关已经进行的鉴定应当将鉴定意见告知犯罪嫌疑人或被害人；被害人死亡或丧失诉讼行为能力的，应告知被害人的近亲属或法定代理人，犯罪嫌疑人或被害人（被害人死亡或丧失诉讼行为能力时其近亲属或法定代理人）有权申请重新鉴定或补充鉴定。

（3）有继续危害社会的可能：精神病患者的社会危险性，是指已经实施了危害行为的精神病患者再次实施危害行为的可能性。对于精神病患者的社会危险性，可以从主观状态和客观表现两个方面作出衡量和判断。首先，精神状况作为影响主观状态认定的主要因素，应由精神病鉴定过程中附加作出相应评估。其次，行为人实施的危害行为和造成的危害结果可以被视为社会危害性的客观表现。最后，应由法院在综合考虑上述两方面的基础上，对精神病患者是否具有继续危害社会可能性作出判断和认定。

2. 强制医疗的启动程序和决定程序

（1）强制医疗的启动程序：依据《中华人民共和国刑事诉讼法》第三百零三条规定，强制医疗的启动程序可以分为两种形式：一是检察院申请启动方式，即对于公安机关移送的强制医疗意见书或在审查起诉过程中发现精神病患者符合强制医疗条件的，人民检察院应当向人民法院提出强制医疗申请。二是法院决定启动方式，即人民法院在审理案件过程中，发现被告人符合强制医疗条件的，可以作出强制医疗决定。上述启动方式确立了检察院和法院强制医疗启动主体的法律地位，从而明确排除公安机关、精神病的监护人、法定代理人以及受害人的程序启动权。

（2）强制医疗的程序：《中华人民共和国刑事诉讼法》第三百零三条、第三百零四条专门规定精神病强制医疗决定主体，即对实施暴力行为精神病患者的强制医疗，由人民法院组成合议庭审理并作出决定。

1）法律援助制度：《中华人民共和国刑事诉讼法》第三百零四条专门规定法律援助制度，即如果被申请人或被告人没有委托诉讼代理人的，人民法院应当通知法律援助机构指派律师为其提供法律帮助。

2）临时保护性约束措施：《中华人民共和国刑事诉讼法》第三百零三条规定：对实施暴力行为的精神病患者，在人民法院决定强制医疗前，公安机关可以采取临时的保护性约束措施。

3）强制医疗的审理时限：人民法院经审理，对被申请人或被告人符合医疗条件的，应当在一个月内作出强制医疗的决定。

三、强制医疗医患关系的解决策略

强制医疗过程中掌握好医疗行为的尺度很重要，不能超出法律允许的范围，又要与患方有充分的沟通与交流，力争取得对方的理解。《中华人民共和国刑事诉讼法》对强制医疗进行了规定，但有些问题，如患者的权益保障机制、患者是否仍具有危害社会的标准，操作起来并不容易，在强制医疗中应全面考虑，充分利用司法解释，结合具体情况积极有效处理。

（一）尊重患者

需要进行强制医疗的患者属于患者中的弱势群体，身心比较脆弱，要一视同仁，不能有冷嘲热讽、讥笑歧视等情况出现。《中华人民共和国精神卫生法》第九条规定：精神障碍患者的监护人应当履行监护职责，维护精神障碍患者的合法权益。禁止对精神障碍患者实施家庭暴力，禁止遗弃精神障碍患者。在对精神障碍患者进行治疗过程中，既要考虑患者可能对社会造成的危害，也要考虑到精神障碍患者本身也是受害者，其本质上是个患者，身心存在疾病状态，应该对其进行全面的治疗而非简单的药物干预。

（二）尊重科学

需要采取科学有效的治疗方法、统一均质化的治疗和正确的宣传引导，规范有序的治疗，可以减轻患者痛苦，获得更好的医疗效果。同时有些罕见疾病，如苯丙酮尿症，早期强制筛查很有必要，筛查成本少，一旦发现可早诊断、早治疗，明显改善预后，避免个人、家庭和社会增加负担，此时的医疗介入是非常必要的。另外，部分疾病目前无法治疗，与其过度医疗增加负担，徒增患者痛苦，不妨尝试其他的治疗手段，如在荷兰阿姆斯特丹的一个"假"小镇，这个小镇是一家大型养老院，也是全球第一个专为阿尔茨海默病（老年性痴呆）老人建立的"温暖照护小镇"。152 位阿尔茨海默病患者，他们不是在接受药物、手术治疗，而是在这里被"骗"了 8 年，而这 8 年恰恰是他们非常幸福的一段时光。

（三）遵纪守法

不能因为强制而侵犯患者的基本权益，尊重患者合法权益，强制医疗不是法外之地，不可肆意妄为。《中华人民共和国精神卫生法》第四十条、第七十五条规定了何种情况医生可对精神障碍患者实施约束、隔离等保护性医疗措施，禁止利用约束、隔离等保护性医疗措施惩罚精神障碍患者，如果有如下情形之一的将受到相应追责：违反本法规定，实施约束、隔离等保护性医疗措施的；违反本法规定，强迫精神障碍患者劳动的；违反本法规定，对精神障碍患者实施外科手术或者试验性医疗的；违反本法规定，侵害精神障碍患者的通信和会见探访者等权利的；违反精神障碍诊断标准，将非精神障碍患者诊断为精神障碍患者的。医疗活动的同时，也需把握原则，不能触碰法律红线。

随着经济社会的发展，精神病患者的范围已经和过去有了很大的变化，这里涉及强制医疗的精神病患者通常是那些较为严重的病例，他们不能认识疾病程度而不配合，或者本身无法配合治疗。如果患者具有自伤行为或者自伤危险的，其监护人有权决定是否采用强制方式迫使其住院治疗。强制医疗目的是通过对精神病患者的限制，治疗其疾病、保护其利益，并维护公共安全。在对精神障碍者实施强制医疗时很容易暴露各方的矛盾。必须依照现行法律法规进行规范治疗，将此间暴露的问题进行相应的反映，对于这部分未能充分强制医疗的患者通过其他有效途径予以规范的治疗和随访。

（张敬宇）

第二节　沟通障碍情境的医患关系

医患沟通在医疗服务中具有重要意义，医患双方的有效沟通是保证医疗质量、确保患者满意度的前提。而医患沟通障碍是导致医患冲突的关键因素与主要环节。因此，分析研究沟通障碍患者的医患关系，对提升医疗质量满意度意义重大。

一、医患沟通障碍情境概述

（一）医患沟通障碍定义

1. 医患沟通的含义　是指在医疗卫生和保健工作中，医患双方围绕诊疗服务、健康及心理和社会等相关因素，以患者为中心，以医方为主导，将医学与人文相结合，通过医患双方各有特征的全方位信息的多途径交流，使医患双方形成共识并建立信任合作关系，指引医务人员为患者提供优质的医疗服务，达到维护健康、促进医学发展的目的。

医患沟通有狭义与广义之分。狭义的医患沟通，是指医疗机构医务人员在日常诊疗过程中，与患者及亲属就诊疗、服务、健康及心理和社会因素相关的，主要以医疗服务的方式进行的沟通交流，它构成了单纯医学科技与医疗综合服务实践中的基本环节，发生在所有医疗机构每次医疗服务活动中，是医患沟通活动的主要构成。广义的医患沟通，是指医学和医疗卫生行业人员，主要围绕医疗卫生和健康服务的法律法规、政策制度、伦理道德、医疗技术与服务规范、医学人才标准和方案等方面，以非诊疗服务的各种方式与社会各界进行的沟通交流，如制定新的医疗卫生政策、修订医疗技术与服务规范和标准、公开处理个案、健康教育等。

2. 医患沟通障碍的含义　医患沟通障碍是指在医患沟通进行的过程中，由于社会、医方、患方等多方面因素的影响，出现医患交流不畅、观点意见相左、信任程度降低等情形，导致沟通平等性、真诚性、保密性及适度性的削弱，造成医患沟通无法继续进行甚至形成医患纠纷的不利局面。

（二）医患沟通障碍的类型

1. 信息沟通障碍　在医患沟通过程中，最终目的是向患者及家属传达疾病的相关信息，帮助其作出判断与决策。其内容一般包括：①疾病诊断、治疗方案及主要治疗措施；②相关辅助检查的目的及结果；③相关治疗可能引起的严重后果、药物的不良反应；④手术治疗方式、手术并发症和防范措施等；⑤危重时或病情变化时的告知；⑥疾病的预后；⑦医药费用预估及说明；⑧住院期间注意事项等。医务人员在沟通中难以意识到医患双方信息不对等、作出的解释难以被患者完全接受时，易产生信息沟通障碍。

2. 情感沟通障碍　在医患沟通过程中，医务人员应关注患者及家属的情绪变化，研究分析其原因，及时把关心传达给患者，了解患者的疑惑，充分对病情或心理问题进行引导，解答患者及家属提出的问题，在充分尊重患者知情权的同时，帮助患者缓解疾病带来的心理创伤。在我国医疗环境下，医患沟通往往被流程化，医方与患方的沟通目的仅是就医疗本身达成的统一共识，在此过程中，患者的情感需求易被忽视，造成负面心理效果，产生医患情感沟通障碍。

3. 跨文化沟通障碍　随着全球化的发展，多元文化的交融成为许多国家的新特征。近年来，随着经济的快速发展，在"一带一路"倡议下，中国对外开放程度日益加深，大量的外国人口开始涌入中国，从事商务和文化交流活动，学习汉语、了解中国文化，以及在中国各地旅游观光。同时，随着中国国际地位的日益提升，作为一个发展中大国，中国在国际性事务中担当着重要的责任，不仅积极参与灾难性事件的国际救援与灾后重建，还持续向欠发达国家与地区派出援外医疗队伍。

我国本身就是一个幅员辽阔统一的多民族国家，不同区域的民族特点和文化环境差异较大。在这样的复杂背景下，医务人员在健康管理和医疗过程中经常会接触来自不同文化、种族和有不同宗教信仰的患者，如果不了解其文化特点和禁忌，很容易引起不满、抵触甚至严重冲突，造成医疗甚至外交上的不良影响。这就需要医务人员既要具有较高的专业水平，又要了解不同文化的差异，才能与患者进行有效的沟通，达到良好的医疗效果。

因此，医务人员如何在充分尊重患者的文化、种族和宗教信仰的前提下与之进行有效沟通，就成为医疗救治的重要环节。反之，医务人员难以重视患者文化、宗教信仰等差异，则易造成跨文化医患沟通障碍。

二、医患沟通障碍的常见原因

（一）过度追逐经济利益造成的沟通障碍

市场化的医疗体制下，医院不当地追逐经济利益，医生的个人利益混杂到医疗过程中，这将造成医生与患者在利益和感情上出现对立，导致患者从心理上对医生存在强烈的不信任感，医生对患者存在一定程度的冷漠和防御，严重破坏了传统的和谐医患关系，影响医患沟通。此外，近年来药物价格不断上涨，就医治病成本不断提高，"就医难"问题难以解决，致使群众就医满意度下降，继而在治疗的过程中影响医患关系，造成沟通障碍。

（二）医患信息不对称与沟通认识不足

医学本身专业性较强，医生和患者对医学知识认知不均衡，患者可能难以理解医生对疾病的描述和解释。患者在感受疾病，医生在观察疾病，双方对疾病的认知和情感也存在差异。从这个角度来说，医患本身的特点决定了彼此沟通存在的障碍。

长期以来，我国医学教育重视专业技能而疏于沟通技能的培养，医学生对人文知识掌握欠缺。当医学生成长为医生时，一般也更专注于医学技术，沟通技能贫乏。医护人员受过系统的医学教育和治疗训练，在医学知识和手段、各种信息、医疗决策权方面具有主导优势，这是医学科学的客观规律所赋予的优势，但是这种优势使医护人员经常处于帮助和拯救者的强势位置，造成其语言和行为上的不礼貌，为医患矛盾埋下隐患。加之医务人员存在人员紧张、工作压力大、超负荷运转问题，医患交流时间有限，为保证基本诊疗规范如体格检查、书写病历、检查单和处方，只能省略医患之间的充分交流，患者常常认为医生态度冷漠、敷衍，感觉未得到尊重，结果终止了患者的沟通意愿。

（三）社会舆论的负面报道

人们的社会化生活越来越依赖媒体的表达与维系，信息技术又使得媒体具有越来越高效的传播手段和更为强大的影响力。由于医疗行业的特殊性，一些记者缺乏相应的专业知识或出于制造轰动效应的目的，一味深挖所谓医疗"内幕"，一些重大的医疗事件曝光在群众的面前，形成了巨大的舆论影响力。而在此过程中，由于无意报道对读者的误导，容易导致大众对相关事件产生强烈的主观倾向性，从而影响其正确地进行自主判断和评价。

（四）患者就医的防御心理

随着物质文化生活水平的不断提高，社会公众受教育程度日益增长，不可避免地对医疗护理服务提出更多、更高的要求。通信资讯科技及传媒的飞速发展，使公众以多渠道获取大量医学护理知识信息，加之各种法律知识的宣传普及，公民从"义务本位"向"权利本位"转化，家属的法律意识、自我保护意识不断增强。不充分的医学知识使患者对医疗护理服务期望值过高，甚至有不少患者认为，到了医院，就是进了保险箱，过高地认为花钱就能包治百病。患者在诊疗过程中先入为主，对医方存有戒备心理，稍有不妥即持怀疑或对立态度。

（五）忽视了跨文化的差异性

在医患沟通中，患者的民族和文化背景是一个重要但经常被忽视的因素。在医学技术不断发展进步的同时，医疗服务也出现了忽视患者的信仰、习俗和心理需求等问题。医护人员更多的是通过仪器设备、检验获取患者的资料，将注意力集中在医疗程序上，而通过问诊来了解患者病史和文化背景的时间越来越少，以致与患者沟通互动时间较少的现象普遍存在。对医生来说，患者多被孤立地看待，成为一个需要医疗处理的生物客体，接受医生和护士的管理，机械地接受治疗方案。医生所诊疗的也更多是生物医学意义上的疾病，而不是作为人本身的患者。这种忽视患者感受的医疗服务模式，减少了患者针对疾病提出自身意见的可能性，轻视与患者的沟通与互动，可会导致误诊并违背患者的道德信仰，医患双方在情感与思想上的沟通日趋减少，最终造成医患关系的"物化"。

跨文化沟通行为通常用文化价值的差异观来解释，诊疗关系中的文化差异可能会阻碍治疗过程，甚至导致治疗失败。当医生和患者有不同的规范和价值观时，沟通的人际方面的平衡就很难找到。在卫生保健领域，不同文化个体对健康和疾病的不同看法以及跨文化沟通的多样性进一步使问题复杂化。由于医患双方对疾病与死亡的认知存在差异，医生与患者对疾病的意见不一致，易造成医患沟通过程中的裂缝，而医学的客观性与患者对诊疗结果期望的主观性之间的矛盾导致了患者对诊断与治疗的误解与不满，致使医患双方缺乏共识，违反患者自身的伦理信仰，使患者在面对不可避免的医疗结果时言语和行为过激，进一步引发医患冲突。

三、沟通障碍情境医患关系解决策略

（一）以公益性为导向调整医疗资源配置

在医疗问题突出的当下，政府对于医疗资源配置的调整应当秉持着坚持公益性医疗的理念，在公益性医疗理念的指导下优化医疗资源配置，以维护人的生命健康为目的，而不是一味地追逐经济利益。

因为政府补偿力度不足，医院不得不通过制定高额药价的方式获得经济收益，以满足其管理和生存的需要。这种"以药养医"的现象，使人们因怀疑医者"吃回扣"而对医生产生抵触情绪，不利于和谐医患关系的建立。因此，加大政府补偿力度是构建和谐医患关系的物质基础保障。

政府对医方的补偿可以通过"按工作量补偿"的方式进行，避免"养闲人"现象的产生，使医务工作者获得与其高强度工作相适应的合理报酬；对于患方的补偿可从完善医疗保险制度上着手，增加重、特、大疾病的报销额度，减轻患者的经济负担。同时，也要注意加强监管工作，可以通过制定相关法律、成立监管委员会、开通举报渠道等方式，保障政府补偿落到实处。完善补偿机制，可以使医患双方因个人利益的优化而避免相互猜疑现象的发生。

（二）提高医务人员的沟通能力

1. 加强医务人员沟通技巧培训　随着医学模式的转变，医务人员越来越重视医患沟通，但是重视医患沟通并不意味着掌握了医患沟通的技巧，医院应重视对员工医患沟通技巧的培训，通过专题讲座、经验交流、角色模拟、全员培训等方式提高医务人员医患沟通的水平。将人际沟通能力作为医生基本技能进行培训和强化，以弥补医患之间由于医学高度专业性导致的天然障碍。采用多种措施对医生进行人际沟通能力的培训和考核，将促进医患沟通有效、通畅地进行。

2. 加强对医学生职业精神教育的培养　通过职业精神教育，使医学生更深刻地领会医生这一职业的本质，将希波克拉底的医学生誓词真正融入日常临床工作中。我国医学院校在医患沟通的教学上师资分散，并且多数由心理学、伦理学、法学的教师代教，缺乏专业的研究团队与教学团队。需要吸收多学科教学人才，将理论型人才与临床带教相结合，建立统一、专业的医患沟通教学科研队伍，增强我国医患沟通教育的师资力量。同时，临床教师带教医患沟通的能力也亟待加强，临床教学实践表明，教师的一言一行会对医学生起到潜移默化的作用。因此，临床教师在传授专业知识的同时，应重视医患沟通能力的传授，将多鼓励、多表扬与严要求相结合，在传授临床技能的同时，重视对学生"如何做一名好医师"的引导及培养，帮助实习学生利用和把握机会，注意将学到的医患沟通知识灵活运用到临床实际中，在问诊以及下医嘱的过程中，将所学到的知识运用到与患者及家属的交流过程中，理论与实践有效结合，强化所学知识。

（三）发挥媒体的引导和监督作用

1. 引导作用　通过报刊、杂志等实体传播媒介和微博、微信、贴吧等网络媒体全方位立体式宣导有关医患双方积极向上的，催人奋进的案例，使医患双方在共同努力中消除顾虑，顺畅沟通。

2. 监督作用　社会的文明和进步离不开新闻媒体的监督，离不开良好的舆论环境与氛围。对于媒体揭露医疗卫生工作中存在的客观问题，我们要正确对待、引以为戒，积极主动地采取改进措施。营造一个良好的社会氛围，让全社会都知道医生与患者要相互尊重、相互信任、相互支持，不刻意炒作个别医疗纠纷事件，大家共同努力构建和谐医患关系，维护健康有序的医疗秩序。

（四）提升医患双方的道德修养

医患沟通必须在医、患两个主体同时存在的情况下才得以进行，因此医方的人文素养与患方的道德修养是保证医患沟通顺畅与否的必要前提。

医方良好的人文素养是培养医患间信任感、实践相互尊重的医患沟通的伦理基础。医疗卫生事业的和谐大环境和长期稳定发展离不开医务工作者的职业道德修养和医学伦理教育。因此，理应培养他们将尊重患者、爱护患者、关心患者的人道主义精神融入工作中来，增加其职业责任感，时刻以患者的利益为首要考量。

加强社会公众的道德理性，引导人们树立正确的价值观、形成良好的道德品质有利于当下和谐社会的建设。在医疗活动中，培养患者的道德理性可以为患方灌输正确的生命观，使其以客观态度认识医学的特殊性和局限性，以良好的心态与医方进行沟通交流。

（五）掌握跨文化沟通技巧

跨文化沟通是双向互动的行为，良好的医患沟通建立在双方相互尊重和理解的基础上，也有赖于医生的文化意识和跨文化沟通的技巧。参与跨文化医疗的医生要有充分的思想准备，及时并有效地应对交际过程中出现的文化问题。因此，可以遵循以下通用的技巧来克服沟通障碍。在医疗保健中，医务人员应采取积极的态度，培养对跨文化因素的敏感度。人们对健康和保健的认识与理解是通过适应社会而发展起来的，而对健康和保健的思考是由文化经验形成的。医务人员，包括医生、护士、营养师、化验员等专业人员，大部分都接受西方科学或生物医学世界观的教育。这种社会化教育下的专业人士持有并接受相应的信仰、经验、习惯、偏好、规范和仪式。因此，医护人员在充分了解其他文化之前，必须深度了解自己的信仰，并认识到自身的文化如何影响自己看待、理解和欣赏其他信仰的能力。同时，不断充实文化知识与掌握交际技巧，提高跨文化运用能力，实现有效的医患沟通。

1. 提高医护人员的跨文化意识　在跨文化交际的过程中，语言作为文化的载体，不足以完成交际的重任。只有正确、得体的语言表达形式与相应的文化语境相结合，才能够准确地传达意思。在跨文化的医疗保健语境中，跨文化意识所体现的既是一种外在的知识，又是一种内在的素质与能力，同时又是对异域文化差异的洞悉和理解。

2. 提高医护人员运用沟通策略的能力　医患交际障碍的化解，需要医患双方进行换位思考，跨越文化观念上的鸿沟。医护人员在对患者实施干预措施时，要充分考虑患者自身文化的特点，所提供的措施应符合其价值观、信仰以及生活方式。只有充分做到这一点，才能避免患者产生文化休克，从而有利于病患的康复。

作为医护人员，不仅要加强外语的学习，还要加强对各地方言的了解，对不同知识结构、教育背景的患者采用不同的表达方式。

（王洪亮）

第三节　危重症医疗的医患关系

危重症患者是指在原有（或没有）基础病的前提下，由于某一或某些原因造成危及患者生命，器官功能短暂或较长期发生病理、生理障碍，需要进行紧急和持续有效的气道管理、呼吸、循环等生命支持手段的患者。

重症监护室（intensive care unit，ICU）是医院救治危重症患者的"重要阵地"，可及时为危重症患者提供系统、持续、高质量的监护和治疗，也是救治危重症患者的"最后一道防护门"。社会不断发展，医疗不断进步，但医患关系却日趋紧张、越演越烈。危重症患者死亡率相对较高，所以ICU比普通临床科室更接近于"医疗纠纷旋涡"的中心。

在危重症诊疗过程中，医务人员不仅需要具备精湛的临床技术，还要熟悉危重症医患关系的特点与常见问题。同时又要与患者及家属进行有效的沟通，处理好医患关系，帮助他们树立战胜疾病的信心，引导他们积极主动配合治疗，促进患者早日康复。这对提高危重症患者的治疗效果、减少医疗纠纷、构建和谐的医疗环境具有重要的意义。

一、危重症医疗的医患关系特点

（一）危重症病基本特征

危重症疾病以生命体征不稳定或潜在不稳定的一个或多个器官、系统功能受累，已经或潜在危及生命、病情复杂多变为主要特征，如重大手术术后、多器官功能衰竭、严重中毒、严重创伤、心肺复苏术后等。因此需要更多的监测和治疗手段，如血流动力学监测、机械通气、血液净化、体外膜氧合技术等，同时投入大量人力、物力和财力。然而巨大的付出有时并不能提高患者的抢救成功率、改善患者预后，有些操作和治疗还会带来一定的损伤和副作用。总而言之，多种因素导致危重症患者的治疗和结局存在不确定性。

危重症疾病具有相对性、动态性。在不同时期、医疗水平下定义不同，危重疾病的最佳治疗是指在当时、当地的最佳治疗，并无统一的判定指标。下级医院不能处理患者时，应及时与患者家属沟通，向上级医院转诊，以提高患者治愈率。

危重症患者具有发生急、发病重、涉及多学科紧急协作的特征。如消化道出血患者，患病短时间内出血量大、止血困难导致生命垂危，在ICU内输血、抗休克的同时需协调多学科参与诊治：急诊胃镜（肠镜）检查、介入栓塞、外科手术等治疗手段；多发创伤患者，常合并头、胸、腹等多处外伤，在ICU维持生命体征的同时还需多学科讨论，按病情需要选择紧急或择期手术治疗，制订最佳治疗方案。

（二）ICU基本特征

1. ICU的"超高门槛"　ICU医生入科难度高、工作学习精力消耗大。我国ICU大多数医生来自其他临床科室，如内科、外科、麻醉科等，再经过严格的专业理论和技术培训并考核合格，同时掌握危重症患者重要器官、系统功能监测和支持的理论与技能，对脏器功能及生命异常信息具有快速的反应能力。这需要ICU医生付出更多的时间和精力去学习、实践。

ICU医生对危重症患者判断是否入住ICU选择难度大。危重症患者病情重且复杂，常需要医生在缺乏可靠检查依据时做出高风险紧急救治决定，这需要医生思路清晰、判断准确、快速决策、充分预估风险、做好应对准备。决定患者是否入住ICU是一项日常挑战，每一位需要ICU急救床位的患者都站在生命的悬崖上，谁也无法判断死神会在哪一刻降临。优质的急救资源供不应求，即使是大医院，ICU床位紧张也是一种常态，一张即将空出的床位，常有几位预约过的患者同时等待入住。对有器官衰竭迹象或明确器官衰竭的患者，应分辨是急性可逆性症状还是慢性病进展造成的持续恶化；并根据患者的生理及功能储备，评估患者在医学及功能上的恢复能力，确定患者疾病诊疗价值和意愿。在兼顾医疗资源分配的公正原则下，推断出ICU治疗价值与治疗负担高低，决定是否将患者收入ICU病房。ICU医生要对入住ICU患者的治疗结果作出基本预判，一旦误判就斩断了其他可能治愈患者的希望。这是一种责任，责任的承担者通常是高年资、有经验的ICU医生，他们用经验来减少选择上的错误，达到患者诊疗最大有效化目的，为所有重症患者提供最大的生命权益。

ICU 医务人员日常工作责任大、工作节奏快、医患沟通难度大。工作于特殊的 ICU 环境中，与普通病房医务人员相比，他们承担的责任更重、工作节奏更快、医患沟通困难更多，交替体验着极度骄傲自豪与极度虚弱失落。遭遇各种应激事件更多，如抢救失败可能会造成挫败感和负疚感、患者死亡可能引起家属的痛苦、指责甚至攻击行为。ICU 医务人员在医疗系统中的工作量较大，大多数 ICU 医务人员认为自身始终处于工作的透支状态。

2. ICU 的"与世隔绝" 封闭或半封闭式管理模式成为患者和家属的"心病"。一方面，因危重症患者自身免疫力差，易发生获得性感染，为了保证抢救、治疗、护理工作正常进行，不受外来其他因素干扰，大多数 ICU 都采取封闭或半封闭式管理模式，不允许家属陪护，严格限制探视。患者无法获得家属的陪伴、亲情的慰藉，易产生焦虑、烦躁等不良情绪；容易对诊疗产生抵抗，甚至出现拒绝医疗诊治的行为。另一方面，患者家属无法陪伴和照顾患者，不能动态了解患者情况，时刻处于担忧、着急的心理状态。进一步导致医患信任度的降低，对治疗过程持怀疑态度，一旦治疗效果达不到预期或有意外情况发生时，家属会误认为是医务人员不负责或治疗过程有过错造成的，因而产生纠纷。

3. ICU 的"天价费用" 高成本、高费用成为患者及家属"最大难题"。ICU 作为人力资源、技术资源相对集中的科室，集中了国内外大量先进的监护、治疗设备，医疗投入比普通临床科室更高，这导致治疗费用相对较高。ICU 中患者的医疗花费与患者病种及病情严重程度密切相关，不同疾病及同一疾病不同的危重程度需要应用的支持治疗及抢救治疗手段不同，费用差异也非常大，如急诊手术患者较择期手术患者和非手术患者花费高；机械通气患者较非机械通气患者高；脓毒症患者较非脓毒症患者花费明显增高。ICU 中患者一旦出现医疗不良事件，医疗费用明显增加，如机械通气患者发生呼吸机相关性肺炎后，ICU 滞留时间及住院时间明显延长，住院费用明显增加甚至翻倍，患方经济负担增加。

（三）危重症患者及家属心理特征

1. 危重症患者心理特征 ①紧张、恐惧：危重症患者由于突然起病，遭受意外或原有病情加重而生命垂危，大多毫无心理准备，对可能发生的后果缺乏思想准备而紧张、恐惧。②焦虑、抑郁：由于危重症患者对病因、疾病转归和治疗效果不明显或环境改变而出现焦虑，同时，患者处于陌生的医院环境中，家属探视时间有限，医护沟通时间不多，对治疗缺乏信心，常出现抑郁，会采取回避态度或轻生念头。③无力、绝望：有些患者在知晓病情后会有强烈的无力、绝望感；医患交流少，会加重无力、绝望的情绪，不配合医嘱。④愤怒、敌意：患者在知道自己疾病时，往往很难控制自己的情绪，会抱怨自己的命不好，表现为悲愤、绝望、烦躁、多疑，拿家人和医护人员出气。⑤否认、逃避：患者不承认自己的病情严重，存有侥幸心理，逃避现实，不愿意配合检查治疗。⑥期待、依赖：渴望生存，期待迅速康复，故强化自己的患者角色，一切以自我为中心，对医务人员、家属、朋友依赖性增强，期待得到更多的照顾。⑦不稳定、易激怒：某些危重症患者病程长，恢复慢，治疗烦琐，造成患者情绪不稳定，易产生冲突。

2. 危重症患者家属心理特征 与普通病房患者不同，危重症患者是一个非常特殊的群体，因原发病危重、气管插管、镇静等因素，多数患者难以和医务人员进行有效沟通，使在医患沟通方面，着重表现在医务人员与患者家属的沟通。这需要我们同时关注危重症患者家属的心理特征。

（1）救治过程中，病情紧急与患者家属"意见交换"难上加难：一方面病情危重急需医务人员抢救治疗，另一方面患者家属缺乏相应专业知识，对疾病严重程度和预后无法形成正确认识，容易导致期望值过高。医患双方在进行病情信息或治疗意见交换时，短时间内不可能达到充分认知。对于疾病的告知，医生往往从医学专业的角度分析和解释，而患者家属则是从生活经验的角度看待疾病的状态，对疾病的认识仅限于身心的感受和非专业的经验认知。这种差异容易导致患者家属做出错误的医疗决定和病情认识，一旦患者病情恶化或死亡，必然使患者家属期望落空而产生不满情绪。

（2）危重病发作时，患者家属"情感脆弱、容易崩盘"：由于大多数人不曾表达过如何处理未来可能遇到的生命危机的愿望，因此当患者因急性疾病而丧失行为能力时，家属往往面临确定患者意愿的压力。患者家属常出现焦虑、抑郁症状，甚至发生急性应激障碍。负性心理反应易导致一些过激甚至偏激的行为，如家属看到患者病情加重或疗效不显著、治疗时间长、遭受疾病折磨等，会出现心理失衡，表现为固执、偏激、急躁、对医务人员发脾气，甚至谩骂、殴打医务人员，如不及时疏导，容易引起误会和医疗纠纷。

二、危重症医疗医患关系的常见问题

（一）危重症诊疗过程中医务人员的常见问题

1. 医务人员职业道德缺失　部分医务人员缺少应有的责任心、道德心、同情心。有时会把个人或家庭琐事所带来的不良情绪带到工作岗位上，偶尔会出现对患者或家属态度冷漠、说话语气生硬等行为；对患者或家属提出问题也只是简单生硬应付，未能耐心作出解释，冷面孔常会引起患者和家属的强烈不满，特别是在治疗效果不理想时，容易引起医疗纠纷。

危重症患者就医中往往会产生对死亡的恐惧，医疗信息的缺乏会使患者及家属产生焦虑、不安情绪，这使患者和家属对医务人员期盼性较高。医务人员如果利用患者及家属急于治病的心理，公然索要红包，必然会在患者及家属中留下把柄。为追求医方经济利益，不合理检查、治疗、用药和收费等，对于危重症患者而言，会导致延误病情或误诊、漏诊，从而增加发生医疗纠纷的可能。

2. 医务人员的职业倦怠　职业倦怠是指个体在工作重压下产生的身心疲惫、心力交瘁的状态，是工作人员长期的疲倦及对工作兴趣日益减少的一种主观感受。高强度、快节奏、紧步调的工作状态以及频繁的轮班必然会导致医务人员精力、体力的透支以及情绪衰竭等心理状态。此外，由于各种多发伤、休克、器官功能衰竭的危重症患者的救治，导致 ICU 医务人员的创伤后应激综合征发生率明显高于普通医务人员。医务人员配备的严重不足导致超负荷的工作量、长期处于应激状态、缺乏充分的休息、睡眠剥夺以及高比例的临终患者均是直接导致职业倦怠的重要因素，同时要时刻应对医疗纠纷等突发事件，加之竞争激烈和婚姻家庭等现实问题，容易造成情感衰竭，降低工作动力，引发职业倦怠。

（二）危重症诊疗过程中患者及家属的常见问题

1. 危重症诊疗中患者的需求难以满足　危重症患者病情重、承受痛苦大，更易产生焦虑、抑郁等不良情绪；尤其在 ICU 封闭的环境中，缺少家人的陪伴，更易产生孤独感。患者始终处于"疾病缠身、无依无靠"的形势及心境中。具体表现为：

（1）生理需要：①对食物和水的渴望。危重症患者由于病情需要，常给予禁食禁饮处理。禁食、气管插管、限制液体量的患者对水的需求表现明显，患者常需要用少量饮水或者漱口来缓解口干不适；皮肤缺少舒适感。患者希望护士能及时为自己擦汗、更换尿片、擦拭大便和允许下床大小便等。②缺乏休息与睡眠。影响患者睡眠的原因包括身体不适、噪声、光线、频繁的诊疗活动以及疾病本身的因素。睡眠被剥夺 2～5 天后，会出现焦虑、多疑、定向力障碍、错觉、谵妄等精神症状。睡眠不足可延长患者住院时间、增加感染风险，甚至使病死率升高。疼痛是危重症患者常见的不适症状之一。危重症患者的疼痛来源包括原发疾病、侵入性操作、翻身、吸痰、伤口护理及长时间制动等因素，可导致焦虑、恐惧、无助等心理危机。③渴望改变体位和活动。危重症患者由于病情危重，插管、保护性约束、治疗护理等因素，自理能力受限，长时间处于被动卧位，直接导致患者身体的疼痛和疲劳感。同时由于高危管道多而复杂，使患者不能或不敢活动与更换体位。而携带气管插管及各种引流管道，无法配合治疗与护理的患者会被实施身体保护性约束，虽然保护了患者安全，防止拔管及自伤等不良事件的发生，但这也严重限制了患者的肢体活动。④渴望表达诉求情感。由于患者原发病特性或气管插管、气管切开，无法用语言清楚地表述自己意愿，导致医务人员与患者沟通难度加大，患者希望医务人员准确地获得自己的诉求信息并给予回应。

（2）安全需要：患者希望医务人员能主动介绍主管医师、负责护士，消除陌生感。希望医务人员可以主动介绍各种仪器、管道的作用和注意事项，解释有关报警音的来源和意义，以减少患者的恐惧。希望医务人员能主动讲解疾病的相关知识及注意事项，主动告知疾病的治疗效果及转归，增加自身对疾病的了解。患者希望医务人员具备高超的医疗技术水平，使疾病得到正确的治疗，减少治疗过程中的痛苦；希望医务人员具备高度责任心，尽量避免工作失误或疏忽，晚上能适当增加值班护士人数，使自身需求能及时满足。

（3）爱与归属需要：危重症患者在 ICU 看不到亲人和朋友，更渴望归属和爱。多数表现为担心家庭无法照顾、担心家人太过操心疲劳。普遍希望家属能来探视或陪伴，以减轻心理的压力和对亲人的思念；希望医务人员能多与自身沟通交流，以缓解缺乏亲人陪伴所产生的孤独感。部分患者认为，虽然在 ICU 内会得到医生、护士的充分照顾，但在疾病状态下，医务人员的悉心照顾不能完全取代对亲人和朋友的依赖。

（4）尊重需要：希望得到医务人员的尊重，在各项操作前能解释清楚，征求患者对治疗、护理的意见。希望医务人员做体格检查、床上擦浴、会阴冲洗、导尿等操作时注意用床帘遮挡，尤其对一些隐私部位的操作，尽量能由同性医护人员来完成。危重症患者由于病情重，各种导联线及管道多，有时为了治疗及护理方便，可能出现不穿病号服的现象，部分患者表示，希望能适当遮掩，避免赤身裸体。

有些疾病晚期或不可逆转的危重症，只能通过 ICU 内的治疗手段来延长患者有限的生存时间，而这短暂的时间内，患者仍需承受着疾病和治疗带来的痛苦，希望能行使自主权，避免无效的医疗干预，确保舒适和有尊严的死亡。

危重症患者入住 ICU 后，由于各种先进仪器设备的使用，噪声分贝本身高过普通病房。部分患者需要医护人员不要在病房大声喧哗，也希望护士能多一点时间与其沟通。

（5）自我实现需要：危重症患者住院期间，活动和能力上受到较大的限制，但多数患者表示，如病情允许，愿意自己完成一些力所能及的事情，如吃饭、穿衣、大小便，愿意主动配合治疗及护理需要。有患者表示，愿意接受和配合医务人员的各种调查和提问，帮助提高医疗、护理服务质量。

2. 危重症患者家属需求得不到满足 患者家属是产生医疗纠纷的强势群体，也是受到关怀的弱势群体，当患者家属的需求得不到理解或与管理制度发生矛盾而处理不当时，易产生敌意、沮丧、愤怒等负面情绪，导致医患冲突或纠纷。医务人员应主动为危重症患者家属提供帮助与支持，了解其感受、满足其需求。

（1）病情保证的需求：家属对疾病治疗进展及预计值认知是最重要的需求，家属希望能及时被告知病情及医治情况，确信患者接受到最佳照护与救治。患者家属最关注的是患者病情安全，而实际工作中，医务人员忙于抢救与治疗，常常低估危重症患者家属此类心理需求的重要性。

（2）获取信息的需求：患者住 ICU 期间，家属希望获得准确的信息，医务人员则是提供信息需求的首要人选。有调查显示，排名前十位的需求均与患者病情或治疗有关，获得信息的需求仅次于病情保证需求，病情信息可以提高家属对病情的认识，做出合理的决定，加强应对能力，满足信息需求可缓解家属压力，提高其对医务人员信任度。

（3）接近患者的需求：家属认为能陪在患者身边和能经常见到患者很重要，即患者家属接近的需求。因不能陪护，家属对探视患者的需求非常强烈，特别是急危重症患者，家属希望能与患者接触，即使只是默默地看一眼也是一种心理安慰。而多数 ICU 为避免交叉感染或其他原因，都严格限制探视。若忽视家属探视的需求，或特殊情况下强烈阻止家属探视可能引起家属情绪失控。

（4）获得支持与自身舒适的需求：自身舒适的需求是最不重要的一类，获得社会支持的需求也相对较低，这与我国亲情至上的传统家庭观念有关，家属所有注意力集中在患者身上，与患者有关和对患者有利的任何事物都觉得重要，这使家属能忍受自身的不舒适和不完备的休息等候设施，在 ICU 门外长时间守候。

（三）危重症诊疗过程中的伦理问题

1. 医疗伦理决策难度大　危重症患者的医疗决策应遵循自主原则，但由于病情危重，患者自身决策能力明显下降甚至丧失。寻找代理决策者时，难度较大。最理想的是患者预先写好委托书委托某人，或选择具有权威和义务的家庭成员作为委托人。无助患者可按医院规章制度由院方代理决策。代理决策者有义务和责任维护患者的最佳利益，权衡治疗潜在风险，可能获益情况，并按照已知患者先前表达的意愿作出决定。在患者不具备同意能力情况下判断患者最大利益时，应考虑假如患者有决策能力做出选择，即最大程度尊重患者的自主选择权。

2. 无效治疗与放弃/终止治疗难以界定　随着 ICU 技术的发展和进步，当生命面临死亡威胁时越来越多的患者被送入 ICU，一旦面对医疗极限，是选择让患者能够尊严无痛苦善终，还是选择继续积极救治？家属及医疗团队常陷入临床决策的困境。无效治疗是一个很难界定的概念。一般来说，治疗目的是通过治疗使患者的某些病理、生理学指标或状态获得改善。通过包括气管插管、机械通气和营养支持在内的各种生命支持技术来维持生命，延长寿命，提高生活质量，从而更合理地分配有限的治疗资源。不能达到上述目的的治疗可以被认为是无效治疗，而无效治疗是一种特定条件下的结果，这一特定条件又是相对的，在这个医院治疗无效，并不等于在别的医院也无效；在今天无效，不等于今后也无效。因此并不能在如此广的范畴内对大多数治疗措施做出非常理性且绝对的疗效判定。目前讨论的无效治疗主要是局限在生命的终末期，围绕着脑死亡、植物状态、生命支持和放弃治疗等方面开展的。

放弃/终止治疗是指医师根据患者及家属的决定，对身患绝症或没有治疗意义的濒死患者，终止维持其生命的医疗措施，任其自行死亡。在 ICU 放弃治疗的患者主要指：①永久性不可逆昏迷者，包括脑死亡、"植物人"；②确诊为现代医学无治愈希望的疾病患者，如晚期癌症临近死亡或其他晚期疾病造成多器官衰竭或临终患者。

放弃/终止治疗的结果是让痛苦尽快结束，一旦决定放弃生命维持治疗，应以减轻患者痛苦，保持舒适为主要目的。对 ICU 生命末期患者是否继续心肺复苏等维持生命治疗，西方大多数国家认为对临终患者使用不同的治疗虽然能够延长生命，但不能改善其生命质量，甚至会给患者及家庭带来巨大痛苦和沉重经济负担，提倡患者提前签署不再心肺复苏文件。而中国根深蒂固的传统文化及医疗团队面对的法律、伦理制约，影响着临终患者的医疗决策。患者生前的医学遗嘱的实行也许可以改善目前的僵局，很大程度上允许患者在面临丧失决策能力时（如处于镇静状态或颅脑损伤时）表达自己对医疗措施的选择。

三、危重症医疗医患关系解决策略

（一）医疗方面

1. 强化人文关怀，提高执业环境满意度　医学的职业特点决定了医生需要极高的慎独精神，对于疾病认识的有限性和风险使医生承受着巨大的心理压力，在危重症患者救治过程中构成最重要的核心部分。因而提高对一线临床工作人员的人文关怀，切实提高工资待遇，尊重医生的人格，认可医生的劳动，并从精神、情感、制度等方面着手对医生的执业及生存环境给予最大程度的保障；解除医务人员后顾之忧，使其在工作中投入更多的主动性与积极性，在医疗实践过程中给予患者更多的人文关怀，这才是一个相互促进的良性循环过程。应强调医院的公益性，不对 ICU 进行简单的经济效益评价，更应该关注其社会公益性。

2. 加强医务人员自身调节，避免不良情绪影响沟通　ICU 医务人员工作量大，每天面对着危重的患者，精神紧张，工作压力大，环境过于封闭，情绪得不到及时的调节，容易出现烦躁情绪。有时会影响到对患者及家属的态度，会引起没有必要的冲突。作为医务人员要能够正确对自己定位，学会自我评价，清楚自己的内在状态，了解自己的资源、能力、长处和短处，能肯定自我存在的价值，不断总结、反省、学习和自我发展。在此基础上能敏感觉察自己的不良情绪并加以调节控制，找出减少恐惧、焦虑、悲伤的方法，消除不良情绪，提高对失败、挫折的承受能力。

3. 完善 ICU 规章制度，提高质量管理 完善 ICU 的各项规章制度、各级人员岗位职责制度，加强、发挥 ICU 质控小组作用，加强对医务人员诊疗技术规范化培训，抓好三级管理，严格执行三级查房、会诊、病例讨论、交接班等制度，定时、随时巡查患者，及时跟踪各项化验、检查并作相应处理，杜绝失职行为。加强病历书写基本功的训练，提高病历书写质量，确保病历客观、真实、完整、细致，杜绝有缺陷病历的出现。加强医护沟通以保证各项诊疗措施的及时、准确执行，减少医疗服务工作的差错发生。ICU 患者多由各科危重症患者转入，ICU 与其他相关科室的医务人员必须紧密联系，及时组织各专科会诊与治疗，必要时多学科协同治疗，在患者病情好转时及时转出 ICU。在患者转入、转出或外出检查时，严格遵守转运条件，配备医务人员陪同并携带简单抢救设备及抢救药物，加强转运途中的观察护理，维护患者生命体征稳定，以防意外发生。定期检查、维护 ICU 科室内各种抢救、监护设施，必须保证其能正常工作，随时处于待命状态。

（二）患者及家属方面

1. 对患者给予关怀，最大化满足合理需求 患者病情重、变化快、缺关怀，这要求我们对患者病情密切观察，随时了解患者需求，对其所反映的语言或非语言信息及时作出反应，及时对症处理，最大化满足患者的合理要求。

（1）生理关怀：①关注患者饮食需求及水的需要，及时给予营养支持和饮水；对禁食水、机械通气的患者按需求给予漱口。②定时为患者翻身拍背、进行口腔护理、洗头、擦浴、清理排泄物及修剪胡须、指甲等，减轻患者的不适感；协助患者采取舒适卧位，尽早进行关节锻炼。③了解患者睡眠需求，降低说话的声音，及时处理各种报警音，夜间适当地关掉一些灯，必要时给予药物辅助治疗，晚上尽量减少不必要的操作和治疗，如翻身、拍背等。④根据患者的病情和疼痛程度，积极给予镇痛治疗；及时评估患者情绪，采取相应措施舒缓情绪，适当镇静，减轻焦虑，预防谵妄的发生。⑤危重症患者早期活动可促进神经肌肉功能的恢复，提高患者自理能力，降低谵妄发生率及持续时间，且能缩短患者住院治疗时间。在保证患者安全治疗的前提下，进行适时适度的活动与变换体位，能减轻患者的疲劳感、满足患者活动需求，提高患者身体的舒适度，预防获得性衰弱的发生。⑥了解患者手势、口型、表情、语言表达的意义；对无法语言交流（如气管插管或气管切开）的患者，可用手指或笔书写的方式进行交流。

（2）环境关怀：如通过保持病房的整洁，白天和夜间提供合适的照明方案，在显著位置放置时钟，提供读写机会等确保患者有一个相对舒适的环境，增加患者的舒适感。在换药或进行其他操作时，先向患者说明情况，并拉上床帘，注意保护患者隐私；在对其他患者进行抢救时，应用床帘将患者隔开，减少不良刺激。保证 ICU 空气清新，减少排泄物、分泌物异味给患者带来的不适。

（3）社会关怀：包括亲情关怀和信仰关怀。亲情关怀，适当增加家属的探视次数和时间；信仰关怀，对于不同信仰背景的患者及其家属，结合相应的文化信仰进行干预。如医务人员应尊重不同患者的信仰；对于有信仰的患者，可以根据需求将象征性的物件摆放在床头；如果患者需要，可以请相关学者与其交流沟通。

（4）心理关怀：危重症患者，不仅面临生命威胁，还可能遭受躯体伤残，处于高度应激状态，医务人员应通过自己良好的言行去影响患者，帮助患者接受并适应突然改变的角色显得尤为重要。鼓励患者积极主动尝试简单的恢复训练，适时转移患者的注意力，克服患者忧虑；准确把握患者通过非语言传递的信息，经常主动询问，做好安慰工作，使用微笑、抚摸等身体语言。

患者患病后会有不同程度的消极情绪，如悲伤、抑郁、愤怒等，这常与患者心理需求得不到满足有关。当患者言行不当时，最好保持沉默，给予理解与支持，不要与之理论、争辩，待其激烈的情绪反应基本平息后再给予耐心、细致的解释。可通过言语引导鼓励他们诉说，倾听并适当解决患者的问题；建立信任关系，了解患者内心想法和需求，针对性地进行心理疏导，减轻焦虑和抑郁感；多向患者解释"为什么"，减少患者的疑虑与冲突；根据患者的心理特点，有针对性地与患者进行沟通交流，进行"拇指安慰"，如"你真棒""你真坚强"等。对心理矛盾冲突比较严重的患者可给予心理治疗。

2. 与家属及时沟通诊疗信息，医患同心　危重症患者具有起病急、病情危重的特点，因此在其入院时，医生就要立即与患者及其家属进行沟通，充分体现有利于患者和尊重患者自主权的原则，医生有伦理义务向患者和家属提供临床建议和判断，且在临床决策的过程中让患者和家属积极参与、扮演有意义的角色，达成医患双方均支持的决定，即共同决策，营造建设医患同心的医疗方式。

每日常规向患者家属介绍病情变化及治疗措施。尤其是ICU，因其封闭性特点，家属不能直观和准确感受到患者病情变化，同时也不能充分感知患者是否接受到精心的治疗，所以每天常规介绍患者病情变化和治疗措施十分重要。努力提高患者家属对患者所患疾病的特点和严重程度认知水平，避免造成过高的期望值。鼓励家属查阅相关专业信息或通过不同渠道向专业人员咨询，以使家属获得更信服和全面的信息。引导患者和家属正视医学技术的局限性，在疾病的治疗达不到预期结果时，能够接受合理的医疗风险，而减少过高期望落空发生的医患矛盾。

及时充分向家属告知使用昂贵药物和采取监护治疗措施的原因和必要性。及时告知可能的危险性及需要额外支付的医疗费用，以便取得患者家属的理解和支持，避免因经济纠纷而导致矛盾。患者病情恶化时及时告知家属，协助家属做好应对危机的准备。在患者出院时，医生要向患者及其家属交代清楚相关的诊断结果、患者可能出现的病情变化及出院后的注意事项，让患者及其家属感受到医院的人文关怀。

探视前要嘱咐家属，探视时不要在患者面前流露出悲伤情绪，在患者面前保持镇定非常重要，对患者讲一些利于疾病恢复的话，以利于与患者之间的情感交流。

3. 重视家属探视，提升家属舒适需求　ICU严格的隔离、探视制度虽然最大限度地避免了交叉感染和保证了抢救治疗措施的便利，但客观上也侵犯了患者家属探视的权利。患者此时往往更加渴望亲情的支持和鼓励，而家属也希望通过实际沟通和接触了解患者病情。对于家属强烈的接近患者参与照顾的需求，医务人员应耐心解释限制探视的原因，取得家属的理解和配合，合理的弹性探视制度有利于缓解家属不良情绪。

实行ICU对家属的开放，是尊重的体现，是伦理的要求，也是减少纠纷的需要。医疗环境的变化要求我们改变ICU的封闭式管理模式，而实施开放式管理会增加ICU医务人员的工作压力和工作量，还会遇到很多困难。如家属是否可以拍照，是否涉及医务人员的知识产权保护，家属能否承受亲人有创操作的刺激，是否会影响ICU其他患者的治疗和休息等。可以根据不同的情况，实施半封闭的管理制度和部分的开放，如对ICU进行改造，另设家属探视通道，设立连通病室的门或者玻璃墙，以便家属可以进入病室内或通过玻璃墙看见患者，也可安装视频电话，最大限度地满足家属的探视需求。

医院管理者有必要为ICU家属提供舒适、安全、安静的休息等候环境及充足的饮水和食物，这是最基本的人文关怀。

4. 提供"优死"教育，坦然面对死亡　生命是有限的，死亡作为生命的终点，任何人都不能回避。死亡教育，又称"优死"教育，是指向社会大众传达适当的死亡相关知识，培养与提升死亡事件应对及处置能力，死亡教育就是要帮助人们正确面对自我之死和他人之死，理解生与死是人类自然生命历程的必然组成部分，消除人们对死亡的恐惧、焦虑等心理现象，教育人们坦然面对死亡。面临死亡时，应不以延长生命为目的，而以减轻身心痛苦为宗旨，实际上就是为死亡寻找心理适应，这种良好的适应对于危重临终者的家属也尤为必要。

（金哲虎）

第四节　终末期医疗的医患关系

终末期患者在医疗活动中需要进行特殊医疗和护理，其医患关系除基本医患关系特点外，还具有一定特殊性。本节主要对终末期的概念及其发展进行解读，分析终末期患者的医患关系特点，探究终末期医疗医患关系存在的问题，并提出终末期患者医患关系的处置路径。

一、终末期医疗的医患关系特点

（一）终末期的概念及发展

终末期（end-of-life，EOL），在不同的国家及不同的医疗发展水平基础上，临床医生对于终末期的概念界定主要体现在不同种类疾病的患者生命期存在时间长短的不同。安田（Yasuda）在《胃肠道癌晚期的新临床分期》一文中指出癌症患者的终末期存活时间不超过 6 个月，图克尔（Turker）对生命终末期的定义是当死亡已不可避免且通常在 6 个月内死亡。美国佛罗里达州法令第七百零五章节中定义生命终末期为疾病或创伤所致，且已使用各种维持生命的支持技术，如果不用生命支持技术，死亡是可以预期的；金斯布朗（Kinzbrunner）指出生命终末期是指在医疗介入的正常情况下，可预期患者在 6 个月内会死亡，并且有两个以上的专科医生认定。如果以单一病种为例，就阿尔茨海默病患者而言，当患者出现认知功能下降：如心智功能下降，无法完成有目的的活动；出现严重的并发症：如吞咽困难、吸入性肺炎、败血症、严重脱水或者严重营养不良等即为阿尔茨海默病患者的终末期；肾衰竭患者终末期是指患者的肾小球滤过率小于 10ml/min，有尿毒症的症状出现，且患者拒绝或无法接受肾脏移植时即为生命终末期；肝脏疾病终末期是指患者腹水、黄疸以及肝性脑病三者同时出现时；脑卒中患者终末期是指当疾病造成严重身体活动障碍或意识不清、可预期的预后不佳或无法恢复离开医院独立生活；肺癌患者终末期是指难以治愈，生存期预计低于 6 个月的晚期肺癌。

在我国，终末期疾病多以以下条件界定，即应同时满足两个条件——依据现有医疗技术无法缓解和根据临床医学经验判断存活期低于 6 个月。

（二）终末期医患关系的表现

终末期患者的生活质量是中心问题，对症处理十分重要，患者常有疼痛、食欲不振、恶心、呕吐、呼吸困难、脱水、焦虑、精神紊乱等症状。对于不可能治愈的患者，应将治疗重点转移到改善患者症状，提高生活质量。在进行终末期护理和治疗的过程中，终末期医疗中医患关系显现出一般医患关系的特点，又具有其自身的特殊性，可概括为以下几点：

1. 以症状控制为目的　一般的临床治疗，无论是诊断还是治疗，医生与患者都是以恢复患者健康为目的，但对于终末期患者而言，治愈是不可能实现的。因此，如何缓解患者因病痛所造成的生理、心理和灵性方面的痛苦，是照顾终末期患者的医务人员的首要责任，其中缓解患者的生理性痛苦是最核心的内容，在此基础上提高患者有限生命期的生存质量，维护生命尊严，缓解心理上的恐惧，提供灵性上的关怀与安慰，使逝者平静、安宁、舒适抵达人生的终点。

2. 医务人员的相对主导性　终末期患者在接受医疗服务过程中，医务工作者处于相对主导地位，医务工作者在与患者的接触中，能够理解患者的感受，并尊重患者的体验和需求，在交往中就会满足患者的心理需要，双方就会建立良好的医患关系。

3. 人文关怀为主导的重要性　终末期患者作为一特殊人群，其沟通模式有着一般医患沟通模式的共性，也有自己的特殊性。终末期的医患关系模式不是单一的医患沟通，因其医生职业的特殊性和终末期患者的特殊性，要明确医患关系中主动与被动的特性以更好地主动服务到位，是一种相互影响，相互参与，最终满足患者生理、心理的需求模式，从而真正体现基于人文视域下的终末期医患关系。

二、终末期医疗中医患关系的常见问题

我国的临终关怀受到经济发展、文化观念、国民素质等诸多因素的影响，发展现状尚不能满足人们的需求。尤其近年来，面临我国的老龄化社会，疾病模式的转变，医养结合和安宁疗护都被推到了前沿，面对这些患者的照护，医务人员需结合实际情况对所面临的问题进行具体分析，制定切合实际的解决方案，规范护理模式和临床关怀制度，加强宣传教育，提升临终关怀队伍质量，同时更为患者及家属提供全方位的优质照护。

（一）患者的死亡焦虑与医学的无奈

精神病学者伊丽莎白·库伯勒·罗斯通过对临床大量临终患者的谈话和跟踪总结出了终末期临终患者的心理发展阶段。她在著作《论死亡与邻近死亡》中指出，患者在确诊为严重疾病之后大多要经历否认期、愤怒期、协议期、忧郁期、接受期这五个复杂的心理变化阶段，而这些心理变化都是因死亡焦虑而引发的。

对于求生欲望很强的患者来讲，即使伴有严重的痛苦，但无论是哪个过程，都将医务人员作为"求生"希望；对于一直经受痛苦折磨、对死亡有正确认识，能接受客观事实的患者来讲，将医务人员作为"解除痛苦"的希望。但现实告诉我们，医学技术的天花板效应使得在很多情况下，医生什么专业的帮助也提供不了。这会造成医护人员严重的无力感。

（二）坏消息告知偏差影响医患关系

对于终末期患者，医患关系中医患沟通大部分都是由家属来完成，有时候为了向患者隐瞒病情，诊疗方案也是由家属向患者告知并解释，由于家属的过度保护心理产生的告知存在偏差，有些替患者作出的决定违背了患者的意愿，也破坏了医患间的信任关系。

（三）尊严死亡与传统文化的冲突

随着社会发展，越来越多的人接受尊严死亡，大多认为插管对于生命于事无补，依赖辅助设备延缓死亡时间，不仅浪费大量人力、物力，还对患者造成极度的痛苦。ICU有限的探视时间和安宁疗护的最后的温馨陪伴形成强大的心理对照，尊严的死亡强调生命质量，而传统文化仍然认为是以生命长度为重。其实在中国传统文法中"乐生恶死"，也解释了无论生活质量高低，都要活得有尊严、有价值。

（四）患者知情权与家属代理权的矛盾

终末期医疗中影响医患关系的因素之一就是患者的权利，其中包含知情权。患者及其家属是关怀过程的参与者，也是知情决策者，这包括整个照护计划、计费收费程序、重大事情的决策，所以患者及家属应该行使其权利。如何告知、告知患者还是家属、什么时间告知、在哪里告知？在患者和家属意见不统一时应该怎么做？当患者无行为能力或者处于昏迷或者非理智状态，行使家属代理权和医生选择权的依据是患者利益最大化，多个家属意见不同时谁占主导地位？诸多问题需要应用预防为主的针对性沟通、交换对象沟通、集体沟通、书面沟通、协调统一沟通和实物对照沟通等沟通技巧来建立良好的医患关系。

（五）因治疗费用加剧医患关系的紧张

目前临终关怀还不属于慈善范围，政府没有专门的资金，绝大多数临终关怀机构没有纳入国家医疗保障体系。临终关怀机构还要靠医疗收入维持，医院为维持运转向患者收入相应的费用，尽管临终关怀已经减少大量甚至巨额的医疗费用，但部分收入低的患者还是有一定的经济压力，在身心需求得不到满足时，就会加剧医患关系的紧张。

<h1 style="text-align:center">三、终末期医疗医患关系解决策略</h1>

（一）缓和照顾对终末期患者的意义

缓和照顾（palliative care），最初在中国医疗语境中被翻译为"姑息治疗"，在现代汉语词典中"姑息"包含有苟且求安，无原则宽恕别人，在医疗环境中被人们认为是"放弃"治疗的意思，对于终末期患者来说，姑息治疗在治疗方式上放弃了激进的治疗而更加趋于缓和，所以姑息治疗也称作缓和照顾。对于忌讳死亡且缺乏全面死亡教育的国人来讲，接受姑息治疗就是等死的意思，后来学者把它翻译为"安宁疗护""宁养服务"等。2002年世界卫生组织（WHO）将其定义为：对于不能治愈的严重疾病和终末期慢性病，密切关注患者的情绪、精神、实际需要，以及患者和家人的愿望，力图预防、减轻不适与痛苦，改善患者生活质量的方法。通俗地说：当我们无法逆转患者生理功能的衰退、无法阻挡其走向天堂的脚步时，以今天的医疗技术水准，医疗工作人员所面对的不再是如何让患者得到最佳的医疗照护以延续生命，而是学习如何能让患者降低痛苦，少受折磨，少留遗憾，有尊严地走完人生最后一段路。

世界卫生组织提出缓和照顾的原则是：维护生命，把濒死认作正常过程；不加速也不拖延死亡；减轻疼痛和其他痛苦症状；为患者提供身体上、心理上、社会上和精神上的支持直到患者去世。北京协和医学院宁晓红医生指出，当前的医疗在减轻临终痛苦、面对死亡方面几乎是空白的。缓和照顾的专业方法则可以帮助终末期患者及其家人，医患双方都有受益。

1. 患方 患者的自主权得到最充分的尊重，按照个人的意愿走完人生最后一段路，患者的躯体痛苦可以最大程度被关注和减轻，在社会、心理、灵性层面的需求也得到照顾，使得患者可以平安离世，得以善终；帮助患者家属从"不懂得如何去照顾自己的亲人"到"虽有不舍和悲伤"，但能够从"亲人善终"中得到欣慰和感动。

2. 医方 帮助医护人员专业而有温度地面对终末期患者，使他们更有力量，减少职业耗竭感。使医患关系由原来的死结"只要人死，就是医疗有问题"得以松动和解决。

（二）缓和照顾的实践路径

1. 人文关怀助力于和谐医患关系的建立 有调查指出患者对医院满意度造成影响的因素中，患者对医疗技术和人文关怀同等关注，所以人文关怀在医患关系中起着举足轻重的作用。它有两层含义，一层是医务人员对患者的人文关怀：要求医务人员在终末期治疗过程中，以人道的精神对患者的生命、健康权利、人格尊严给予真诚的关注和关心。另一层是加强对医务人员的人文关怀：加强对医务人员的人文关怀，有利于医务人员的身心健康，能从多方面调动他们的工作积极性，克服消极的负面情绪，更有利于优逝的健康教育。

每一位患者在最后的阶段都有不同的症状、心理诉求，在安宁疗护临终关怀多学科团队中多由心理医生为患者及其家属提供精神、心理治疗护理干预。根据不同的文化背景，选择不同的音乐，使患者在聆听的过程中缓解抑郁、焦虑等症状；也可以选择芳香疗法缓解身体的不适；采取相应的疗法使患者心理得到慰藉，提供切合实际的人文关怀，使患者有尊严地度过生命末期，提高患者及其家属对临终关怀服务的满意度。

2. 及时有效的医患沟通助力于信任合作关系的建立 以患者为中心，以医方为主导，将医学与人文相结合，通过医患双方各有特征的全方位信息进行多途径交流，使医患双方形成共识并建立信任合作关系，指引医护人员为患者提供优质的医疗服务，达到维护患者健康、促进医学发展的目的。"坏消息"包括患者死亡或病情严重等。告知患者死亡消息，要采取渐进式方法告诉患方亲属，使其亲属心理逐步接受。告知严重病情前，要提前了解患者及其家人相关信息，有所准备，一般先与家人沟通。针对不同的患者及家人或直接或间接告知，或委婉告知，或避重就轻告知，体现人文特征；临终患者在遭受疾病造成的躯体痛苦的同时，又要面对死亡所造成的巨大心理伤害。无论是何种脾性的人，在即将出现的死亡面前，都会产生负面情绪。因此在恰当的时间，沟通合适的内容，运用合适的沟通技巧，强调以患者为中心，满足临终患者的生理、心理需求，建立相互信任和理解的医患关系。

医护人员在和患者及其家属沟通前必须做好充分的准备，熟悉患者的体质、情绪、生活文化素养等背景，减少在沟通过程中的不必要伤害。沟通过程中熟悉沟通方式，能够很好地运用视觉、听觉、触觉、关注、倾听等沟通方式，减少患者的紧张、焦虑、恐惧等心理状态。重视与患者家属的沟通，患者家属的情绪直接影响患者的心理状况，及时沟通、做好家属的思想工作，正确认识死亡，缓解患者心理压力。

3. 职业精神教育助力于细节服务　千百年来，从孙思邈的"大医精诚"到现在的医患关系处理都强调医风医德的重要性，医风医德是良好的医患关系基础，医务人员树立"以人为中心"的宗旨，努力提高医务人员人文修养，职业道德水平以及认知水平，做到以人为本，耐心倾听患者述说，尊重患者的想法，并接受患者的行为和情感，通过细心观察、眼神互动、肢体交流等，把人文精神落实到为患者提供优质服务中，体现在医疗服务的流程中。

医疗机构在依法执业、规范服务、服务质量和安全、行风建设等过程中是主体责任承担者，而临终关怀又是团队医疗服务过程，只有建立完善规章制度、行业标准，才能保障医疗质量安全、贴心的服务。整个流程规范化，所有收费公开化，明确工作职责，规范临终关怀行为，才能更好地服务于患者。

4. 安抚家属，解决家庭照料困难　古语云："死者何辜，生者何堪？"患者平静、安宁、有尊严地离世，是缓和照顾工作存在的目的和意义，但不是其全部内容。因为患者的离世，往往会给家属在短时间内甚至长时间内带来巨大的伤害，甚至会造成家庭矛盾与彼此之间的抱怨。如何实现患者家属的照顾，也是缓和照顾工作的一个重点，将家庭成员的工作转移到社会，对临终患者的照护，不仅是患者的自身需求，也是家属的需求。可以让患者走得安详，也安慰了家属。

（温春峰）

第五节　灾疫中的医患关系

灾疫是对国家治理能力与治理体系的大考，也是对医疗队伍大灾救助能力和公民自身免疫能力的拷问和检验，更是一个对于应该建立和发展什么样医患关系的反思机会。

一、灾疫概述

（一）灾疫的概念

灾疫，是自然灾害（如地震、洪涝等）和突发流行性疾病（如瘟疫、传染病等）的整合性表达，是人类面临的人为与自然灾害的总称。按照中华人民共和国国家市场监督管理总局和中国国家标准化管理委员会编制的《自然灾害灾情统计第1部分：基本指标》的定义，自然灾害是指给人类生存带来危害或损害人类生活环境的自然现象，包括干旱、洪涝、台风、冰雹、暴雪、沙尘暴等气象灾害；火山、地震灾害；山体崩塌、滑坡、泥石流等地质灾害；风暴潮、海啸等海洋灾害；森林草原火灾和重大生物灾害等。这种现象会直接威胁包括人类在内的地球上一切生命的安全，给人类的生命财产带来巨大的威胁，如2008年的汶川地震、2010年的玉树地震、甘肃舟曲泥石流、日本"3·11"大地震、印尼海啸等自然灾害。瘟疫是中医病症"温疫"的俗称，它大体相当于西方医学中的急性传染病，是指各种突发性人畜流行疾病的广泛传播而引发的社会性灾难，其特点是发病急，具有强烈的传染性、流行性，病情大多险恶，如2003年的SARS、2014年埃博拉病毒。

（二）灾疫的特点

1. 广泛性和联系性 灾疫是人与人、人与自然等关系不断恶化的结果。从灾疫产生的过程看，首先是人类处理各种关系的行为失度，导致人类自身、人与自然的关系失衡，在这一"病变"中，人类是致病主因；自然界中的其他生物在失衡的关系中寻找自己的生存出路，开始改变自己的生存方式，溢出自己的生存界域，侵害其他物种的生存疆界，导致生态位的混乱。这种病变的长期积累，会导致自然界的其他物种想方设法侵袭人类，破坏自然与人类的和谐关系，造成人类灾疫，这一轮病变的致病主因是自然。

美国气象学家爱德华·洛伦茨于 20 世纪 50 年代发现了初始条件的微小变化，可能会在更大范围内引发巨大变动的气候现象，即他所说的一只在巴西扇动翅膀的蝴蝶，可以引发德克萨斯的一场龙卷风，他将这种现象概括为"初始条件的敏感性"：初始条件的变化，会引来一系列的连锁反应，最后可能在全世界导致难以估计的巨变。在一时一地表现出的"病变"，如果不加以重视和修正，可能会引发整个世界的灾疫，这就是灾疫的本质。

2. 不确定性和不可避免性 全世界每年发生的灾疫非常多。近几十年来，自然灾害的发生次数还呈现出增加的趋势，而自然灾害的发生时间、地点和规模等的不确定性，又在很大程度上增加了人们抵御自然灾害的难度。而流行性疾病具有突发性，一般突发性流行病的传染性较强，很难进行小范围控制，难以避免其快速扩散。

3. 严重危害性 灾疫的不确定性和不可避免性决定了其损害严重程度。灾疫的突然发生使人难以作出瞬间反应，往往会对生命、生活和生态造成毁灭性的破坏。2020 年上半年，全国自然灾害以洪涝、风雹、地质灾害为主，森林火灾、地震、干旱、低温冷冻和雪灾等也有不同程度发生。各种自然灾害共造成 4960.9 万人次受灾，271 人死亡或失踪，91.3 万人次紧急转移安置；1.9 万间房屋倒塌，78.5 万间房屋不同程度损坏；农作物受灾面积 6170.2 千公顷；直接经济损失812.4 亿元。

（三）灾疫中医疗工作的重要性

灾疫系统具有复杂性，不同灾种既相互区别，又具有系统联系；相关的灾疫管理也是一项复杂的系统工程，涉及监测、预报、防灾、抗灾、救灾、恢复 6 个环节。灾害社会学研究表明，构成灾害的基本要素有三个，就是人的伤亡、自然生存环境的破坏、社会生存环境的破坏。其中，最为贴近的就是灾难对人的伤害，因为它直接关系着灾区每个人的生死存亡和千家万户的安危。由此，对灾疫伤害的医学救治，就构成了灾疫行为的核心内容，主要包括灾害医学、灾难医学、突发事件公共卫生学等。

正如英国学者 P. 巴斯克特等所论，大量史实表明，医学史是和灾害史无情地联系在一起的，因为几乎所有的重大医学进展都是灾害的需要使然。巴斯克特等在其《灾害医学》中考察了诸种自然灾害（如火山喷发、地震、传染病、水灾等），其中有关传染病的综述所占比重最大。可见，所谓灾害医学，本身就是涵盖灾害与疫病的灾疫医学。换言之，灾害医学中的疫病，通常特指灾后的疫病，亦即自然灾害所导致的瘟疫或传染病。

新世纪以来的若干重大疫情表明：更具威胁性的疫病，可能与自然灾害并无直接关联。此类疫情一般被归入突发性公共卫生事件，相关研究主要见于公共卫生学中的突发事件研究。后者也可发展为专题性的突发事件公共卫生学。在当代综合医学模式下，灾疫医学行为不仅包括必要的生理救治，还必须兼顾对灾疫伤害的心理救治与社会救治。

医疗工作贯穿灾疫过程的始终并发挥重要作用，在灾疫发生后进行紧急救援活动，早期以"救"为主，同时配合医生完成现场救护，做好轻中度患者的病情观察、诊疗、护理、检伤分类等工作。中期完成卫生防疫工作和伤员的躯体创伤处理。远期的护理要加强心理干预，建立共同的心理目标，加强远期心理应对干预。

（四）灾疫中医患关系的特殊性

1. 医患关系的紧密性　现代医学的不断发展和社会的不断进步使人们对消灭疾病、战胜死亡的期望越来越高。然而即便对于同一种疾病，由于人体的复杂性、患者的个体差异性和疾病的特殊性，相同的诊疗行为所产生的诊疗效果也因人而异。而医学本身也具有不确定性和不断发展性，在诊疗过程中，各个科室、各个环节之间也存在着一些潜在的医疗风险，如手术中失血过多、麻醉中的意外、药物不良反应等，这些问题都需要医患双方共同承担。灾疫的发生和发展存在更多未知因素，灾疫使人们更为真切地感受到疾病的复杂性、不可预见性以及医学技术的局限性和认识能力的有限性，也进而感受到医疗职业的特殊性及其较之其他职业所具有的高风险性。面对灾疫，医生的角色更加鲜明和突出，不仅扮演着单纯的技术人员或专家角色，同时也在治疗过程中，扮演着与患者互利共生的同伴角色。这种在疾病观、生死观认识上的理性回归，使医患之间增进了理解，成为医患结为紧密命运共同体的思想基础。

2. 医患信任的回归　理想状态下医生与患者之间基于契约关系所构建的信任体系，有助于建立和谐的医患关系。近年来，我国医患关系一直处于较为紧张的状态，其实质是医患之间的信任危机。面对灾疫，人与人之间呈现出应然状态，社会构建起信任体系，产生了较为稳固的医患信任关系。战"疫"过程中，医务人员舍弃个人利益，维护患者生命健康、细心呵护患者、用生命护佑生命。医生、患者及家属都共同专注于患者的生命健康利益。患者对医生传递出的尊重和信任，增进了医生的成就感和幸福感，医生对患者展现出"你以性命相托，我定全力以赴"的决心和信心，也让患者更为安心和放心。灾疫中，医患双方设身处地、换位思考、相互尊重，这是构建医患命运共同体的重要前提。

3. 医学人文的回归　随着科技进步及其在临床诊疗中的广泛运用，医学技术主义也应运而生。临床诊疗过程中，高精尖仪器设备的大量使用使得医生对疾病的判断更为便捷、准确，但同时也使就诊流程日益程序化、模式化和机械化，禁锢了医生的创造性和人文性。在临床实践中，医生习惯运用客观的、高效的、直观的检查结果来进行疾病判断与治疗，而忽视了患者的精神需求和医患沟通必要性。各类影像分析和检查手段在准确、动态、自动地诊断分析疾病原因和机体功能变化的同时，正常的"望、触、叩、听"体格检查和临床思维的训练渐渐减少。医患间的情感关怀和信息传递受阻。

灾疫救治过程中，医务人员能够对患者的境遇感同身受。面对如此多的未知因素和生命的逝去，医生在全力救治的同时，所做更多的恰恰是医学诊疗中不可或缺的人文精神。医务人员在投入时间、技能救助患者的过程中，也投入了大量的情感，去悉心洞察患者的精神需求，倾听痛苦、抚慰心灵，有效缩短了双方的心理距离，真正做到了"有时去治愈，常常去帮助，总是去安慰"，而灾疫中表现出的这种医生对患者的理解、共情及亲和能力，正是医学人文回归的重要表现。

4. 媒体正向报道对医患关系的促进　近年来医患冲突时有发生，与大量不实或倾向性的相关报道有着直接的关系。特别是在信息大爆炸的融媒体时代，微博、微信、新闻客户端等网络通信方式成为民众的舆论场和情绪宣泄口。普通的医疗纠纷在不断地引导下可能会随着网络的跟帖、转发产生"滚雪球"般的扩散效应，成为全社会关注的公共议题。相较于事实的真相，一些人往往更容易代入自己的不满情绪和积怨，通过公众的共情引导舆论，形成强大的舆论声势。这种关于医患矛盾的集体记忆和社会的负面情绪随着时间的推移，在医患关系事件中反复强化，使医患信任度降低、医务人员的形象负面化。

灾疫中，许多新闻记者义无反顾、及时播报真实权威的疫情信息，普及防控知识，引导社会正确认识疫情、消除惶恐。他们在灾疫一线亲身观察、切身体会，用镜头记录、用事实说话，生动地再现了一个个感人的故事，为医患之间以及医务人员与全社会之间搭建起了心灵相通的桥梁。报刊、电视、广播、移动平台等齐声讲好医患故事、协力奏响和谐乐章，为促进医患命运共同体的构建营造了浓厚的氛围。

二、灾疫中医患关系的常见问题

灾疫之所以让人面临特殊的生存境遇，在于它给生命、生态带来了一种毁灭性的状态。人们在灾疫中不仅要解决一般性的生活问题，更要关照生命是否存在、怎样存在的问题。灾疫情境中拯救的生命，是一种广义的生命，是一种生命与生命之间生生互动的"生态"。同时，拯救生命的行为不仅仅只包含事实描写，更包含了价值评判，即"怎样救、如何救"才是最善的、最公正的。灾疫的暴发不仅使社会和人的生命面临挑战，同时也带来了这一情景下特有的伦理困境，对社会、政府和个人都提出了挑战。

1. 灾疫时期医疗资源分配的困境　医疗卫生资源分配中涉及的伦理学问题主要是如何保证分配公益与效用、公平与公正问题，其中包括宏观分配和微观分配。灾疫的发生使得短时段内需要救护的人数迅速增加，医疗卫生资源需求超出可承受的范围，出现医疗卫生资源短暂匮乏的情况，要解决医疗资源分配上的具体矛盾，在资源配置方面应考虑伦理问题的评价，即得到伦理学辩护的医疗卫生资源分配标准是不仅保证卫生资源分配的收益最大化，而且确保分配的公平性、公正性。

公正是社会最基本的伦理道德原则，公正分配意味着有比例地进行各个方面的利益调节，意味着合理利用资源、提高使用效率。莱因霍尔德·尼布尔在《道德的人与不道德的社会》中指出："要实现的最高道德理想，与其说是无私，不如说是公正，社会必须以保障人们在一切生活领域中的机会平等为目的。"公共卫生伦理与医疗资源配置休戚相关，要实现医疗资源合理、客观、公平配置，就应对伦理问题和相关伦理原则进行充分把握，只有这样才能有效应对重大灾害和疫情给人类带来的灾难。灾疫时期卫生资源分配效益最大化意味着充分利用有限资源保护大多数民众的生命和健康，达到资源利用的效用最大化。从广义上，一是挽救多数人生命和健康的医学效用，二是确保社会正常功能的社会效用。从狭义上，要将有限的医疗卫生资源分配给更需要的人。

确保公正地分配医疗资源，政府首先需要制订在灾疫中适合大多数人的医疗卫生资源分配方案。公正合理的医疗卫生资源分配方案需明确优先分配的卫生资源种类、优先分配条件，并明确伦理学辩护依据。政府应确保分配方案的合理化，并在决策过程中坚持分配信息的公开、透明。目前，灾疫中医疗资源的公平分配强调的不仅仅是地区之间的资源差异，更需要重视社会经济状况欠佳的群体，避免社会对弱势群体的忽视，而要实现公正合理分配就必须注重伦理问题评价，以解决卫生资源分配中的具体冲突，协调公众与私人、集体与个人利益的均衡。

2. 灾疫时期实施隔离检疫措施的困境　隔离检疫措施一般是指将感染者与健康人群相互隔离，以防止传染病的扩散与流行，是为公众利益而实施自主性的公共卫生干预措施。在公共卫生的隔离检疫中，个人的权利必然受到集体利益的影响，即个人治病及人身自由权与社会公众健康利益的冲突。具体来说，急性传染病等的强制隔离措施的实施通常要求公众遵守规定，多表现为一定范围内限制人的自由权，侵犯了个人自主性和自我决定权。

突发性灾疫时期，每一社会成员都处于相互传播疾病的网络之中，成为潜在的感染者或者疫病传播者，每个人的生命与健康都可能受到威胁，要优先考虑生命健康权。检疫隔离措施的实施在一定程度上限制了个人自由，引发人的生命健康权与自由权之间的矛盾，得到伦理辩护的检疫隔离措施必须具备实施的公正程序，保证公正地分配风险、受益与负担，保障决策信息的透明度。个人层面，需全面权衡个人自由与生命健康之间的关系，生命健康是自由权行使的前提。群体层面，需将社会公众的健康权益与个人自由权进行权衡，在此情况下做出正确的、有利于社会公共卫生安全的解决措施。需明确检疫隔离实施的重要性和必要性，即控制传染源，减少与患者和疑似患者接触的人数，减缓传播的速度，有效控制突发性疾病的流行。

3. 灾疫时期履行应急救治职责的困境　突发性灾疫中公共卫生应急救治职责的伦理学问题主

要是各利益主体如何承担责任，保障民众健康的最大化和对其伤害的最小化。公共卫生应急工作涉及社会生活的各领域，可能引发一系列的连锁反应，因此需要保证信息畅通、职责明确、防治透明。灾疫救治工作要重点解决公共卫生事件应急处理工作中存在的信息滞后不准确、应急准备不足等问题，形成统一、高效的应急处理机制。同时为了有效预防与消除突发公共卫生事件的危害，需要专门的伦理道德来指导公共卫生从业者的行动规范，以利于有序进行公共卫生应急救治，维护社会公众的生命安全，保障社会稳定秩序。

我国《突发公共卫生事件应急条例》中明确了政府部门的基本职能，规定了个人所承担的责任，二者均要树立高度的使命感和责任感，努力实现国家权力和个人权利的有序协调。政府应对突发灾疫中的公共卫生事件有统一的指挥与领导，完善公共卫生事件信息报告责任制度和处理指挥系统，强化急救医疗网络体系的建设，提高对公共卫生事件的救治能力。对个人而言，应增强团结协作意识，亦必须履行相应的责任和义务，配合相关部门的调查、采样分析与检验工作，与传染病患者有过密切接触者应配合卫生部门采取的措施。政府和个人应团结协作、紧密配合，加深职责和使命认识，提升奉献和担当意识，自觉履行社会所赋予的职责，切实应对灾疫时期的种种突发公共卫生事件。

（二）灾疫中的医患关系问题

1. 病情社会透明化与患者医疗隐私权的冲突 灾疫中，医务人员在诊疗活动中，若发现患者出现疑似传染病等异常症状的，为保护公共卫生安全与社会整体利益，应当立即向医疗机构负责人员与卫生行政部门报告，并通过流调将其轨迹等向社会公布，以达到警戒和提醒的作用，防止疾病迅速传播蔓延。但根据《中华人民共和国传染病防治法》第十二条规定，疾病预防控制机构、医疗机构应当履行保护患者个人隐私的义务。医务人员在报告时若未对患者基本信息采取严格的保密措施，将损害患者的医疗隐私权，给患者带来心理压力与舆论困扰。

2. 医务人员医疗干涉权与患者医疗自主选择权的冲突 医疗干涉权，即医务人员为履行法定的诊疗与提供医疗服务的义务，依法有权对参与医疗活动的患者采取必要的诊疗措施。在特殊情况下，社会公共利益优先于个人利益，是医疗特权正当行使的理论依据。根据《中华人民共和国传染病防治法》第三十九条，在重大传染病防治期间，医务人员有权对传染病患者与疑似患者等采取隔离、留验等相应控制的医学措施，必要时公安机关可以协助对上述人员采取强制隔离治疗措施。

医疗自主选择权，亦称患者医疗决定权或自主决定权，指在医疗法律关系中，完全民事行为能力人在参与医疗活动的各个阶段都有权就自己的疾病和健康问题等，通过理性的思考决定是否采取治疗措施。灾疫期间，一方面，患者享有医疗自主选择权，可自主决定是否实施治疗以及采取何种治疗方式；另一方面，在重大疫情抗击中，为维护国家与社会公共卫生安全，避免疫情恶化并迅速扩散，不得不权衡个人利益与公共利益。医务人员有权对传染病患者、疑似患者等采取隔离、留验等相应控制的医学措施，患者享有的医疗自主选择权在疫情防控的特殊时期受到一定程度的限制。

国家基于维护公共利益的目的而行使公权力，并对个人权利的行使边界予以适当限制，兼具合法性与合理性基础。然而公权力的行使应当遵循相称性原则，最大程度地避免或减少对个体隐私权利的干涉，以实现公共利益的最大化。这需要从法律体系完善、突发事件预警与应急处置机制以及公民权利保障等角度进行协调配合。因此，医务人员在行使医疗特权时需要权衡公共利益与患者个人利益，在保障公共安全前提下最大限度地维护患者医疗自主选择权，才能避免引发医患矛盾。

3. 试验用药与患者知情权的冲突 突发灾疫充分体现了疾病的复杂多样性与诊疗的高风险性、不可预测性。针对新型疾病的治疗方案与药物研发工作给医学界带来了巨大挑战，对医学知识薄弱的患者更是难以理解。随着治疗的进行和药物疗法的不断更替与试验，涉及的知识面越来越广，若不及时公布公开相关健康知识，公众往往会因缺乏对疾病的科学认识，对防疫工作的严峻性、急迫性重视不足，对强制隔离观察与治疗措施产生恐惧与排斥抵触心理，拒绝配合检查、隔离和治疗。因疾病的未知性，医疗卫生人员在治疗和用药时，须向患者做好知情告知，将药物治疗方案及结果的未知性告知患者。同时，使患者正确认识个人生命健康与国家公共安全之间的密切关系，杜绝患者滥用医疗自主选择权而不顾社会整体公共卫生利益的现象。

（三）后灾疫时代医患关系改善维系问题

1. 历史的经验教训　历史表明，因为医护人员的共同努力和个人权益的牺牲赢得了医患关系短暂的明朗，在灾疫结束后医患关系逐渐返回原本轨道，抗疫英雄们的光环随着时光的流逝而逐渐褪去，抗疫期间相关政策的变动或取消使医疗公益性与市场性的矛盾重新凸显，医患关系的不和谐重新进入媒体和大众视野。

2. 媒体态度的冷热转换　灾疫后，媒体积极宣扬的利他、共情、感恩等的抗灾抗疫精神被商业化、市场化的"医疗反思"；患者"平权""维权""替弱者伸张正义"的意识所取代。自媒体的价值观扭曲，用双重标准看待事物的本质，对负面的医患关系事件作选择性放大，情绪化、偏激性、引导性评论更加剧了医学、医疗、社会观感的下滑，进而使得医患关系难以维系。

3. 公众意识难以彻底改观　灾疫期间，社会、新媒体等为社会公众带来了新的医疗观和健康观，但这些健康观点很难在短时间内彻底改变。在疾病治疗过程中，患者及家属更多以追求经济支出与治疗效果的等同为目标。片面强调医疗的公益性，追求医疗高福利，忽略医疗的市场特征，将医疗、健康公平理解为"零支付""无差别"的医疗与健康待遇，一旦出现落差，便迁怒于医疗机构、医护人员，这种情绪经过自媒体的刻意发酵，很容易成为医患冲突背后的某种集体无意识冲动与辩词。

三、灾疫中医患关系解决策略

医患双方应当是休戚与共的命运共同体，要使灾疫救治过程中的医患信任关系能长久维系，就要探寻构建医患命运共同体的路径，使医患关系回归本真。

（一）重视法治建设

在普遍的自觉自律没有形成以前，法治不失成为促使道德规范由外在、他律内化为个体自律的一种有效途径和必由之路，如使医患之间应有的行为规范进入立法程序，形成法律条文，具有法律效力。其中既包括确立共同的法治理念，建立起双方共同恪守的法律规范，完善现有的卫生法律体系，也包括调整相关政策、完善制度设计，建立多元化的风险预警制度、风险分担体系、纠纷化解机制以及医疗纠纷的鉴定、协调、解决及赔偿制度等。

（二）完善社会治理体系

应对医患风险和冲突，需要综合施治、完善社会治理体系。构建卫生健康、公安、司法等部门联动的安保体系和快速反应联动机制，加强医疗服务机构的安保力量和防范措施，加大对伤医、辱医事件的执法打击力度，建立信用就医体系，约束患者行为。同时，政府宣传部门、各类媒体等应当积极弘扬正能量，主动创新舆论引导方式、促进医患互信。要加强对涉医舆情的把关引导，净化网络生态，为医务人员安心为患者诊疗构建起全方位、多层次的保护网。

（三）打造有温度的服务

科学技术与人文精神的渗透与融合是现代医学发展的理想目标。医疗的手段除干预外，还有倾听、互动、帮助、安慰等。以"共情、反思"为核心的叙事医学，着力强化医生对患者的共情能力、亲和力以及对职业精神、自我行为的反思，使人文精神在医学领域得以回归，为医患沟通开辟了新的路径。医院内部也要不断加强对医务人员沟通技巧、艺术和方式方法的培训，营造以人为本的浓厚氛围，建设人文环境、塑造人文价值理念。要坚持改革与改善同步，通过人文科室创建、优质护理服务、志愿服务等多种形式，围绕患者反映突出的问题，做精做细各项措施，切实提升患者的就医感受，不断打造有温度的服务。

（四）维持医患关系的良好稳定

加强医患互动工作，把灾疫中形成的特殊医患关系扩展到整个医疗卫生领域，以改善医患关系中不和谐、缺少信任与尊重的状况。医患关系的和谐与统一需要医患双方的共同努力，需要加强医生与患者之间更多的相互交流、相互沟通与相互影响。作为医者要主动与患者建立多维联系，主动促进双方合作，即有意识尊重患者的智慧，积极听取患者提出的建设性意见。要改善医患关系，患者也应承担本人的义务，尊重医务人员，与医务人员进行友善、协调的充分信任与合作。应从多种途径、多个方面，采用多种形式、多项措施，把灾疫中形成的亲人加战友般的医患关系和服务精神扩展到整个医疗卫生领域，影响到全体医务人员和患者，以增进相互间的信任感和尊重感。医务人员必须改变传统的服务定式，树立公开、公正、公平的理念，学会与患者心理沟通的方法，耐心听取患者及家属的倾诉，了解患者的心理需求，有针对性地做好心理疏导工作，正确引导他们热情参与和配合治疗，积极地战胜疾病，最终形成和发展和谐的新时代医患关系。

（五）加强对公众的健康教育

健康教育是由有意识创造的时机组成的，人们借此时机来学习能够提高健康素养的沟通方式，其中包括拓展认知、增强对个人及社区健康有益的生活技能。从该定义可以看出，健康教育的目标是为了提高健康素养，因此提高突发公共卫生事件视域下居民健康素养的重要途径之一就是应急健康教育。现阶段我国居民在面对突发公共卫生事件时，多数居民仍措手不及，缺乏积极应对的思想，尚不具备足够的卫生应急健康素养。因此，在持续开展健康素养项目的基础上，需要构建框架、专业发展、全民协作，共同促进突发公共卫生事件视域下居民健康素养的全面提升。

第一，利用教育部门和各阶段学生的协调合作，将应急健康教育的理念整合到日常生活中，创造全民参与应急健康教育学习的良好氛围，进而推动突发公共卫生事件视域下居民健康素养的快速提升。第二，重视健康教育专业发展，培养专门人才，在医学生培养过程中必须加强突发公共卫生事件相关教学内容。将从业人员的继续教育作为工作的重点，进行补充培训和系统培训，不断地形成和建立健康教育和健康促进从业人员的专业化和规范化培训机制，从健康教育和健康促进的基础知识和具体的工作方法着手，进行系统全面的培训。第三，各级公共卫生系统应利用各种新媒体向公众传播应急健康知识，在新兴的各大网络平台建立各级卫生系统的官方账号，利用政府部门的公信力和公众的关注度，发表有价值、有意义的突发公共卫生事件相关资讯，将应急健康教育知识与面对突发事件的基础对策和技能真正宣传给公众，减少居民在突发公共卫生事件爆发和蔓延过程中的恐慌情绪，使居民客观冷静、有条不紊地应对突发公共卫生事件的动态发展。

（尹　梅　宋晓琳）

复习思考题

1. 强制医疗中涉及哪些问题，如何处置？

2. 试述跨文化医患沟通的困境和处置路径。

3. 危重症医疗中和谐医患关系对医务人员有哪些要求？

4. 缓和照顾对终末期患者的意义。

5. 怎样理解灾疫中和谐医患关系的回归。

第八章 新兴卫生服务中的医患关系

国务院办公厅印发《深化医药卫生体制改革 2016 年重点工作任务》（下面简称《工作任务》），此《工作任务》指出，新一轮医改启动以来，群众看病难、看病贵问题得到明显缓解。2016 年要进一步突出重点领域和关键环节，增强改革创新力度，进一步推进医疗、医保、医药三医联动，强化改革整体性、系统性和协同性，进一步提高改革行动能力，推进政策落实。本章在对我国 2016 年以来医药卫生体制改革中的新兴卫生服务进行概括总结的基础上，分析基层医疗卫生服务中、医疗资源流动中、医养结合中医患关系的特点及面临的新问题，并提出构建和谐医患关系的实践路径。

第一节　新兴卫生服务概述

改革开放以来，我国的医疗卫生体制发生了深刻的变革，从改革开放初期覆盖大多数国人的城市单位制医疗保障制度（即公费和劳保医疗）和农村合作医疗制度相结合的体制，过渡到城市医疗保险制度与新型农村合作医疗制度相结合的体制。党的十八大和十八届三中全会高度重视医疗体制改革，提出了"统筹推进医疗保障、医疗服务、公共卫生、药品供应、监管体制综合改革"的目标，构建了我国未来几十年新型的医疗体制的框架。

《工作任务》的印发，明确了我国医疗体制改革的进一步目标和方向，新的医疗体制必然引发我国医患关系的新变化，构建新时代和谐医患关系需要着眼于我国进行的新一轮医疗体制调整，确定新的体制对医患关系产生的影响，以及这种影响是否符合生命伦理的基本要求。

重点任务主要有：一是全面深化公立医院改革。公立医院综合改革试点城市扩大到 200 个。巩固完善县级公立医院综合改革，同步推进公立中医医院综合改革。落实政府责任，健全科学补偿机制。完善公立医院管理体制，深化编制人事制度改革，加快建立符合医疗卫生行业特点的薪酬制度。严格控制医疗费用不合理增长，大力改善医疗服务。二是加快推进分级诊疗制度建设。在 70% 左右的地市开展分级诊疗试点。扩大家庭医生签约服务，在 200 个公立医院综合改革试点城市开展家庭医生签约服务。提升基层服务能力，完善不同级别医疗机构功能定位、医保支付等配套政策。三是巩固完善全民医保体系。推进建立稳定可持续的筹资和保障水平调整机制，加快推进基本医保全国联网和异地就医结算，推进整合城乡居民基本医保制度，巩固完善城乡居民大病保险和医疗救助制度。四是健全药品供应保障机制。巩固完善基本药物制度，全面推进公立医院药品集中采购，健全药品价格形成机制，构建药品生产流通新秩序，提高药品供应保障能力。

《工作任务》还对建立健全综合监管体系、加强卫生人才队伍建设、稳固完善基本公共卫生服务均等化制度、推进卫生信息化建设、加快发展健康服务业、加强组织实施等工作作出了部署。《工作任务》明确了各项改革任务的负责部门，对部分工作任务提出了时间和进度要求。

医药卫生体制改革可以概括为以下几点：

1. 医疗供给侧结构性改革加快医疗资源盘活　当前我国经济发展存在周期性、总量性问题，结构性问题尤其突出，主要矛盾在供给侧。在医疗服务市场，一侧是医疗服务需求刚性增长，一侧是有效供给始终匮乏无力，供给与需求在医疗领域的矛盾格外突出。相比于那些需求疲软的行业，医疗服务更容易体现供给侧结构性改革的效果。在医疗供给侧结构性改革过程中，不论是开展公立医院改革，还是扩大社会办医，不论是强化基本医疗服务提供，还是满足多样化医疗服务需求，都与劳动力、土地、资本、创新等生产要素密不可分，不可否认人是医疗供给的核心因素。而我国正面临合格医生匮乏的严峻局面，这也是当前供需矛盾最为突出的地方，培养人才、留住人才、释放人才效率成为改革关注的重点，也是改革成功的关键一步。医疗行业的本质问题是供给不能匹配需求，因此医改的核心在于供给侧结构性改革。培养医学人才，增加医生供给是较为稳健的医疗人才供给侧改革方案，但周期长，难以在短期内立竿见影，"增量扩充"与"现量释放"应当两手抓。提高现有人才的生产效率，改善医生的执业环境尤为重要。目前公立医院"绑定"医生，医生的诉求无法从市场中满足，医生资源无法自由流通，因此医疗供给侧结构性改革的核心在于解绑医生和医院，打破现有格局。医师多点执业合法化、政策宽松化，让医生的价值在市场中得以有效发挥，促进医疗资源合理配置，这与医疗供给侧结构性改革不谋而合。

2. 分级诊疗引导"患者+医生"双下沉　为深化医药卫生体制改革，建立中国特色基本医疗卫生制度，合理配置医疗资源，促进基本医疗卫生服务均等化，2015年9月国务院办公厅颁布《关于推进分级诊疗制度建设的指导意见》，以提高基层医疗服务能力为重点，以常见病、多发病、慢性病分级诊疗为突破口，完善服务网络、运行机制和激励机制，引导优质医疗资源下沉，形成科学合理就医秩序，逐步形成"基层首诊、双向转诊、急慢分治、上下联动"的分级诊疗模式。但是分级诊疗在推行中遇到的很大阻力就是基层医疗服务机构人才的长期匮乏。虽然硬件条件提升不难，但"软实力"不够仍然是发展瓶颈，基层医疗服务机构面临人才引进难、培养难、留住难的"三难"境地。医师多点执业政策鼓励医生去基层医疗服务机构执业，以满足基层医疗服务需求，有助于落实和助力分级诊疗制度的开展和推广。

3. 社会办医促进资源流动与共享　自新一轮医药卫生体制改革实施以来，国家出台了多项举措以促进社会办医，但与形成多元办医格局的目标仍有较大差距，体制障碍和政策束缚仍然存在。为满足人民群众多样化、多层次医疗卫生服务需求，为经济社会转型发展注入新的动力，国务院办公厅印发《关于促进社会办医加快发展若干政策措施的通知》，进一步放宽准入，拓宽投融资渠道，促进资源流动和共享，优化发展环境。社会资本办医在现实中也遇到和基层医疗机构同样的问题，就是医疗人才的短缺。促进社会资本办医，在鼓励公立医疗机构为社会医疗机构培养医务人员，探索开展多种形式的人才交流与技术合作的同时，还应推进医师多点执业，鼓励和规范医师在不同类型、不同层级的医疗机构之间流动，鼓励医师到基层、农村等医疗资源稀缺地区和医疗机构多点执业，保证医务人员在学术地位、职称晋升、职业技能鉴定、专业技术和职业技能培训等方面不因多点执业而受影响。总而言之，不论是医疗供给侧结构性改革盘活医疗资源，公立医院改革"去行政化"，还是分级诊疗制度医疗人才支援基层，加快社会办医促进资源流动与共享，不可否认医疗改革的各个环节相辅相成，环环相扣，缺一不可，医师多点执业政策既需良好的政策环境，也是医疗改革成功必不可少的一步。

4. 医疗健康产业的蓬勃发展　医疗改革政策覆盖面不断扩大，范围包括体制改革、医疗服务、药品器械、医疗保险、医疗信息等几乎所有细分领域，一系列扶持、促进健康产业发展的政策紧密出台，大量投资正加速涌入大健康领域。

（1）在试点扩大化方面，除全面推进公立医院改革外，全面推广的制度还有"全面实施预约诊疗""全面落实政府对公立医院的投入政策""全面推进城市公立医院医药价格改革""全面启动多种形式的医疗联合体建设试点""全面推进付费总额控制""全面推进建立以按病种付费为主的多元复合型医保支付方式""全面推进公立医院药品集中采购"等。

（2）在管理数据化方面，政策对医疗信息化建设更加重视，这也是提高政策精细化水平的一个重要手段和方面。如为医疗大数据出台专项文件《国务院办公厅关于促进和规范健康医疗大数据应用发展的指导意见》；新制修订临床路径，从更精细化的程度管理医生的处方行为，全面夯实信息化管理基础；统一全国范围内医疗机构和医疗服务的项目名称和内涵，统一疾病分类编码、医疗服务操作编码等；推进"互联网+药品流通"，推广"网订店送"等新型配送方式；推进医保智能监控系统应用等。

（3）健康产业的外延性逐步受到政策重视，产业融合方面的政策引导力度开始加大。从融合方向上看，主要有三大类：一是老龄事业与养老体系；二是全民健康；三是医疗产业的跨产业融合。产业融合方面也提出了多个融合方向，如医养结合、医疗健康与旅游产业结合、中医药服务与康复疗养相结合、互联网物联网与健康服务产业相结合等。

（宗亚力　王晓彤）

第二节　基层诊疗中的医患关系

近年来，我国医患关系持续紧张，伤医事件不断发生，引起了社会的普遍关注。医患关系的矛盾冲突，根源在医疗体制上，即我国现行医疗体制所导致的"看病难，看病贵"，也是医患矛盾激化的根本原因。由于没有形成良好的分级诊疗体系，患者不得不大量集中到高等级的医院诊治，漫长的挂号、短暂的诊疗、医患沟通的不充分加剧了我国医患之间的矛盾与纠纷。

分级诊疗致力于改善百姓看病难、看病贵的窘境，为百姓提供更便捷、更高效的医疗服务，选择分级诊疗将大幅度减少患者看病过程中的消耗，使患者获得更好医疗服务的同时，提高了就医的舒适度。分级诊疗应始终尊重百姓，一切"以人为本"，充分重视百姓自身意愿，不强制取消百姓的就医选择权，百姓仍有自主选择就医的权利。站在百姓的立场上，分级诊疗制度的落地切实地为百姓就医增加了一条更优路径，是百姓可选择医疗途径的一次扩充。其中，"基层首诊"的开展是分级诊疗顺利实施的有效途径，而社区卫生服务、家庭医生以及基础健康管理作为分级诊疗制度的关键环节、民众身心健康的"守门人"，其医疗服务的提升及和谐医患关系的构建更是增强基层医疗机构服务能力、缓和我国医患矛盾的重要环节。

一、社区卫生服务中的医患关系

（一）社区卫生服务医患关系概述

医疗纠纷随着医院等级升高而数量增多的特点，与高级别医院自身特点密不可分，比较而言，社区卫生服务在构建和谐医患关系中占有一定的优势。社区卫生服务是应运而生的产物，在国外已被实践证明是一种较成功的卫生服务模式，我国社区卫生服务虽然起步较晚，但发展迅速，尤其是近年来得到了高度的关注，社区卫生服务是社区建设中的重要组成部分。

1. 社区卫生服务医患关系的特点　社区医院建在社区，具有地段性特色，主要是为社区居民提供卫生服务的。社区卫生服务的特点决定了社区医院与大医院相比具有与居民更密切直接的关系。同在一个社区，面孔更加熟悉，彼此之间也更加了解。

首先，从博弈论的角度分析，社区医患关系属于一种重复博弈的关系，当他们对其他博弈者过去的表现都相当了解，博弈人数有限时，他们之间就更喜欢合作。通俗地说，即一般情况下社区卫生服务中的医方与患方会更倾向于表现出良好的，彼此能接受的一面，这是和谐医患关系的重要基础。

其次，社区卫生服务提供的主要是公共卫生服务与基本医疗服务。公共卫生服务包括预防、保健、健康教育、计划生育、技术服务等项目，与医疗服务有着本质的区别，医方与接受服务方不是严肃的医治关系，其中包含着教与学的轻松融洽关系，从而为社区卫生服务和谐医患关系的建立奠定了良好的基础。

2. 社区卫生服务医患关系的影响因素

（1）医疗体制因素：我国目前医疗卫生投入不足，资源分配不合理，医疗保险制度及法律保障制度不健全。医疗体制改革之后，医院面向市场并引入竞争体制，医疗机构的市场化程度更高，政府对医疗卫生方面的投资没有大幅度增加，优秀的资源多在二三级医院，基层的医疗水平较低。医院为了发展进步，配备先进的医疗设备，检查费、治疗费的升高，使患者看病更加困难，费用更加昂贵。在此背景下，患者对社区卫生服务的期望值过高，当治疗花费与治疗效果达不到预期时，医患关系就会因此而恶化。再者，新型农村合作医疗保险比城镇医疗保险报销比例略低、医疗资源分布不均衡、医务人员压力大、医疗工作风险大，医务人员关注的是如何治疗疾病，而忽略了对患者的人文关怀，造成医患关系紧张，医患之间信任度降低。

（2）患者因素

1）患者医学知识匮乏，就诊期望值高：社区医疗卫生服务的对象主要是老人、妇女、儿童和残疾人等文化水平较低的人群，大多缺乏医学知识，对医务人员的期待值过高，认为只要去医院，医生就能治愈疾病。然而现实并非如此，有些疾病本身就难以治愈，即使去医院也是回天乏术，医生不是神，医学也不是灵丹妙药，患者应当给予医务人员更多的理解与尊重。

2）有些患者隐瞒既往史、过敏史、用药史、不提供既往史资料、不配合相关检查治疗、不尊重医嘱等行为，导致诊疗过程不能顺利进行，医患之间矛盾加剧。

3）患者维权意识增强：随着时代的不断发展和进步，群众的知识水平普遍提高，维权意识增强，懂得通过法律途径来维护切身合法权益。然而，也正是因为如此，医疗纠纷频发。更有甚者，通过在医院闹事来获取更多利益。

（3）医方因素：有些医生缺乏认真细致的工作作风，服务意识淡薄，违反医疗常规开展医疗服务活动，缺乏工作责任心，不认真分析病情，业务水平差。某些医院出现收红包、拿回扣、过度医疗等行为，降低了医患之间的信任。医方与患者沟通的能力水平不高，医患之间缺乏互动。医患沟通对建立和谐的医患关系尤为重要。医患互动的有效性取决于：医患间的沟通理解能力、医务人员的服务态度、医疗技术、医疗设备。医患沟通的缺失，使患者感觉缺乏人文关怀，医患之间互不理解，进而产生医患矛盾甚至是纠纷。

（二）社区卫生服务中医患关系的实践

1. 改善社区卫生服务机构环境和设施 医疗环境在社区卫生服务中是最重要的也是最容易被忽视的，在医患关系中发挥着重要作用。这里的环境主要包括内部环境和外部环境两个方面。内部环境更多的是影响社区医护人员。满意的工作环境能给医护人员带来轻松愉悦的心情，对前来就医患者的服务态度也会随之提高；而不满的工作环境会影响医护人员的心态，很可能会把对工作环境的不满向患者发泄，加剧了医患矛盾产生的可能性。外部环境更多的是影响社区患者。卫生、整洁、规范的医疗环境，会给患者带来一种满意感，患者会认为社区卫生服务机构正规，医护人员值得信任；而不满的医疗环境会使患者认为医疗机构不正规，怀疑医护人员技术水平，从而加剧医患矛盾发生的可能。所以医疗环境对社区医患关系很重要。在政府积极引导下，进一步建立和完善社区基层医疗卫生单位服务网络。尽快完善基层和区域中心医院双向转诊制度，加快分级就诊模式的形成；加大对基层医疗卫生单位的投入，建立完善便捷的服务网络；在政策上促进基层卫生技术人才的培养，补充基层医务人员队伍，合理分配医疗资源，让广大社区群众得到更为优质的医疗卫生服务。

2. 转变以满足患者需求的服务模式 目前社区卫生服务的模式主要是患者找医护人员诊治。这种被动的服务模式很难发挥社区卫生服务机构的优势。转变社区卫生服务模式，坚持主动服务、上门服务、呼叫服务等多重服务模式相结合，逐步开展家庭病床、家庭护理、电话咨询、生活指导、心理辅导等多种形式的服务，主动为患者服务，全面满足患者的需求。注重社区卫生服务中医患沟通基本要求：尊重、诚信、同情、耐心。

3. 提高医护人员综合素质 患者和居民对社区卫生服务满意程度一般，主要是对其技术水平的怀疑造成的。目前，全科医生制尚未初步建立，社区医生的技术水平有待提高，加之社区医护人员质量意识也比较淡薄，医疗行为的规范性难以保证。社区卫生服务机构承担起社区居民健康的"守门人"的职责仍有很长的路要走。

文化是无形的，然而它却无处不在，它具有丰富的精神内涵，强大的精神力量。社区卫生服务文化在构建和谐社区医患关系中发挥着重要作用。这里的"文化"包括社区卫生服务机构文化和社区文化两个方面，二者相互影响，相互促进。只有社区卫生服务机构融入社区文化，在长期的服务实践中形成为医护人员、患者和居民共同认同的理念和行为模式，形成特色文化，才能充分调动所有人的积极性，促进医患之间良好的沟通与互动，保证医患关系和谐发展。

二、家庭医生与健康管理中的医患关系

（一）家庭医生的实践

1. 家庭医生概念　是指临床医学毕业生，经过全科医学专业住院医师规范化培训或医师经在职全科医学专业培训后转岗，并通过国家级全科医师执业资格考试，主要在社区卫生服务机构向个人、家庭和社区提供全科医疗服务的医师，是对服务对象实行全面、连续、有效、及时的和个性化医疗保健服务和照顾的新型医生。他应具有全面系统的预防、保健、医疗、康复知识，并具有较强语言表达能力、人际沟通能力、工作协调能力，能提供及时、有效服务，对工作认真负责，对患者热情的新型医疗顾问和健康管理者。家庭医生也叫全科医生，是综合程度较高的医学人才，主要在基层承担预防保健、常见病和多发病的诊疗和转诊、患者康复和慢性病管理、健康管理等一体化服务，被称为居民健康的"守门人"。其以家庭医疗保健服务为主要任务，提供个性化的预防、保健、治疗、康复、健康教育服务和指导，使患者足不出户就能解决日常健康问题和保健需求、得到家庭治疗和家庭康复护理等服务。

2. 家庭医生的组成及工作形式　家庭医生是为群众提供签约服务的第一责任人。现阶段家庭医生主要由以下人员承担：一是基层医疗卫生机构注册全科医生（含助理全科医生和中医类别全科医生）；二是具备能力的乡镇卫生院医师和乡村医生；三是符合条件的公立医院医师和中级以上职称的退休临床医师，特别是内科、妇科、儿科、中医医师。同时还鼓励符合条件的非政府办医疗卫生机构（含个体诊所）提供签约服务，并享受同样的收付费政策。未来随着全科医生人才队伍的发展，逐步形成以全科医生为核心的签约服务队伍。

家庭医生工作的开展和落实需通过家庭医生与辖区居民签约后形成契约关系来实现的，目前可采取"现场签约"和"线上签约（电子化签约）"等方式来完成。家庭医生签约服务原则上应当采取团队服务形式，主要由家庭医生、社区护士、公卫医师（含助理公卫医师）等组成。家庭医生签约服务对象主要为家庭医生团队所在基层医疗卫生机构服务区域内的常住人口，也可跨区域签约，建立有序竞争机制。家庭医生签约服务是坚持人群疾病防控形势和人群健康服务的需求为导向，优先覆盖重点人群，主要包括：65岁以上老年人、孕产妇、0～6岁儿童、残疾人、建档立卡贫困人口、计划生育特殊家庭成员，以及高血压、糖尿病、结核病、严重精神障碍患者、慢性阻塞性肺疾病、脑卒中等常见多发慢性病患者。

3. 家庭医生履行签约服务的措施　2016年6月6日由国务院医改办、国家卫生计生委、国家发展改革委、民政部、财政部、人力资源社会保障部和国家中医药管理局联合发布《关于推进家庭医生签约服务的指导意见》。根据深化医药卫生体制改革的总体部署和要求，围绕推进健康中国建设、实现人人享有基本医疗卫生服务的目标，以维护人民群众健康为中心，促进医疗卫生工作重心下移、资源下沉。结合基层医疗卫生机构综合改革和全科医生制度建设，加快推进家庭医生签约服务。不断完善签约服务内涵，突出中西医结合，增强群众主动签约的意愿；建立健全签约服务的内在激励与外部支撑机制，调动家庭医生开展签约服务的积极性；鼓励引导二级以上医院和非政府办医疗卫生机构参与，提高签约服务水平和覆盖面，促进基层首诊、分级诊疗，为群众提供综合、连续、协同的基本医疗卫生服务，增强人民群众获得感。力争2020年将签约服务扩大到全人群，形成长期稳定的契约服务关系，基本实现家庭医生签约服务制度的全覆盖。

家庭医生履行签约服务有如下措施：

（1）确定契约服务关系：家庭医生团队应结合当地卫生服务水平及辖区居民主要健康问题，因地制宜地开展家庭医生签约服务政策宣讲工作。加强与乡镇政府、街道办事处、村（居）委员会等基层组织的沟通和协作，让社区工作人员参与到家庭医生签约服务之中，充分发挥社区工作人员的纽带作用，提高居民对家庭医生制度的知晓率，增加居民对家庭医生的信任度，准确把握宣传口径，让居民理解现阶段签约服务的内涵与标准，合理引导居民预期，有序组织居民参加签

约服务。

（2）找准签约服务对象：家庭医生团队根据签约居民的健康状况和实际需求提供分类分层健康管理服务。对于不同人群可以有所侧重，尤其是重点人群，应主动介绍健康管理服务的重点和分层管理的必要性，提供机会性预防服务：①一般人群给予定期健康教育和中医药养生保健服务，控制健康危险因素等常规管理；②重点人群按照基本公共卫生服务项目要求提供服务；③高危人群应定期随访，监测危险因素控制水平，给予健康教育和生活方式综合干预等管理；④患者群应给予针对性的疾病监测、并发症监测和服药管理；⑤疾病恢复期人群侧重康复指导训练和必要的医疗护理；⑥个性化需求较高的居民，按照协议提供相应服务。通过对重点人群的健康管理服务来带动其家属共同参与家庭医生服务。

（3）切实履行签约服务内容：家庭医生团队结合自身服务能力及医疗卫生资源配置情况，为签约居民提供以下服务：①基本医疗服务。提供常见病和多发病的中西医诊治、合理用药、就医指导等。②公共卫生服务。涵盖国家基本公共卫生服务项目和规定的其他公共卫生服务。③健康管理服务。对签约居民开展健康状况评估，评估内容包括健康危险因素评估、疾病诊断性评估等，并基于评估结果制订合理的健康管理计划，包括健康管理目标、服务内容、服务周期等，并在管理周期内依照计划主动开展健康指导服务及服务后果跟踪。④健康教育与咨询服务。根据签约居民的健康需求、季节特点、疾病流行情况等，通过门诊服务、出诊服务、网络互动平台等途径，采取面对面、互联网信息平台、社交软件、电话等方式提供个性化健康教育和健康咨询等。⑤优先预约服务。通过互联网信息平台预约、电话预约等方式提供门诊预约服务，家庭医生团队优先为签约居民提供本机构家庭医生门诊、专科门诊及其他预约服务。⑥优先转诊服务。家庭医生团队为签约居民开通绿色转诊通道，优先为签约居民提供转诊服务。⑦出诊服务。在有条件的地区，针对行动不便、符合条件且有需求的签约居民，家庭医生团队根据机构情况可选择在服务对象居住场所按规范提供可及的治疗、康复、护理、安宁疗护、健康指导、家庭病床等服务。⑧药品配送与用药指导服务。有条件的地区，可为有实际需求的签约居民配送医嘱内药品，并给予用药指导服务。⑨长期处方服务。家庭医生在保证用药安全的前提下，可为病情稳定、依从性较好的签约慢性病患者酌情增加单次配药量，延长配药周期，并告知患者关于药品储存、用药指导、病情监测、不适随诊等用药安全信息。⑩中医药"治未病"服务。根据签约居民的健康需求，在中医医师的指导下，提供中医健康教育、健康评估、健康干预等服务。

（4）提供个性化服务：依据有关规定并在保障医疗安全的前提下，家庭医生团队在工作时间和能力范围内可提供的家庭病床、上门服务；根据居民个体差异化需求，提供个性化医疗服务。以下列举几种常见的个性化服务包：①家庭病床服务包：对适宜在家庭或社区养老机构中进行连续治疗、又需依靠医护人员上门服务的患者，如脑卒中后遗症患者等，基层医疗卫生机构可为其建床，由团队定期提供上门查床、治疗、用药、护理、定期巡诊等服务，并记录诊疗过程，双方签字确认。②特需上门服务包：对于居民提出的诉求，经家庭医生服务团队评估后适宜上门服务的，如空巢老人、残疾人等，在签订临时协议后，可提供治疗、用药及康复指导、护理服务，同时做好记录，双方签字确认。③康复服务包：对疾病恢复期的居民或残疾人，定期进行身体评估，制订个性化康复指导方案，为居民及家属提供针对性的康复治疗、康复训练指导及心理支持。有条件的机构可携带康复器械为居民提供上门康复训练。④口腔保健服务包：对重点人群尤其是老年人、孕产妇、儿童等每半年进行一次口腔检查，提供口腔保健指导，教授口腔卫生保健知识和技能；开展窝沟封闭，每年两次局部涂氟。⑤中医药服务包：为签约居民开展体质辨识，提供中医药养生保健知识和指导，根据居民的不同需求可制定多个中医药特色服务包，提供相应的中医适宜技术。

（5）鼓励组合式签约：借助"医疗联合体"平台，加强医院与基层医疗卫生机构对接，可引导居民或家庭在与家庭医生团队签约的同时，自愿选择一所二级医院、一所三级医院，建立"1+1+1"的组合签约服务模式。家庭医生负责为签约居民提供首诊。二级以上医院为基层医疗卫生机构预留部分专家号源和住院床位。家庭医生对有上转指征的患者，进行初步分诊，与二级以上医院的相应专科医生沟通，提供居民的健康信息，开通上转绿色通道。二级以上医院专科医生对签约居民上转后的诊疗情况与家庭医生进行有效反馈，待患者病情稳定后再转回基层医疗卫生机构进行后续治疗。此项工作使基层首诊、双向转诊、急慢分治、上下联动的分级诊疗模式得以形成，切实促进基本医疗卫生服务的公平可及性。

（6）利用"互联网+"、移动终端和信息化手段为签约居民提供在线签约、预约诊疗、候诊提醒、划价缴费、诊疗报告查询、药品配送和健康信息收集、居民健康档案查询等服务，让家庭医生和群众之间能更加便捷、高效地沟通和互动，让签约群众感受到实实在在的便利和优质服务。

（7）采取多种形式开展服务：如门诊就诊、社区巡诊、电话随访、远程医疗，特需者可开展上门服务、错时服务。

目前我国推行的家庭医生签约服务，被视为实现基层首诊、分级诊疗、双向转诊、破解看病难题的突破口。在优化医疗卫生资源和分级诊疗方面的确发挥了一定的作用。然而，我国的家庭医生队伍还相对薄弱，辖区居民对家庭医生服务的满意度有待提高，对"家庭医生"服务这种新型医疗服务模式接受度尚不高。究其原因，除了体制和机制层面，长期以来，由于就医习惯、各方利益等因素，医患双方存在隔阂，居民对家庭医生的不信任、不了解是制约家庭医生服务发展的重要因素。显然，家庭医生和签约对象之间的关系仅靠契约来维持其持续性和稳定性是不现实的，家庭医生服务若要更好地整合卫生资源，为居民提供主动、连续、综合的健康责任制管理，必须在科学设计和努力推进体制和机制的基础上，与签约对象之间建立起信任互惠、诚实守信、互爱互助、协同合作的关系，其二者之间的关系应归属于医患关系的范畴。随着家庭医生服务制度铺开，家庭医生服务中的医患关系，必将迎来前所未有的挑战。

4. 家庭医生服务中的医患关系

（1）契约关系：家庭医生以团队的形式服务辖区居民。医患关系的主体为家庭医生团队和签约的辖区居民。家庭医生签约服务模式下的医患关系主体，一方是家庭医生团队，另一方是所有签约的辖区居民。家庭医生的服务对象是以签约重点人群为主的患者、亚健康人群和健康人群，家庭医生和辖区居民是以家庭为单位进行签约的，其服务活动在有患者的签约家庭中就形成了传统形式的医患关系。而在仅有亚健康及健康人群的家庭里，家庭医生会为签约对象提供健康教育与咨询、体检以及预防保健等医疗卫生服务，家庭医生与签约对象之间的也构成了医患关系。

医患关系的内容包括非技术方面和技术方面。家庭医生服务是提供主动、连续、综合的健康管理服务，这就对家庭医生职责履行时医患关系非技术方面提出了更高的要求。家庭医生服务是在确定契约服务关系后开始的，它不仅要承担传统基层卫生的基本医疗服务，还要对签约对象开展有针对性的健康管理，也就是说其是为签约对象提供全生命周期的健康管理服务。这就有别于传统"因病就医"模式下的医患关系。家庭医生与签约对象之间更强调"纯"人际关系，实际上体现了社会人际关系最普遍、最基本的原则，就是人与人之间的平等、尊重、信任及诚实。而从医患关系的技术方面来看其相对单一，更多的还是承担传统基层卫生的基本医疗服务。良好和谐的医患关系应该是两个方面内容共同推进，相辅相成。然而其作为新兴事物，推广过程中却出现了理想与现实的偏差，有调查显示，居民对家庭医生服务的需求以定期体检、健康咨询以及慢性病的防治为主，但实践中家庭医生服务的利用却仍是以医疗服务为主，这也从侧面反映出这种新兴模式下医患关系技术层面的复杂性。

（2）"朋友式"关系：医患关系应是一种稳定的"朋友式"关系。家庭医生与辖区居民在签订契约后便形成了一种长期、稳定的关系。根据家庭医生的角色定位，这种稳定的医患关系又呈现出"朋友式"的特点。家庭医生在对辖区居民进行健康管理、健康教育等服务时，对居民身体的基本情况、既往史、生活环境、家庭背景等都有系统的了解，可以在疾病预防、慢性病管理、康复指导、家庭护理等方面有针对性地给出意见和建议，在居民患病时提供更准确的医疗服务，对有上转指征的患者，进行初步分诊，开通上转绿色通道，待患者病情稳定符合下转条件后再转回基层医疗卫生机构，由家庭医生负责下转患者的后续治疗。理想情况下，这种持续性、综合性、防治保康教一体化，以人为中心、以健康为中心的全面管理，势必令"医生"与"居民"成为"朋友"，"让健康的人生活得更健康，让患病的人生活得更有品质，让行动不便的老人看病更方便、更有尊严"不再是家庭医生团队的口号，它将会引导患者主动参与，构建"共同参与型"医患关系模式。作为居民健康的"守门人"，家庭医生应该以辖区居民的健康为中心，主动接近、关心和了解居民，不仅要了解其健康状况，还要了解其生活环境、家庭背景等与健康相关的要素，从而为居民提供个性化的服务。除对患者给予必要的医疗服务外，还应注重人文关怀，如安慰和帮助居民。这种角色定位完全符合全科医学"让医生与居民成为朋友"的理念，既可以缓解医患关系，又可以让医生更加深入细致地了解居民的健康状况，从而做出更好的医疗决定。

■（二）健康管理中的医患关系

1. 健康管理概述

（1）健康管理的概念及发展：健康管理是对个人及人群的健康危险因素进行全面管理的过程，通过调动个人及集体的积极性和主动性，有效利用有限的资源达到最大的健康改善，主要包括健康信息的收集和利用、健康与慢性病等疾病风险评估、健康管理和改善。其宗旨是调动个体和群体及整个社会的积极性，有效利用有限的资源来达到最大的健康效果。世界卫生组织研究报告认为：人类 1/3 的疾病通过预防保健是可以避免的，1/3 的疾病通过早期发现是可以得到有效控制的，1/3 的疾病通过信息的有效沟通能够提高治疗效果。疾病的发生、发展一般都要经历长期的不良生活方式累积的过程，健康的基本模式就是通过对引起疾病的各种危险因素的归纳、分析和控制，以达到对疾病的预防或控制发展，它不同于传统医院和临床医生仅在疾病的治疗阶段才介入。

目前我国人口老龄化迅速加快，老年人口数量呈逐年上升趋势。根据《2013 中国人类发展报告》的预测显示："到 2030 年，我国 65 岁及以上的老年人口占全国总人口的比重将提高到 18.2% 左右。"庞大的老年人口数量，在人均收入不高、社会保障和医疗保健体系不够健全的情况下，将造成沉重的经济和社会负担。冠心病、高血压、高血脂、糖尿病等各种慢性病的患病率、致残率和病死率连年上升，乙肝病毒携带者数目庞大，艾滋病病毒（HIV）感染人数迅速增加，严重威胁人类的健康和生命。据世界医学研究发现不良生活方式是影响人类健康的主要原因。健康管理可通过对健康危险因素进行全面监测，有效地预防由生活方式不当引起的疾病。对慢性病进行健康管理，不仅可以提高患者的生活质量而且可以降低医疗费用。健康管理具有"不治已病治未病""防患于未然"的特点。我国的健康管理经验也证明，健康管理既能降低人们的患病风险，减少医疗费用支出；又能与健康保险相结合，有效地保障人们的医疗费用，从而减少因病致贫的发生，保障了人们的健康权益。但我国现阶段区域经济发展不均衡，人口老龄化问题突出，各级卫生服务机制和医疗体系不够完善，慢性病知晓率、控制率、服药率上升，医疗费用急剧增长等现状都迫切需要解决。通过制定科学的健康管理基本策略及步骤来实现建立一条有中国特色的健康管理之路。

（2）健康管理的类型

1）生活方式管理：是在科学方法的指导下培养健康习惯，改变不良行为和生活方式，从而减少健康风险因素。它帮助个体作出最佳的健康行为选择，降低健康风险，促进健康，预防疾病和伤害。重点是对人群开展一级和二级预防。一级预防是在疾病尚未发生时针对病因采取的措施。也是预防、控制和消灭疾病的根本措施，属于病因预防，它包括防止环境污染、开展健康教育、加强法治管理、预防接种、孕产妇、婴幼儿保健、良好的卫生习惯和生活方式、预防医源性疾病等。二级预防是在疾病的潜伏期（亚临床期）为了阻止或延缓疾病的发展而采取的措施，包括人群筛检、定期体检、专科门诊等，为早期发现、早期诊断、早期治疗。三级预防是在疾病的临床期（发病期）为减少疾病的危害而采取的措施。

生活方式管理主要采用促进行为改变的干预技术，包括四类干预措施：①教育：教育干预是生活方式管理策略的基本组成部分，传统的健康教育方法注重改变知识和态度而不关注改变个人的行为。生活方式管理的目标是改善健康。个体化的教育方案是教育患者对慢性病进行自我管理的非常有效的方法。疾病管理方案注重临床和慢性病行为管理的结合，而生活方式管理方案注重教育患者如何对自身的情况进行自我管理。②激励：通过应用理论学习中得到的知识去改变环境和某种行为之间的关系，行为可以被成功地矫正。③训练：培养健康行为的有效方法。④市场营销法：通过社会营销和健康交流帮助建立健康管理方案的知名度、增加健康管理方案的需求和帮助直接改变行为。

2）需求管理：是帮助个体选择合适的医疗方式来解决日常生活中的健康问题，可以控制费用，更有效地利用医疗服务，需求管理帮助个体减少浪费。可以通过电话、互联网等方式来指导个体正确选择医疗服务来满足自己的健康需求。

3）疾病管理：为患有特定疾病的人提供需要的医疗保健服务，主要是在整个医疗服务系统中为患者协调医疗资源。疾病管理强调患者自我保健的重要性，实质上是患者自我管理。患者必须监督自己疾病进展，在各个方面改善自己的行为，如坚持服药、饮食和症状监控等。患者必须与医护人员交流自己的疾病状态。慢性病患者接受如何管理自己疾病的教育后重复看病的频率降低。疾病管理的内容包括目标人群筛查、循证医学指导、医生与服务提供者协调运作、患者自我管理教育、对疾病管理过程与结果进行评价、定期报告及反馈、计划和实施包含这些成分的疾病管理方案。

健康管理正是通过以上方式采用分层、分类的管理策略加以实施，对健康人群加强生活方式管理；对亚健康人群采用需求管理的方式；对疾病人群分别采用疾病管理、灾难性病伤管理、残疾管理。

（3）健康管理的方法

1）健康管理的基本步骤：了解服务对象的健康情况，对健康状况进行检测和信息收集；进行健康及疾病风险性评估，即根据所收集的服务对象信息，进行健康风险评估和健康评价；制订个性化的健康干预措施，进行健康干预和健康促进。

2）健康管理实施的主要内容：健康体检与健康指导；健康风险评估与干预；健康教育与咨询服务；健康监测与医学互联网服务；慢性病早期筛查与跟踪管理。

2. 基层健康管理与医患关系   2016年8月的全国卫生与健康大会强调没有全民健康，就没有全面小康。2016年10月中共中央、国务院印发了《"健康中国2030"规划纲要》。该纲要提及"公平可及、系统连续的健康服务"，国家要把重点放在从注重疾病诊治到对生命全过程的健康监测、疾病控制、重预防上。我国的健康服务方面，系统性、连续性亟待提高，在健康人群的健康教育、慢性病人群预防及保健、患者出院后期的康复护理、基层的医疗资源对接等诸多方面均需填补，基层健康管理模式恰好能起到填补作用。

基层健康管理是基于管理理论和新健康理念对辖区健康人群、亚健康人群、疾病人群、特殊人群的健康危险因素进行全面监测、分析、评估、预测、预防、维护和发展的全过程。对其健康状况进行评估给予健康指导，并对其进行跟踪治疗。为康复期患者提供科学、规范的康复指导，随时纠正、解答其在康复期存在的不科学行为和困惑；对慢性病患者进行心理、情感、精神状态、营养、饮食、生活行为等各方面的指导，定期开设讲座并发放健康手册。实施基层健康管理是将传统的被动治疗（疾病治疗）转变成为主动的健康管理模式，它是我国诊疗模式质的飞跃。将健康管理的基地扎根在基层，具有提高社会公平性、发扬社区能动性、最大力度解决民生问题的全方位优势。

目前我国基层健康管理尽管已经建立相应的制度，但实施过程中执行的情况仍不理想。可以从以下几方面着手改善：①人才问题：基层卫生机构中健康管理人才不足，管理人员需要具备的心理学、管理学、营养学、运动医学、营销学、临床医学等多方面的知识匮乏。在老年人健康管理、慢性病预防与控制、综合疾病防治及健康检查方法和基本操作规范等工作开展仍不到位。应加大对基层卫生人员健康管理相关知识的培训，在健康管理团队中引入健康管理师、营养师等有针对性的健康管理人员。②资金问题：国家政策鼓励基层进行健康管理，但是政府投入比例相对较低，数量上达不到规定的要求，相应的资金投入和技术支持将会对其发展和完善起到积极作用。③健康体检问题：健康体检是健康管理的一个重要环节，目前辖区居民对政府提供的免费健康体检认识不足，导致参与度不高，应从政府层面加大组织和宣传，让辖区居民充分了解健康体检的目的和意义。④健康档案信息化共享问题：各地都已经在探索基层医疗机构服务信息化管理，很多地方已经有很好的经验，但多停留在健康档案的电子化管理方面，未能实现医疗联合体内上下级医院的健康档案信息共享。卫生主管部门参与协调，加大各级医院信息化建设。

　　健康管理的两个基本方法是健康体检和健康诊断监测。基层健康管理从健康管理人员为管理对象建立居民健康信息档案开始，通过为管理对象进行健康体检、详细询问个人情况、查看其他医院确诊依据、填写调查问卷等方式，完成信息的初步收集，根据其健康信息内容，进行健康状况、疾病趋势评估，必要时进行心理健康方面的评估，分析主要的健康问题，确定相关危险因素，并为管理对象提供基本健康改善指导原则以及运动处方和营养膳食处方。基层健康管理提供一对一的专业健康指导，给予辖区居民私人式个性化的健康管理服务个性化的举措，可以让管理对象感受到被重视和被尊重，在医（健康管理人员）、患（管理对象）之间架起一座相互交流和沟通的桥梁，从而使双方关系亲密起来。健康管理者通过对完整健康档案、地区区域特点等多种数据的分析，归纳出本地区引起疾病的各种危险因素，作出准确的社区诊断，制订出有针对性的健康促进方案，使辖区居民健康水平得以提高。通过对管理居民的健康不断进行监测、记录、指导，健康档案的完善，掌握居民的健康状况，更有针对性地进行分类指导、有效预防，增加了居民对健康管理人员的信任度。在服务过程中给居民传递出"预防为主"的健康理念，让居民掌握防病的基本知识和技能，达到少生病、少生大病的目的。基层健康管理模式营造了良好的医患合作氛围，较易为患者接受，患者改变既往的"有病就医"模式，积极主动地参与到自己的健康管理维护中，将"共同参与型"医患关系给予了完美的诠释。

　　基层健康管理是一个长期的、连续不断的循环过程，它将医生和患者长久、紧密地联系起来，"医患"双方地位平等、目标统一，这为促进医患关系和谐找到了一个较好的契合点。只有将健康管理中的医患关系构建为共同参与型模式，才能达到健康管理的预期目标。

（董　麟）

第三节　医疗资源流动中的医患关系

一、医疗资源流动的概述

（一）医疗资源流动意义

　　医疗资源流动的制度变迁是由我国医疗领域基本矛盾决定的。医疗服务需求的无限性和医疗资源供给能力的有限性之间的矛盾，是所有医疗服务体系的基本矛盾，其本质实际上是供需之间的矛盾。因此，医疗资源流动的本质乃是对医疗资源的合理优化配置。当前，我国医疗资源不足的外化表现为人员不足与水平不足两个方面。资源流动可以通过提高周转速度来增加优质医疗资源的供给，解决由于人力资源不足和医疗水平差异所造成的资源不足。

　　尽管增加医务人员数量以及提高医务人员的医疗水平最为根本的解决途径是通过培训和教育，但提高医疗资源的流动在短期内会收到明显的效果。而如何将资源与利益在社会群体之间以及社会个体之间进行适当安排和合理分配，即"给每一个人他所应得的"，进而在资源流动的过程中实现社会正义，确保百姓真正获益，将是所有问题的重中之重。

（二）医疗资源流动的主要形式

1. 流动医院 近年来，按照"大病不出县、小病不出乡、看病更省心"的理念，补齐基层"短板"、贯通服务"链条"，推行"流动式"服务等举措，有效强化医疗资源下沉，构建县、乡、村三级医疗服务网，有力提升基层医疗卫生服务能力，以医务人员巡回医疗的方式形成的流动医疗服务不仅改善了基层就医环境，也提高了居民自身的健康理念。

流动医院多为车辆改造而成，配置有床边彩超、心电图机、X线片机、血糖仪、血压计、小针刀、针灸针、经络检测仪、新农合刷卡机等常用诊疗设备。医疗车还保障药物供应，备有多种常用西药和中成药，并且通过记录群众迫切需要的药品，逐渐形成较完善的药品目录。每辆巡回医疗车至少配有执业医师和护士各一名，定期进行巡回卫生服务。

2. 医师多点执业 《中共中央 国务院关于深化医药卫生体制改革的意见》中要求"稳步推动医务人员的合理流动，促进不同医疗机构之间人才的纵向和横向交流，研究探索注册医师多点执业"。医师多点执业是指符合条件的执业医师经卫生行政部门注册后，受聘在两个以上医疗机构执业的行为。

医师多点执业有利于缓解医疗人力资源结构严重失衡现状，方便群众就医。大医院的医生到基层医院坐诊，可以方便患者在家门口接受大型公立医院的一些名医、知名专家的诊疗，在一定程度上分流病源，缓解看病难的问题。

同时，医师多点执业的实施可以帮助基层医务人员提升医疗技术水平，改善医患关系。目前我国卫生人力资源布局不合理，城乡之间、中西部之间差距大。卫生人力资源具有不同于其他物质资源的特点，大型公立医院容易形成一定的垄断地位，从而阻碍民营资本等其他社会资本投资、设立、发展医疗机构，并影响良性医疗服务市场的形成。医师多点执业可促进医疗卫生人才在不同医疗机构之间的流动，盘活已有医疗资源，提升基层医疗卫生各机构的服务能力，逐步改变不同医疗机构和地区之间的医疗不公平格局，对双向转诊和社区首诊也具有积极的推动作用。

有经验的医生到基层医疗机构多点执业，可以将自己丰富的临床经验和临床知识传授给基层医疗机构的医生，让有限的医生资源实现共享，使医疗资源得到更好利用。基层医生临床水平提高，能够带动基层医院的整体水平，并根据当地疾病特点因地制宜地解决遇到的医疗问题。通过医师多点执业这一制度，优质的医疗资源将向基层医院倾斜，有利于提高基层医院整体水平。

二、医疗资源流动中医患关系的特点

（一）优质医疗资源流动可减少医患纠纷

健康公平是社会公平的一个重要方面，缩小不同居民群体间的健康差距、保障健康公平对实现社会公平和社会稳定具有重要意义。除不同群体之间的自然差异以外（如性别、民族），社会、经济或环境差异也是造成不同居民群体健康差距的重要原因。健康公平与卫生保健的公平性息息相关，涉及卫生资源配置、卫生费用负担等问题。因此，优化卫生医疗资源配置对于缩小健康差距具有重要作用，优质医疗资源的流动极大程度上可以满足患者对于医疗服务的需求。目前我国不同省份行政区之间医疗资源配置极度不均，优质医疗资源集中在大城市、大医院，"看病难，看病贵"这两大问题饱受诟病。长期以来的经济、技术水平的差异以及患者的择医习惯都是造成医疗资源配置不均的原因，然而政府的医改措施很难在短时间内解决这一问题。推进医疗资源流动使得医疗信息资源和信息服务可以快速传播，为医疗资源的优化配置提供了契机。此外，近年来出现的导医挂号网站以及综合性医疗网站能为人们提供预约挂号、远程会诊、在线咨询等服务，能够打破地域限制将患者与全国各地的优秀医生连接起来，为患者获取专业的医疗信息带来了极大的便利。

（二）医患关系稳定性差

流动医院和医师多点执业虽然能够让患者分流，节省患者就医时间和成本，获得更优质的医疗服务，减少医患矛盾，促进医患关系的和谐，但由于医生的流动性，此种情形下建立的医患关系较为短暂，持久性差。尤其是慢性病患者难以向同一流动医疗机构或医生寻求持续性、稳定性、常态化医疗，医患关系和医患信任难以建立。此外，部分医师多点执业会导致第一执业医院病源减少、医疗质量下降、医疗风险增加、公共资源流失、医院整体管理水平下降、科教工作受影响等负面效果。

（三）监管缺位易导致医患纠纷

医疗体制改革需配套相应的政府监管，减少医患纠纷的产生。流动医院、医师多点执业方面，虽不断出台相关政策完善准入制度和医疗机构准入制度，得到了良好的政策效果，但是对于如何设置合理的多点执业绩效考评方法却未能拿出可行方案，政策监督缺乏有效的工具。同时对于医师多点执业收入进行相应的税收监督和管理也没有很好的办法，需设立明确的与多点执业政策相关的监管机构，卫生行政部门有权对各类医疗机构进行业务指导和监管。社会资本办医方面，部分非营利性医疗机构的举办主体办医动机不良，资本金并不充裕，租借业务用房或承包经营不善的政府办医院，利用非营利性医疗机构的政策便利和财务监管盲区，借"非营利"之名，行"逐利"之实，以追求经济利益为首要目标，从而带来过度提供医疗服务、套取医保基金等道德风险问题。

三、医疗资源流动中医患关系的实践

（一）流动医院

医院的职责就是服务百姓，让群众有一个健康的身体，必须以国家医改政策为导向，方便老百姓看病。实施流动医院送医到村工程，积极响应"敬佑生命、救死扶伤、甘于奉献、大爱无疆"16字方针，以满足老百姓对美好生活的向往。

1. 流动医院助力医院公益性下沉　流动医院以每周一次送医到村的形式，使优质医疗资源下沉，促进了紧密型的医共体形成，促使村医成为三级医院覆盖乡村的前哨，保障了三级医院各项惠民措施、政策在乡村一一落地，使百姓看病更便捷，体现了党和政府对基层人民群众的关心和爱护，受到了基层老百姓的欢迎，初步实现了"群众得实惠、医院添活力、医改有突破"的效果。

2. 增强广大群众的健康意识　坚持以人民健康为中心，有针对性地制作相关健康教育处方、健康宣传画、健康宣传册，在举办活动时带到医疗服务村进行发放，图文并茂地向老百姓宣传医学健康知识，着重从增强老百姓的自我健康意识出发，加大对农民群众自我保健知识的宣传力度和对农民健康的投入，真正做到"有病早发现，无病要预防"，引导农民群众不断增强自身健康意识，养成健康的行为习惯，有效地提高农民群众的健康水平。

3. 有效提升农村医疗服务水平　通过流动医院医务人员的规范服务，增强村卫生室医疗服务能力，引导乡村医生转变服务行为，同时流动医院为乡村卫生室带去了切合农村实际的医疗设备，不断完善服务功能，提高医疗诊断能力，切实满足广大农村群众的就医需求，持续提高农村卫生人员的技术服务能力和水平，为农村老百姓提供安全、有效、方便、价廉的基本医疗卫生服务，有效提升了农村地区的医疗服务水平。

4. 为医院品牌建设注入新内容　将流动医院送医到村工程与医疗对口支援工作相互结合，积极推动了医联体建设，让基层老百姓不出乡镇就能享受三级医院的医疗服务，促进乡镇医院持续、稳定、健康地发展，推动形成"三级医院+乡镇卫生院+村卫生室"的医疗服务模式，实现了优势医疗资源共享，丰富了医院品牌。

（二）医师多点执业

1. 完善医师多点执业准入和淘汰制度 一方面能有效规范注册多点执业医师的权利和责任，另一方面能保障医师多点执业的医疗质量。建立并完善医师多点执业的准入和淘汰制度是保证医师多点执业政策执行效果的重要影响因素，《关于推进和规范医师多点执业的若干意见》对医师的准入条件作了规定，并鼓励积极探索简化医师多点执业注册程序，但对医师多点执业的淘汰制度并未作太多规定。

医师多点执业淘汰制度对激励医师保持良好的素质，规范医师多点执业行为有重要作用。这种约束机制主要表现为对违反医师多点执业相关规定（如劳动合同、劳务协议等）的医师进行惩罚。要有效推行医师多点执业政策，卫生行政部门需在《中华人民共和国执业医师法》《医师定期考核管理办法》规定的基础上，制定科学合理的考核办法，对医师多点执业的准入、淘汰条件做明确的规定，疏通注册多点执业医师的进出渠道，建立医师多点执业信用档案，将医师多点执业的考核结果与医生的个人利益结合起来。

2. 实施医师多点执业分类管理 分类管理具有节约管理成本、提高管理效率的优势。卫生部在《关于医师多点执业问题的通知》中明确规定对医师多点执业行为分为三类进行管理。医生主动受聘的多点执业可以进一步细化分类：①门诊医生和临床带教医生都属于工作时间较为固定的医生群体，是医师多点执业的主要组成部分之一，尤其是技术水平较高的临床带教医生往往是最受医疗机构欢迎的执业医生。对他们来说，第一执业机构要完善内部管理机制，鼓励多点执业，加强引导，减少不合理的限制。②住院医生多是外科医生，有轮值的要求，所以其时间较为不固定，也难以把握，对于这类医生群体，要加强监管，避免不合理的医生流动增加医疗风险。③退休医生或离职医生属于"自由人"，不受原单位管理体制的限制，对于符合相关条件的医生注册多点执业的，原单位要支持，鼓励他们到有优质医疗资源需求的机构执业；对于选择民营医疗机构执业的医生，除了对其进行必要的监管外，可充分利用市场调节机制进行调节。医师多点执业目的在于促进优质医疗资源向基层合理流动，其中分类管理重要的原则是减少对医师多点执业的限制条件，实现缓解患者"看病难"的目的。

3. 合理调配各方利益 规范医师多点执业的时间及范围。通过注册多点执业，医生收入可以相对增加，一些医生为了追求更高的收益，可能会选择舍弃个人休息时间在不同医疗机构执业，医生过度执业可能会降低医疗质量，极易发生医疗事故，对患者造成医疗损害。规定医师多点执业的时间是医师多点执业的规范形式之一，有利于医生合理分配在各个医疗机构的时间，保证在各个医疗机构的正常诊疗秩序。对医师多点执业时间的规定也能在一定程度上防止医生过劳诊疗情况的发生，减少医疗损害。在英国的"4+1"模式中，医生和医疗机构自由协商工作时间，保证医生在第一执业点工作4天，在另一个工作日，医生可以根据具体情况自行安排，为医师多点执业提供了充分的时间保障。

对医师多点执业范围的规范主要是从诊疗需求及医生个人的精力方面来考虑的，医师多点执业时间和精力均有限，超越区域范围的多点执业会受距离的制约，医师执业时间也会大大减少，一旦多点执业地点的患者发生紧急状况，多点执业医师很难及时赶到处理，增加了医疗风险。超越区域范围的多点执业，会增加管理部门管理的困难。为保证医师多点执业的顺利推行，可从医生执业范围上进行管理，如规定注册多点执业的医生以省为单位进行区分，可以在本省内的医疗机构执业，超出本省执业范围的需要经过另外的程序，如考试等方式取得许可，且对医生省外多点执业的地点进行限制，最大限度地避免出现医疗事故和损害。

4. 完善医师多点执业法律法规 明确医师多点执业的医疗事故责任。相对于医生单点执业而言，医师多点执业将面临更大的风险，医学属于高精尖行业，分化越来越细，很多科室的专家医生往往只是专注于研究某个疾病，并不一定对科室内的一切业务都熟悉。这就要求对医师多点执业进行严格的管理，明确医疗事故的责任归属，避免在发生医疗损害时医生和医疗机构之间相互推诿。首先，建立多点执业关系的医生和医疗机构要通过劳务协议约定双方的责、权、利，明确出现医疗纠纷后的责任归属及解决途径。其次，双方要约定具体的诊疗范围，即注册多点执业的医生在医疗机构内的诊疗业务范围，要等于或小于医生的执业注册范围，防止超越医生执业范围诊疗行为的发生，最大限度地避免医疗风险。再次，明确医师多点执业地点应该提供的医疗团队水平和必要的医疗设备设施条件。最后，医生与医疗机构双方要积极探索医疗责任的分担办法，如协商购买医疗责任保险等医疗执业保险，分担医师多点执业风险，减少医师多点执业的阻力。

5. 构建执业医师多点执业监管体系　卫生部门的行政监管允许医师多点执业意味着要承担更大的医疗安全风险，卫生部门要充分履行自身职能，在总结各个省市试点经验的基础上，借鉴国外较为成熟的管理理念，出台配套的政策措施，对医师多点执业实施监管。

一是对医师多点执业注册监管。要保证医师多点执业的效果，需加强对医师多点执业的监管。对于需要变更执业类别、范围以及变更第一执业医疗机构的情况，医生应当根据《医师执业注册暂行办法》规定办理。如此，方便医疗机构及时了解多点执业医师的相关信息，进行相应的风险把控。二是建立医师多点执业信息综合管理平台，全面管理医生的个人详细资料、相关执业信息、考核情况及相关执业活动，将注册执业医师的相关个人信息集中管理，一方面便于医疗机构准确了解医生的个人信息；另一方面方便卫生部门对医生状况进行全面掌握，监督医生行为，动态掌握医生情况。三是卫生部门通过对多点执业医生进行行政处理实施监管，这主要是针对医师多点执业的医疗事故来说。《医疗事故处理条例》第三十五条规定：卫生行政部门应当依据本条例和有关法律、行政法规、部门规章的规定，对发生医疗事故的医疗机构和医务人员作出行政处理。四是建议完善医师多点执业综合考评机制。建立完善的医师多点执业评价指标体系，加大考评结果的信息公开力度，公开医师多点执业考评结果，对考评不合格的医生及时取消医师多点执业许可，从制度上规制多点执业医生的行为，加强社会对医师多点执业的信任感和支持度。

（李轶龙　徐继生）

第四节　医养结合中的医患关系

一、医养结合中医患关系的特点

（一）医养结合的概念

"医养结合"就是指医疗资源与养老资源相结合，实现社会资源利用的最大化。医养结合是近几年我国兴起的一种新型养老模式，将现代医疗服务技术与养老服务有效结合，实现了"有病治病、无病疗养"的养老保障模式创新。其中，"医"包括医疗康复保健服务，具体有医疗服务、健康咨询服务、健康检查服务、疾病诊治和护理服务、大病康复服务以及临终关怀服务等；"养"包括生活照护服务、精神心理服务、文化活动服务。"医养结合"是利用"医养一体化"的发展模式，集医疗、康复、养生、养老等为一体，把老年人健康医疗服务放在首要位置，将养老机构和医院的功能相结合，把生活照料和康复关怀融为一体的新型模式。

（二）医养结合机构中患者的特点

2022 年 10 月 26 日，国家统计局发布最新的人口数据显示：截至 2021 年末，全国 60 周岁及以上老年人口 26736 万人，占总人口的 18.9%；全国 65 周岁及以上老年人口 20056 万人，占总人口的 14.2%。全国 65 周岁及以上老年人口抚养比 20.8%。半失能、失能、失智老人近 5000 万。我国老年人口具有以下特点：

1. 生理特点　老年人出现感官功能、躯体功能、心智功能以及社会功能的下降，在医学上被称为老年综合征。它发生在老年期，由躯体疾病、心理、社会以及环境等多种因素累加形成的一种临床表现或一组症候群，如老年抑郁、老年睡眠障碍、老年尿失禁、老年认知功能下降、老年跌倒、老年营养不良、老年衰弱和老年肌少症等。老年综合征可以独立于疾病存在，也可与疾病叠加。合并老年综合征的老年人，疾病恢复往往延缓，容易出现并发症和后遗症，功能状态容易恶化，影响疾病转归，降低生活质量。

（1）感知系统退化：包括视觉、触觉、嗅觉、听觉等。研究老年人的感知特征发现，60 岁以上的老年人，各感知系统的结构功能均发生老年退化性变化，尤其是视觉和听觉障碍的逐渐显现，影响对周围环境的信息接收。

（2）神经系统退化：包括记忆力和认知力的下降。老年人的脑细胞开始减少，脑组织也逐渐萎缩，神经传导速度大幅度降低，从而造成老年人动作普遍缓慢，状态不稳定，运动障碍以及反应能力较差。此外，老年人的记忆力和认知能力也会发生较大变化，出现记忆力衰退及注意力差等现象，严重时可能导致阿尔茨海默病的形成。

（3）运动系统退化：包括肢体灵活度和骨骼韧度的下降。步入老年后，随着年龄的增长，人体内脏功能逐渐衰退，肌肉萎缩，人体在 70 岁时的肌肉强度仅相当于 30 岁时的一半，故老年人肢体灵活度下降，无法承受大幅度的剧烈运动。

2. 疾病特点 医养结合机构中的老年人大都患有疾病，一般以慢性病、阿尔茨海默病（记忆障碍、失语、失用、失认、视空间技能损害、执行功能障碍以及人格和行为改变）等为主，且多病共存、起病缓慢、病情变化迅速、临床表现不典型、并发症多。

（1）多种疾病共存：老年人患病经常是集多种疾病于一身，经常会妨碍或者误导当前疾病的诊断和治疗。研究显示，数以千计的老年人平均每人患病数量可达 6 种之多，这 6 种疾病中，半数的疾病由于症状的交叉、掩盖及假象表象等导致医生无法做出准确的诊断，由此可见老年人的患病特点表现为多病共存，且多为慢性病。老年人患病还容易出现各种并发症状，如常见的感染、压疮、水电解质失衡、多器官功能衰竭、运动性疾病导致的局部痉挛、肌肉萎缩、骨质疏松、血栓、水肿及精神类疾病、便秘、大小便失禁等并发症。

（2）疾病发生缓慢：老年人疾病的发生相对比较缓慢，潜伏期比较长，没有办法确切知道其发病的时间，如脑动脉硬化、高血压、糖尿病、骨质疏松症等疾病。老年人一旦发病，疾病的发展程度就是比较重的。例如，老年人出现一些骨折或者外伤，就诊时才会发现其实是由骨质疏松症等引起的。

（3）疾病病情变化迅速：老年人的疾病发生相对比较隐匿，有些疾病的发展也相对比较缓慢，但病情的转移变化却是相当迅速的，有时医生会措手不及，有些疾病一旦发展到一定程度，器官、脏器的功能几近衰竭，病情往往就会加重，甚至恶化。

（4）疾病的临床表现不明显：由于老年人体质比较弱导致其疾病的临床表现不是特别明显，有些疾病的特异性表现，反而变成非特异性的表现。例如，老年心力衰竭的患者，一般伴有精神异常、感官异常、腹胀等症状，有些症状的误导可能使得藏匿在背后的严重疾病无法及时被发现，多种疾病之间互相影响、互相误导，使得患者的症状很不典型。还有一些特殊的情况，就是老年人的无症状表现，且老年人无症状表现的占比较大，如无痛性的心肌梗死。

3. 心理和行为特点 老年人退休后的活动范围与工作时期相比大幅度减少，其活动中心也从工作单位转变为家庭及小区，社会交往从以同事为主变为以家人、邻居为主，加上生理变化的影响，其心理需求也相应地发生变化。

老年人的心理特征表现在心理安全感下降、适应能力减弱、出现失落感、自卑感、孤独感和空虚感等。由于受到生理条件的限制，如短期记忆能力的衰退和思维能力的退化，老年人对新事物的接受能力比较低，学习和理解一项新事物需要更长的时间，对社会和生活环境的适应能力减弱，也容易产生自卑情结。此外，老年人有着特殊的情感态度，退休后老年人的生活社交圈子变得越来越窄小，对于社会事务的参与度也越来越低，因此在精神上会感到孤独和空虚，与时代渐渐有了脱节感。生理功能的退化、社会角色的转变、家人沟通的缺乏、城市邻里关系的改变等多种因素都使得老年人极易产生孤独感，并且经常会感到自己被忽视，希望得到家庭、社会的关怀和认同。

（三）医养结合中医患关系的特点

"医养结合"的特点在于融合养老机构与医疗机构两部分资源，不仅为患者提供传统的生活、心理及文化方面的服务，还增加了医疗保健康复服务，配备专业的医疗护理团队，为老年人提供医疗诊治、护理保健、大病康复、临终关怀等服务项目，消除了患者及其家属的后顾之忧，使患者在养老机构也能得到及时治疗。

1. 对象的特定性　"医养结合"的主要服务对象为因高龄导致身心功能障碍或者不足的老人，需要养老服务，同时伴有卫生、医疗保健的需求。医养结合区别于传统的以生活照料为主的养老服务，它还包括健康管理、日常门诊、康复指导、突发疾病的抢救、临终关怀等专业医疗保健服务。

2. 环境的特殊性　医养结合的养老模式决定了其养老环境的特殊性，脱离传统的家庭养老模式，医养结合更偏向于机构养老模式。机构养老使老年人处于特殊且陌生的社会环境中，其普遍存在孤独感、失落感、陌生感、焦虑感等一些负面的情绪和心理精神状态，在慢性病、重症患者身上尤为突出，同时，由于患者离家太久，在医养结合机构中生活的时间过长，一些人出现性格孤僻、敏感焦虑、固执多疑等问题，在患病后越发增强，常常导致患者对医养结合机构的医务人员产生距离感和陌生感，甚至是抵触情绪，对医患关系产生不良影响。

3. 医患信托关系的强化　医患关系的本质是一种信托关系。新型医养结合模式下的医患关系区别于医院就医看病，医务人员与患者之间的信托关系更为直接，其直接对老人负责。在缺少家属陪伴时，患者对医生的依赖性也更为强烈，医生在工作过程中，需要比一般的医疗机构更加耐心、细心和用心。

（四）医养结合中和谐医患关系的意义

1. 提高养老机构的服务能力　在传统家庭养老功能不断弱化的背景下，医养结合机构养老模式对高龄老人的养老模式进行了有效补充。医养结合机构养老服务模式改变了传统意义上医疗机构和养老机构相互分离、相互独立的局面，将高龄老人就医这一重大现实问题进行了有效的解决。和谐的医患关系将提高养老机构的服务能力，最终促进医养结合的发展。

2. 实现社会资源的有效利用　大型医院由于自身优越的医疗资源更容易吸引患者就医，这就容易导致中小型医院发展受阻、大型医院压力增大的恶性循环。"医养结合"机构养老模式的推行，减少了高龄老人在大医院进行非必要就医的频率，从基础上降低了大医院的就医压力，同时又能够充分调动基层医疗资源，促进基层医疗的发展，提高资源配置效率。

3. 充分发挥医养结合的社会价值　由于大型医院医疗资源的稀缺性，高龄老人在医院无法得到完善的照顾，即使身体慢慢恢复，心理上也难以得到呵护和安慰。医养结合机构养老服务模式的实施，不仅可以让高龄老人足不出户就享受到医疗服务，也能让他们得到长期的检查和照顾，使其没有后顾之忧地安享晚年，有利于高龄老人身体和心理同时健康发展。

二、医养结合中医患关系的实践

（一）医养结合医患关系紧张的原因

1. 医方原因　有的医生业务水平不高、临床经验不足、责任心不强、服务态度差等，尚未真正树立"医院的一切为患者服务"的理念，忽视患者对医疗服务质量及人文关怀的感受。部分医务人员无暇回答患者提出的疑问，不能尊重与理解患者的心理，缺乏耐心与爱心。

2. 患方原因　老年患者自身生理因素导致其视觉、听觉障碍，理解能力下降，记忆能力较差。在机构养老时，患者在文化水平、专业知识等方面存在差异，在医患沟通过程中可能发生由于专业术语使用过多而产生的误解或不理解。同时，由于缺少家属辅助，老年患者不能准确、全面地描述一件事情或症状，对于医护人员的嘱咐，也常常难以理解且极易遗忘，导致医护人员需要对老年人反复告知。

3. 社会原因　我国医疗体制不健全和医疗卫生经费投入不足。近年来，尽管加大了医疗卫生体制的改革与医疗保障力度，但是顶层设计缺乏系统性，如以药养医的老问题没有从根本上解决。医疗费用的快速上涨、医疗保障体制不完善、医保政策不尽合理等原因加重患者经济负担，看病难、看病贵、看病烦成为社会热点问题。

（二）基本原则

1. 换位思考原则　医养结合机构中的医务人员尤其要注意此项原则，这是良好医患沟通的前提。一定要充分站在老人及其家属的角度、立场去思考问题，想之所想，为其所为。有些问题在专业的医务人员看来是非常简单的医学常识，但是在学历、背景、年龄等多种因素的影响和制约下，老人及其家属并不能完全理解医务人员的医疗和护理行为，可能给他们造成很大的困扰，所以医务人员要学会换位思考，在治疗和护理之前要与老人及其家属进行充分沟通，使他们理解医务人员的治疗行为和目的，防止产生干扰。

2. 主动服务原则　良好的医患关系需要医务人员、患者及其家属三方共同的努力与配合，但是由于信息的不对称性，医务人员往往在医疗服务的过程中占据主导地位，因此一定要坚持医务人员主动原则，主动与医养结合机构中的患者及其家属进行沟通。要使医患沟通更加有效、顺畅，首先就要缩短医务人员与患者及其家属的心理距离。由于医养结合机构中的患者多为老年人，老年群体比年轻人需要更多的理解和关爱，这就要求医养结合机构中的医务人员一定要充分地尊重和理解老人，尤其要注意说话的语气（温柔的、清晰的、缓缓的、充满爱意的等），同时更要注意非语言的表达（如眼神、动作、表情等），要拉近自己与老人的距离，让老人敞开心扉，及时、主动地向医务人员倾诉感情、说明病情，更加有助于老人疾病康复、身体健康。

3. 详尽告知原则　医养结合机构中的患者有其特殊性，主要表现在服务对象多为老年人。由于老年人的听力功能下降、认知功能降低、反应能力减慢、情绪比较敏感、焦虑等一系列生理及心理的问题及原因决定了医养结合机构中的医务人员更要具备为患者及其家属解答病情时的耐心。一方面要考虑到患者的可接受程度，另一方面还要考虑到患者家属的理解程度，最重要的一点就是医务人员一定要增强意识，充分尊重和保证患者及其家属的知情权，让患者和家属及时了解病情。最好有完善的规章制度来规范医务人员在解答病情时的方式和方法，避免产生矛盾，减少医患纠纷。

4. 患者和家属参与原则　要促进医养结合机构中医患关系的和谐发展，医务人员虽然占据主导地位，但是老人及其家属同样起着至关重要的作用。老人和家属应该积极主动地听取医务人员的意见和建议、配合医务人员的诊疗服务安排、认真领会医务人员的意思、切实理解医务人员的难处。良好的医患沟通需要老人及其家属的主动参与，密切配合医务人员的疾病诊疗和护理服务，构建和谐、健康的医患关系。

（三）具体实践

1. 营造良好的居家氛围　我国医养结合发展起步较晚，机构数量少，老龄化严重带来的养老需求与机构床位数难成正比，部分高龄、空巢、孤寡或患病老人无法进行机构养老。同时，由于良好养老氛围的营造需要大量资金的投入，部分养老机构设施滞后，老年服务设计不合理，适用性较差；服务设施不够齐全，无法满足老年人的需求。

良好的养老环境可以促进人们的身心健康，从基础上调节老人的情绪，起到促进、向上、正面的积极作用。要构建医养结合中和谐的医患关系，需要从环境和氛围着手，打造设计合理、布局科学、细节完善、环境优美、氛围和谐的养老环境，依据不同老年患者的生理、心理特点，安排和布置生活环境，提高患者的居住舒适度，降低患者的陌生感和恐惧感，从而安心养老，达到和谐医患关系的效果。

老龄患者由于生理因素，可能会出现许多潜在的隐患，而出现生命危险，引起医疗纠纷，如由于视力和记忆力不佳，易出现用错药品品类或剂量、重复用药，以及误吸误食、压疮、烫伤、坠床、跌倒甚至窒息等危险。因此，老龄患者的全程化安全管理是和谐医患关系的重点之一。

2. 提高诊疗技术水平　老年患者疾病具有多样性、隐蔽性、突发性等特点，病情变化的过程中往往包含一些难以察觉的潜在问题。而传统会诊方式由收治科室选择相关学科会诊，给收治科室提出诊治意见，因而相关科室只是被动参与。针对此类患者，多学科联合会诊能够迅速将各专业的高年资医师集中到一起，提出各学科专业意见，开阔诊疗思路，尽快完善所需检查，明确诊断，给予有效治疗，提供快捷、有效的综合性诊疗服务，能够在保证患者安全的同时不断提升医师诊疗水平、完善管理方式，减少因疾病诊疗造成的医患纠纷。

3. 充分尊重患者的隐私　隐私是指一个人不容许他人随意侵入的领域。主要包括两方面的内容：①个人的私密信息不被泄露；②身体不被随意观察。医疗职业的特点决定了医生常常可以了解到患者的某些隐私，涉及患者从未向他人谈到或暴露过的身心领域。医护人员有义务为患者保守秘密，以免泄露隐私给患者带来伤害。

面对医养结合患者，特别是失能患者，对于自身的疾病信息以及身体隐私部位的保护就显得更为敏感，因为失能患者的日常生活需要他人协助或完全依赖他人，其中也包括更换纸尿裤、人工取便等十分隐私的护理，有些患者比较抵触自己的隐私部位暴露在外人面前，甚至会为了拒绝清洗会阴而打骂护理员。此时，应该从自身的言行等各方面尊重患者隐私，如采用屏风遮挡等方法为患者实施身体护理，不在公共场合讨论患者病情。

4. 掌握沟通技巧和尺度　对不同的老年患者采取不同的沟通技巧，因人而异地制订个体化沟通方案，如对孤独、失落心态的老人要给予尽可能多的陪护，与他们交流时要耐心聆听他们的讲述，表示理解、同情或敬仰，或安排他的朋友亲属来探视他；对固执、易怒心态的老人要多表达对他们的尊重，用温和的语言及方式去安抚他们的情绪，循循善诱，注意不要和他们争吵；对善疑、不易信任他人的老年人要坦诚相待，要他们感觉是在为他们着想，是站在他们的立场上而做的，有利于稳定患者的情绪及心理状态。

医护人员要根据老年患者的特点，尊敬长者，注意耐心倾听，努力建立平等合作、共同参与的医患关系。注意沟通技巧，掌握沟通心理，讲究沟通艺术，引导老年患者有序进行医疗检查及治疗。要考虑到患者的想法和感受，知道患者最需要什么，他担心什么。"感同身受"是医患关系的基础，注意语言通俗易懂、语调亲切，满足不同患者的信息需求，注重信息反馈，以达到医患彼此和谐。

（刘　峰）

复习思考题

1. 社区卫生服务医患关系的特点是什么，如何构建和谐社区卫生服务医患关系？
2. 家庭医生服务中的医患关系类型有哪些，有何特征？
3. 简述健康管理的重要意义。
4. 简述医疗资源流动的主要方式。
5. 简述医养结合中处理医患关系的原则和具体方法。

第九章 医学发展中的医患关系

医学的发展，极大地推动了医生诊疗水平的提高，为医生更好地服务患者提供了技术保障。例如，随着互联网+医疗健康、人工智能+医疗健康等技术的发展，患者足不出户便有机会享受到丰富、优质的医疗服务。但是，在关注这些医学新技术和医疗新产品给患者带来的便利的同时，也要注意到医学新技术和医疗新产品在发展过程中所固有的风险性给医患关系带来的诸多挑战。本章从现代医学发展中的热点问题——试验性医疗、互联网+医疗健康及人工智能中的医患关系三个方面，对其概念、特点等进行解读，指出在医学发展中医患关系存在的问题，提出相应的方法与策略。

第一节 试验性医疗中的医患关系

一、试验性医疗中的医患关系概述

（一）试验性医疗

试验性医疗，是指将安全性和有效性尚未得到证实的医学新技术或者医疗新产品在患者身上进行试验研究的活动。试验性医疗兼有临床医疗和医学研究的特征。历史上，医学研究往往被看作是临床治疗的组成部分。但是，随着医学的发展，有人类受试者参加的医学研究的规模日益扩大，无论是人类受试者承担的风险，还是整个社会获得的收益都在不断扩大，并呈现出不同于常规临床医疗的特点。

（二）试验性医疗与临床治疗的区别

早期的医学研究是与治疗混在一起的，二者并不存在严格的区分。随着经验的积累，医生开始在个人诊疗经验或者文献研究的基础上改进诊疗方法，研究与治疗有所区分。但是，由于研究通常由医生本人完成，医生既是研究者，又是治疗者，研究仍被看作是临床治疗的一个部分。到了19世纪，随着实验医学的发展，有人类受试者参加的医学研究的规模日益扩大，医学研究从治疗中分离出来，研究与治疗才真正分开。由于试验性医疗与常规的临床治疗在追求的目的、诉诸的方法、承担的风险、可能的收益等方面都有质的差异性，在试验性医疗中，必然产生如何保护受试者权益的特殊问题。

1. 追求的目标不同 试验性医疗是科学事业的组成部分，其目标是获得具有普遍意义的科学知识，进而确立各种医学理论、技术和方法，因而其关心的主要是对人体功能所涉及的生化、生理、病理、转归等过程获得更好更准的理解，进而确立更加有效、更加安全的医疗干预措施。而常规临床医疗的目的则是尽可能减轻患者的痛苦，缓解病情，消除疾病，最终帮助当前具体的患者恢复健康，因而对如何为患者提供最佳的治疗更为关注。

2. 遵循的方法不同 为了达到科学的标准并获得具有统计学意义的实验结果，目前公认的最科学的研究方法是双盲的大样本随机对照试验（RCT）。在随机对照试验中，研究者通常不会根据受试者具体病情的变化调整研究方案，并可能在对照组中使用安慰剂或者不给予治疗，从而引发特殊的伦理问题。而常规性的临床治疗在方法上的基本取向是个体性的。为了确定最佳的诊疗方案，医务人员会针对个体患者的综合症状对患者进行个别化的处理，并根据病情的发展变化及时调整。

3. 承担的风险不同 试验性医疗旨在通过人体实验判断新的医疗技术、药品或者医疗器械是否安全有效，由于医学研究充满风险且难以预测，即使有临床研究提供的数据资料，受试者也很可能因为参加试验而发生不可预知的伤害。而在常规的临床治疗中，医务人员所使用的技术、药品或器械的安全性和有效性一般都已得到证明，风险更小。

4. 获得的收益不同　在试验性医疗中，参加研究给受试者带来的诊断、治疗或预防利益是不确定的，受试者承担风险的真正受益者主要是社会大众或者未来的患者，风险和收益的分布具有非常显著的外部性。而在常规的临床治疗中，患者健康是医务人员的首要考虑，患者承担风险是为了获得直接的诊断、治疗或预防利益。

5. 伦理的要求不同　虽然试验性医疗和常规临床医疗都应遵循生物伦理学的尊重、行善、不伤害和公正原则，但从总体上看，试验性医疗往往比常规临床医疗行为适用更为严格的伦理规范。例如，要求研究者向参加试验的受试者提供更多、更充分的信息，严格限制研究者对受试者的家长主义行为，并将医学研究置于伦理委员会的监督之下。

二、试验性医疗中医患关系的常见问题

由于试验性医疗兼有医学研究和临床医疗的特征，在将生物医学伦理的基本原则应用于试验性医疗时，医学研究与临床医疗的差异性可能被忽视。就试验性医疗中的医患关系而言，常见的问题包括：①受试者的知情同意权被侵害，常常表现为治疗性误解（therapeutic misconception）；②试验性医疗中的风险和收益没有得到恰当的评估，试验性医疗的风险-收益比失衡；③受试者选择不公平，常常表现为不恰当的纳入或者排除社会弱势群体。

（一）治疗性误解

治疗性误解是指接受试验性医疗的受试者视其同意参加的试验为治疗，受试者对其所参与研究项目的性质和风险出现错误认知。生物医学研究的主要目的是获得具有普遍意义的科学知识，而不是为患者提供个性化的诊疗，但受试者却认为它能从涉及人体的生物医学研究中获得临床治疗所提供的个性化服务。1982 年，学者 Paul S. Appelbaum、Loren H. Roth 和 Charles W. Lidz 在《治疗性误解：精神病学研究中的知情同意》一文中提出了"治疗性误解"的概念。在试验性医疗中，治疗性误解的现象是比较普遍的。从研究者的角度看，为了招募到更多的受试者，可能会有意或无意地向患者隐瞒或淡化研究中的风险，使受试者误以为其参加的试验为常规性的治疗。从受试者的角度看，试验性医疗中的受试者同时也是患者，这种角色增加了患者的脆弱性，使得患者不愿向医生发问以获得更多关于人体实验风险的信息，或者觉得有压力而同意医生主持的研究项目，其结果都是，患者对医学研究的性质、方法和风险产生错误的理解。在治疗性误解中，由于对研究与治疗的混淆，受试者误解了医学研究的本质和可能的风险，据此取得的知情同意并没有建立在患者真实、自由的意愿之上，违背了研究伦理的基本要求。

（二）风险-收益比失衡

知情同意本身并不足以保护受试者，研究本身必须在利益和风险之间取得平衡，这是一个在试验性医疗中极端重要但又常常被忽视的问题。在试验性医疗中，医学新技术或者医疗新产品的安全性和有效性尚未得到证明，只有在试验目的的重要性高于对受试者的危害和负担时才能开展。因此，在试验性医疗开始之前，必须谨慎地评估试验性医疗可能对个体和社区产生的潜在风险和负担，并与试验对个体或者社区产生的可预见性益处进行权衡。但在试验性医疗中，大多数伦理委员会缺乏对风险-收益比进行系统确认和评估的能力，通常也不会仔细地鉴定和量化研究风险、收益的程度和可能性。由于缺乏对风险-收益比进行系统和量化评估的能力和手段，在大多数情况下，伦理委员会主要依靠道德直觉在判断，这种判断在很多情况下是有偏倚的。例如，研究者熟悉的风险在评估时往往会被低估。此外，在试验性医疗中可能涉及安慰剂的使用。如果试验性医疗发生时存在已经被证明有效的医疗干预措施，而研究者不对安慰剂对照组的受试者使用当前已经被证明有效的干预措施，除非受试者不会因此遭受任何严重的风险和不可逆的伤害，安慰剂对

照组的设置在风险-收益比上就是失衡的。

（三）受试者选择不公平

受试者选择涉及研究负担和利益的公正分配问题。受试者选择的不公平，主要表现在受试者不公平的纳入和不公平的排除两个方面。不公平的纳入是指，在处于不利或弱势地位的人群或者社群事实上没有合理的可能性从研究结果中获益的情况下，将处于不利或弱势地位的人群或者社群不公平地纳入受试者范围。不公平的排除是指，在参加研究可能受益的情况下，将处于不利或弱势地位的人群或者社群不公平地排除在受试者范围之外。从历史看，由于研究一直被视为存在一定风险，过去的重点是保护弱势群体免受伤害，主要关注不公平的纳入问题，而弱势群体的排斥和代表性缺失问题较少得到关注。但许多当代的研究显示，参与研究的风险事实上并不大。相反，近年来肿瘤学的研究显示，除了一些特殊的治疗研究外，参与临床试验的癌症患者大多获得净利，也就是增加了存活率，在这种情况下，不公平的排除问题也逐步受到重视。

三、试验性医疗中医患关系的解决策略

19 世纪以来，随着近代以实验为基础的医学科学的确立，人体医学研究迅速发展，但与之相关的法律约束机制却一直没有形成。由于缺乏法律上的有效约束，生物医学研究领域发生了许多令人发指的罪行。例如，第二次世界大战期间德国纳粹分子和日本"731"部队进行的灭绝人性的人体实验。作为对这些暴行的反思，第二次世界大战以后，相关国际组织及各国相继加强了对人体医学研究的法律规范。1947 年，纽伦堡军事法庭宣布了后来被称为《纽伦堡法典》的关于人体实验的十项原则，开创了人体医学研究立法的先驱。1964 年，世界医学会发表了《赫尔辛基宣言》，这份重要文献长期以来一直被看作是人体医学研究伦理的基石。1991 年，美国农业部、能源部、卫生与人类服务部等 15 个部门联合发布了《人类受试者保护联邦政策》，由于这些联邦机构制定的规章制度非常相似，因而合在一起又常被称作共同规则（the common rule）。在我国，关于人体医学研究的规定散见于 1998 年制定的《中华人民共和国执业医师法》、2019 年修订的《中华人民共和国药品管理法》和 2018 年修订的《中华人民共和国精神卫生法》等法律之中；同时，国家药品监督管理局、国家卫生健康委员会 2020 年修订的《药物临床试验质量管理规范》，2022 年修订的《医疗器械临床试验质量管理规范》（2016 年制定），均明确人体医学研究必须符合世界医学大会《赫尔辛基宣言》原则及相关伦理要求。此外，国家卫生行政部门 2016 年修订的《涉及人的生物医学研究伦理审查办法》和 2022 年牵头制定的《涉及人的生命科学和医学研究伦理审查办法》，对人体医学研究领域的伦理审查问题进行了系统规范。结合试验性医疗的伦理和法律规范，知情同意（informed consent）和伦理审查（ethical review）是试验性医疗中保障受试者权益的主要措施。

（一）知情同意

知情同意是指向受试者告知一项人体医学研究各方面的情况后，由受试者自愿确认其同意参加该项研究的过程。知情同意以签名和注明日期的知情同意书作为文件证明。在我国现行法中，《中华人民共和国执业医师法》第二十六条第二款明确规定：医师进行试验性医疗，应当经医院批准并征得患者本人或者其家属同意。同时《药物临床试验质量管理规范》和《医疗器械临床试验质量管理规范》都强调医疗机构及其研究人员必须充分告知受试者试验风险，在确保受试者获得适当理解的基础上自愿参与研究。这一规则主要包含以下几项要素：

1. 信息的告知　在试验性医疗中，医务人员应当向受试者提供充分的信息，这是受试者自主做出是否参与试验性医疗的理性决策的前提。一般说来，为了获得真正意义上的知情同意，在试验性医疗中向受试者告知的信息范围应当大于临床医疗中向患者披露的信息。《赫尔辛基宣言》明确要求，医生在取得人体实验的知情同意时，应当特别注意受试者是否对医师有信赖关系，如果有此种信赖关系，则此时的知情同意应由一位充分了解整个研究，但没有参与研究因而处于超然

地位的医生进行。同时，医生应该完全告诉患者医疗中的哪一部分与研究有关，并且绝对不能因为患者拒绝参与研究而影响患者的就医、治疗和医患关系。在知情同意获取过程中，项目研究者应当按照知情同意书内容向研究参与者逐项说明，其中包括：研究目的、基本研究内容、流程、方法及研究时限；研究可能给研究参与者、相关人员和社会带来的益处，以及可能给研究参与者带来的不适和风险；对研究参与者的保护措施；研究数据和研究参与者个人资料的使用范围和方式，是否进行共享和二次利用，以及保密范围和措施；研究参与者的权利，包括自愿参加和随时退出、知情、同意或者不同意、保密、补偿、受损害时获得免费治疗和补偿或者赔偿、新信息的获取、新版本知情同意书的再次签署、获得知情同意书等；可能的替代治疗及其主要的受益和风险等。

2. 适当的理解　有效的知情同意要求医务人员确保受试者对相关的信息具有适当的理解。在可能的情况下，医务人员应当通过口头或者书面测试等方式评估被告知的信息是否已经被受试者理解。因此，医务人员不能仅以知情同意书的签署来证明其已经对受试者尽到了告知义务，还必须根据受试者的具体情况进行一些个别化的、易于理解的和有用的、适当的说明。当然，在知情同意的过程中，确定受试者何时理解了研究者提供的信息并不容易，这是一个至今尚未真正解决，仍需不断改进和完善的重要问题。

3. 同意的能力　受试者必须具备给予知情同意的能力，这是理解信息并作出自主抉择的前提。如果受试者欠缺这种能力则为无行为能力人，必须由其代理人来给予同意。在研究实践中，欠缺同意能力的主要是心智尚未成熟的儿童和精神障碍患者。对于儿童作为受试者，按照我国《药物临床试验质量管理规范》的要求，必须征得其法定监护人的知情同意并签署知情同意书，当儿童能做出同意参加研究的决定时，还必须征得其本人同意。由于《药物临床试验质量管理规范》兼采"代理人同意模式"和"双重同意模式"，未对儿童参与试验的种类作限定，一旦代理人的利益与儿童的最佳利益发生冲突，仍然可能使儿童陷入风险极大而收益甚微的研究项目之中。对于精神障碍患者，《中华人民共和国精神卫生法》采纳了"部分禁止模式"，禁止医疗机构对精神障碍患者实施与治疗其精神障碍无关的试验性医疗。

4. 自愿的同意　受试者的同意必须是自由的、自愿的，未受到强制、胁迫、欺骗或者研究者的不正当影响。在判断受试者给予的某一同意是否出于自愿时，应当注意区分不合法的强制性因素和单纯的影响或者压力，那些基于家庭的需要、法律的义务、道德的认知或者正当的说服等方面的影响或压力做出的决定一般应当被认为是自愿的。

知情同意不是一个单一的、独立的事件，而是整体医患关系中应有的过程。因此，签订知情同意书并不能取代知情同意的过程。在研究的过程中，如果与研究参与者相关的研究内容发生实质性变化，或者与研究相关的风险实质性提高或者增加，或者研究参与者民事行为能力等级提高，研究者应当再次获取研究参与者的知情同意。

▌（二）伦理审查

伦理审查是指由不同学科的专家、人士组成独立的伦理审查委员会，对试验性医疗方案的科学性和伦理上的可接受性进行审查，确保受试者的安全、健康和权益受到保护。知情同意能否得到落实，也有赖于伦理审查机制的健全和完善。在我国，设立了三个层级的审查机构，即在国家卫生行政部门成立国家医学伦理专家委员会、在国家中医药管理部门成立国家中医药伦理专家委员会；在省级卫生行政部门成立省级医学伦理专家委员会；以及在各个医疗卫生机构成立机构伦理委员会。医疗卫生机构伦理委员会的成员一般从生物医学领域和伦理学、法学、社会学等领域的专家和非本机构的社会人士中遴选产生。由于中央和省级医学伦理专家委员会不负责日常研究项目的伦理审查，常规的伦理审查主要由开展试验性医疗的医疗卫生机构伦理委员会具体负责。但是，对风险较大或者比较特殊的涉及人的生物医学研究伦理审查项目，医疗卫生机构伦理委员会也可以根据需要申请省级医学伦理专家委员会协助提供咨询意见。

1. 伦理审查的范围　根据国家卫健委牵头制定的《涉及人的生命科学和医学研究伦理审查办法》，开展涉及人的生命科学和医学研究的二级以上医疗机构和设区的市级以上卫生机构（包括疾病预防控制、妇幼保健、采供血机构等）、高等学校、科研院所等机构伦理审查工作的管理责任主体，应当设立伦理审查委员会；未设立伦理审查委员会或者伦理审查委员会无法胜任审查需要的，机构可以书面形式委托有能力的机构伦理审查委员会或者区域伦理审查委员会开展伦理审查。伦理审查委员会对试验性医疗的审查一般包括科学性审查和伦理性审查两个方面。目前，我国国内设立的机构伦理委员会的工作更多地集中在伦理方面的审核上。一般而言，伦理委员会应重点审查以下内容：研究是否违反法律法规、规章及有关规定的要求；研究者的资格、经验、技术能力等是否符合研究要求；研究方案是否科学、具有社会价值，并符合伦理原则的要求；中医药研究方案的审查，还应当考虑其传统实践经验；研究参与者可能遭受的风险与研究预期的受益相比是否在合理范围之内；知情同意书提供的有关信息是否充分、完整、易懂，获得知情同意的过程是否合规、恰当；研究参与者个人信息及相关资料的保密措施是否充分；研究参与者招募方式、途径、纳入和排除标准是否恰当、公平；是否向研究参与者明确告知其应当享有的权益，包括在研究过程中可以随时无理由退出且不会因此受到不公正对待的权利，告知退出研究后的影响、其他治疗方法等；研究参与者参加研究的合理支出是否得到了适当补偿；研究参与者参加研究受到损害时，给予的治疗、补偿或者赔偿是否合理、合法；是否有具备资格或者经培训后的研究者负责获取知情同意，并随时接受研究有关问题的咨询；对研究参与者在研究中可能承受的风险是否有预防和应对措施；研究是否涉及利益冲突；研究是否涉及社会敏感的伦理问题；研究结果是否发布，方式、时间是否恰当；等。

2. 伦理审查的程序　伦理审查一般遵照"申请—审查—决定"的程序进行。首先，研究者应向伦理委员会提出申请，并提交伦理审查申请表、研究方案和受试者知情同意书等材料。伦理委员会接到申请后，应当及时受理、组织初始审查。伦理审查委员会可以对审查的研究作出批准、不批准、修改后批准、修改后再审、继续研究、暂停或者终止研究的决定并应当说明理由。伦理审查委员会作出决定应当得到超过伦理审查委员会全体委员二分之一同意。委员应当对研究所涉及的伦理问题进行充分讨论后投票，与审查决定不一致的意见应当详细记录在案。经伦理审查委员会批准的研究在实施前，研究者、伦理审查委员会和机构应当将该研究、伦理审查意见、机构审核意见等信息按国家医学研究登记备案信息系统要求分别如实、完整、准确上传并根据研究进展及时更新信息。对于研究风险不大于最小风险的研究，已批准的研究方案作较小修改且不影响研究风险受益比的研究，已批准研究的跟踪审查，以及多机构开展的研究中参与机构的伦理审查委员会对牵头机构出具伦理审查意见的确认等，可以适用简易程序审查的方式，由伦理审查委员会主任委员指定两个或者以上的委员进行伦理审查并出具审查意见。此外，在使用人的信息数据或者生物样本、不对人体造成伤害、不涉及敏感个人信息或者商业利益的前提下，部分涉及人的生命科学和医学研究可以免除伦理审查。

3. 伦理审查的监管　伦理审查的监管主体及职责主要按照行政隶属关系确定。具体而言，由卫生健康委负责医疗卫生机构开展的相关研究的伦理审查监督，由中医药局负责相关中医药学研究的伦理审查监督；由教育部负责全国高校开展的相关研究的伦理审查监督并管理教育部直属高校相关工作，其他高校和科研院所开展的相关研究的伦理审查的监督管理按行政隶属关系由相关部门负责。监管内容包括：机构是否按照要求设立伦理审查委员会并进行备案；机构是否为伦理审查委员会提供充足经费，配备的专兼职工作人员、设备、场所及采取的有关措施是否可以保证伦理审查委员会独立开展工作；伦理审查委员会是否建立健全利益冲突管理机制；伦理审查委员会是否建立伦理审查制度；伦理审查内容和程序是否符合要求；审查的研究是否如实、及时在国家医学研究登记备案信息系统上传、更新信息；伦理审查结果执行情况；伦理审查文档管理情况；伦理审查委员会委员的伦理培训、学习情况；等。虽然监管权限是明确的，任何单位或者个人均有权举报涉及人的生命科学和医学研究中存在的违反医学研究伦理、违法违规或者不端行为，但由于对监管程序的启动方式、调查程序和处理方式等规定还不够明确，同时也由于人员、资源等方面的制约，伦理审查的监管实效仍然有待提升。

第二节 互联网+医疗健康中的医患关系

一、互联网+医疗健康中医患关系的概述

（一）互联网+医疗健康

以互联网为代表的新信息技术迅猛发展，"互联网+"与医疗健康的深度融合，为患者提供实时、便捷的医疗服务已经是大势所趋。2016年6月，国务院办公厅印发《关于促进和规范健康医疗大数据应用发展的指导意见》，提出"大力推进互联网健康咨询、网上预约分诊、移动支付等应用，整合线上、线下资源，加快推进基本医保全国联网和异地就医结算，探索互联网医疗新模式"。2018年4月，国务院办公厅印发《关于促进"互联网+医疗健康"发展的意见》，提出"鼓励医疗联合体积极运用互联网技术，加快实现医疗资源上下贯通、信息互通共享、业务高效协同，便捷开展预约诊疗、双向转诊、远程医疗等服务，推进'基层检查、上级诊断'，推动构建有序的分级诊疗格局"。在实践中，医疗机构已经广泛将"互联网+"应用于医疗行业，逐步形成了"互联网+医疗健康"模式，以便更加充分地利用现有医疗资源，缓解"看病难""看病贵"的问题。

（二）互联网+医疗健康模块

"互联网+医疗健康"将医疗卫生与互联网、物联网、大数据、云计算等领域融合起来，为患者提供健康相关数据信息以及相应的医疗服务。根据医疗健康服务的时间顺序，互联网技术可以在诊疗前、诊疗中、诊疗后3个环节与以互联网为代表的新信息技术融合，形成覆盖诊前、诊中、诊后的线上线下一体化医疗服务模式，进而大大拓展医疗服务的空间和内容。根据互联网技术结合的医疗健康服务的不同，"互联网+医疗健康"可以分为互联网+医疗行为服务、互联网+健康管理服务、互联网+医疗辅助服务、互联网+医疗保健信息服务等模式。

1. 互联网+医疗行为服务 互联网在医疗行为领域的应用，涉及诊断、治疗等医疗核心业务，主要表现为在新一代信息技术的支撑下，患者可以通过互联网了解自己的病情和治疗方案。相对于传统的面对面诊疗，互联网+医疗使医生和患者可以超越时间和空间的限制，更加便捷、快速地提供和接受医疗服务，进而放大医疗服务资源，扩大医疗服务半径，降低医疗服务成本，将优质医疗资源"下沉"至医疗水平较不发达的地区，改变我国医疗资源分布不均衡的难题。根据使用的人员和服务方式，互联网+医疗行为服务可以分为三类：远程医疗、互联网诊疗和互联网医院。

（1）远程医疗：是指医疗机构之间使用本机构注册的医务人员，利用互联网等信息技术开展远程会诊和远程诊断。在远程会诊中，受邀方仅提供诊断治疗意见，邀请方明确诊断治疗方案，对诊疗方法有最终决定权；在远程诊断中，由邀请方实施辅助检查、受邀方（一般是与邀请方有对口支援或者医联体等合作关系的上级医疗机构）进行诊断。根据组织形式的不同，远程医疗主要包括两种情形：邀请方医疗机构直接向受邀方医疗机构发出邀请，受邀方运用通信、计算机及网络技术等信息化技术，为邀请方患者诊疗提供技术支持的医疗活动；邀请方或第三方机构搭建远程医疗服务平台，受邀方以机构身份在该平台注册，邀请方通过该平台发布需求，由平台匹配受邀方或其他医疗机构主动对需求作出应答，运用通信、计算机及网络技术等信息化技术，为邀请方患者诊疗提供技术支持的医疗活动。远程医疗的合作仅限于医疗机构之间，并不与患者直接发生联系，更多的是互联网技术在医疗机构之间信息传递上的应用。

（2）互联网诊疗：是指医疗机构利用在本机构注册的医务人员，通过互联网等信息技术直接为患者提供部分常见病、慢性病复诊和家庭医生签约服务。与远程医疗不同，互联网诊疗是医疗机构直接面向患者提供医疗服务，医疗机构可以自行也可以与第三方合作建立互联网诊疗服务系统，互联网特征更加鲜明，但具体提供医疗服务的医生仅限于在本医疗机构注册的医师，服务范

围仅包括部分常见病、慢性病的复诊（不得对首诊患者开展互联网诊疗活动）和家庭医生签约服务，而且医疗机构开展的互联网诊疗活动必须与其经卫生行政主管部门核准的诊疗科目一致。因此，互联网诊疗本质上仍然是传统实体医疗机构部分业务的线上化，旨在通过互联网等信息技术的应用拓宽医疗服务的时间和空间。

（3）互联网医院：互联网医院的组建必须依托于一个实体医疗机构。如果实体医疗机构只使用在本机构注册的医务人员开展互联网诊疗活动，可以不设置为互联网医院，但如果该实体医疗机构使用在其他医疗机构注册的医务人员开展互联网诊疗活动，则必须设置为互联网医院。因此，在远程医疗中，如邀请方通过信息平台直接邀请其他医疗机构的医务人员提供在线医疗服务，则必须设置为互联网医院并按互联网医院进行管理。互联网医院的服务范围和服务方式与互联网诊疗相同，医生只能通过互联网医院为部分常见病、慢性病患者提供复诊服务，不得提供首诊服务。当然，若患者在实体医疗机构就诊，由接诊的医师通过互联网医院邀请其他医师进行会诊时，会诊医师可以出具诊断意见并开具处方，此时，并不限于常见病、慢性病的复诊。与互联网诊疗相比，在互联网医院提供医疗服务的医生并不限于所依托实体医疗机构的注册医师，而且互联网医院使用非本机构注册的医师，不用重新注册，这就进一步打破了提供医疗服务的人员范围限制，有利于激发医务人员通过互联网技术开展医疗服务的活力，缓解医疗资源地域分布不平衡的矛盾。在互联网+医疗行为服务的三种形式中，互联网医院一定程度上拆除了医院的"围墙"，实现了"去医院中心化"，是对传统就医模式的颠覆，更能体现互联网的精神内核和未来产业发展趋势。

2. 互联网+健康管理服务　互联网在健康管理领域的应用，主要表现为在新一代信息技术的支撑下，患者可以通过可穿戴设备实现对自身数据的连续监控，并在医生的辅助下开展自我健康管理，从而将传统医疗服务向前延伸到慢性病预防，向后延伸至康复理疗，有效拓宽传统医疗服务范围，实现全生命周期健康管理。在传统的医疗服务模式中，医生必须手工采集患者的各种体征指标，耗时长、效率低。随着芯片、传感器、无线通信等技术的发展，通过可穿戴设备可以轻易获得患者连续、动态的体征指标，使广大居民可以实时了解自身的健康状态，实现早监测、早治疗、早预防，推动全民大健康。同时，这些数据也有助于国民健康状态的评估和相关疾病的调查。

3. 互联网+医疗辅助服务　互联网在医疗辅助服务领域的应用，主要表现为在新一代信息技术的支撑下，患者可以通过互联网进行在线预约、在线挂号、在线支付，改变过去挂号、缴费等环节排队时间长、患者就医体验差等突出问题，延长医疗健康服务链，提升医院服务质量。这些环节本身并非诊疗服务，但对患者就诊体验影响很大。借助医院 APP 人性化的设计和便捷化的操作，患者无须反复排队即可挂号、缴费和查询检查、检验结果，既可以减轻医院负担，又可以提升患者体验。

4. 互联网+医疗保健信息服务　互联网在医疗保健信息服务领域的应用，主要表现为在新一代信息技术的支撑下，利用网站、微博、微信、APP 等互联网媒介开展形式多样化的医疗保健信息服务。从内容上看，医疗保健信息包括医疗广告信息和非医疗广告信息。一般而言，通过网站、网页、互联网应用程序等互联网媒介，以文字、图片、音频、视频或者其他形式，直接或者间接地推销医疗机构或者医疗服务的，属于互联网医疗广告，具体包括：①推销医疗机构或者医疗服务的含有链接的文字、图片或者视频等形式的广告；②推销医疗机构或者医疗服务的电子邮件广告；③推销医疗机构或者医疗服务的付费搜索广告；④推销医疗机构或者医疗服务的商业性展示中的广告等。作为一个新兴媒介，互联网以其开放、便捷、易更新、易扩散等特点，在医疗保健信息服务上呈现出独特的优势。但与报纸、电视、杂志等传统媒介形式不同，在互联网的背景下，有关医疗机构与医疗服务的海量信息中哪些属于广告，哪些属于非广告信息，无论对社会公众还是对行业监管部门而言，区分起来并不容易。

二、互联网+医疗健康中医患关系的常见问题

互联网+医疗健康既包括在线的健康咨询也包括在线的健康诊疗，其核心意义在于打破医疗

保健的空间局限性和时间局限性，进而改变医疗健康服务的供给方式，重塑传统的医疗生态圈。随着以互联网为代表的现代信息技术的发展，互联网+医疗健康的范围逐步从外围向核心拓展，形成了面向不同主体、不同环节的不同应用，包括健康管理、慢性病管理、在线问诊、辅助就医、互联网医院等。但是，"互联网+"的引入在给患者带来更多便利的同时，也给医患关系带来了新的挑战。

（一）对数据的依赖

所谓对互联网技术的过度依赖，是指在互联网技术应用于医疗健康领域的过程中过分依赖技术的力量，过分依靠互联网技术而忽视对患者人性的尊重和考量。一方面，互联网技术的发展在为医生决策提供更多临床决策参考的同时，容易形成医生对互联网和信息技术的迷信和依赖，而忽视患者的心理感受和心身互动的复杂过程，这是技术主体化的体现。这种对技术的依赖不仅会发生在医生身上，也会发生在患者身上，体现为患者对互联网+医疗健康技术的主观要求和过度消费。另一方面，随着社会资本大范围进入互联网+医疗健康领域，行业竞争日趋激烈，但尚未形成有效的商业模式和盈利模式，在这种情况下，投资者对经济利润额追求容易诱发其从商业角度对各种互联网和信息技术进行不合理的开发利用，如商业化的医疗服务组织可能利用大数据分析技术对患者进行精准营销，这是资本主体化的体现。

（二）数据安全隐患

互联网技术在医疗健康领域的运用高度依赖患者数据的采集和判断，而医疗健康大数据在数据挖掘、存储、传输和反馈的每一个环节中都有可能被泄露，一旦这些碎片化的个人信息被整合，往往可以对个人身份进行再识别，从而给个人信息和隐私的保护带来重大风险。美国为应对互联网+医疗健康中的数据安全问题颁布了一系列行业标准和规范，制定《健康保险携带和责任法案》明确规范有关健康数据的传输过程，并采取安全措施保护个人隐私。我国也在医疗健康数据保护方面采取了大量举措，将信息系统实施第三级信息安全等级保护作为对互联网诊疗和互联网医院实行准入管理的基本要求，但从总体上看，完备的患者信息和医疗数据保护体系尚未形成，医疗健康领域的数据安全隐患仍然比较突出，如随着"互联网+"医疗系统接入公网，可能遭遇大量网络攻击和入侵事件，而传统医疗信息化主要在医院内部往来展开，在应对数据安全方面的经验并不丰富。

（三）医疗质量瓶颈

随着互联网等信息技术与医疗健康的结合，医生与患者之间可以通过互联网医疗服务信息平台甚至QQ、微信等即时通讯软件进行沟通，从而在医患之间建立更加便捷的信息传输通道。但是，在沟通渠道增加的同时，由于沟通方式从原来的"面对面沟通"改成了远程的"背靠背沟通"，"望闻问切"和"视触叩听"的诊疗过程不再完整，患者难以与医生进行充分的交流，医生对患者信息采集的可靠性、时效性都有所下降，直接影响到医生线上诊断的正确性与准确度，这就制约了互联网+医疗健康服务的质量，互联网+医疗健康的发展也因此受到掣肘。按照国家卫生行政主管部门的要求，目前医生只能通过互联网提供常见病、慢性病的复诊服务和家庭医生签约服务，不得开展线上初诊。很多时候，由于缺乏病历、影像资料等的辅助，医生只能根据患者提供的简单描述给出诊疗意见，难以准确判断疾病类型，如果不是常见病、慢性病，即使医生给出在线的诊疗意见，患者也不会信服，而只是将其作为去医院就诊的前期了解手段，后期仍然会去医院就诊。其结果是，由于在线诊疗的准确性无法保证，目前互联网+医疗健康主要作为慢性病患者短期替代就医途径的渠道而存在。

在互联网与诊断、治疗等医疗保健核心业务的结合上，由于必须依托实体医疗机构开展业务，参与互联网医疗的实体医疗机构的医疗水平也是影响线上医疗服务质量的重要因素。目前，我国优质医疗资源的分布高度集中，拥有较多优质医疗资源的三甲公立医院在医疗健康服务中处于卖方市场地位，在其本身已经基本处于超负荷运行状态的情况下，参与互联网医疗的动力不足。由于缺乏大医院的支持，互联网医疗缺乏核心医疗资源的支撑，相应的医疗安全和质量也缺乏充分的保障，互联网+医疗在优化医疗资源配置中的功能尚未真正发挥出来。

（四）法律救济困难

受制于互联网诊疗的正确性与准确度，线上的诊断、治疗等更容易给患者造成伤害。在理想的合规状态下，互联网诊疗、互联网医院等只能开展常见病、多发病的复诊，但在实践中，完全可能超出规定范围开展诊断、治疗等业务，这又进一步增加了给患者造成伤害的可能。一旦发生医疗损害，一方面，互联网+医疗健康涉及医疗机构、患者、互联网平台建设运营方等多方主体，而这些主体在网络空间的互动又有多种形式。不同的互动形式意味着不同的法律关系和不同的责任认定，但对患者而言，要准确识别这样一个多层次的法律关系并不容易。例如，互联网平台建设运营方可能只是为医患之间提供一个数据传输的通道，此时成立的是数据处理服务合同关系；也可能进一步由互联网平台对医患之间发布的供求信息进行匹配，此时成立的是网络居间合同关系；还可能更进一步扩大服务范围，由互联网平台参与医疗服务的定价，甚至参与分诊、转诊等具体的医疗服务内容，此时甚至可能成立医疗服务合同关系。要准确区分和识别这些法律关系并不容易，这就增加了受害患者寻求法律救济的难度。另一方面，在互联网+医疗健康的组织场景中，患者参与医疗服务过程所形成的数据并不掌握在患者手上，一旦患者发生医疗损害，如何将互联网上形成的咨询、诊疗内容予以固定，形成符合诉讼或者其他法律救济手段所需要的电子证据，进而还原互联网诊疗的真实过程，也是患者寻求法律救济时面临的一大难题。

（五）行业监管不足

随着互联网的广泛介入，互联网+医疗健康的发展理念和运作方式均明显不同于传统的医疗服务模式，这同时也对传统的行业监管体制、监管重点和监管手段提出了挑战。例如，一些互联网+医疗健康平台可能将医生和药师等信息隐藏起来，导致一些尚未取得执业资格的人员谎报资格或者一些医生超出执业范围而在互联网平台执业，如果只是简单套用过去的监管制度、沿用过去的监管手段，是难以及时发现并作出相应处置的。与报纸、电视、杂志等传统媒介相比，互联网上大量与医疗有关的信息，哪些属于医疗广告，哪些属于非广告信息，无论对社会公众还是对监管机关而言，区分起来都有很大的困难，而这些传统医疗健康服务场景中关注较少的问题正是互联网+医疗健康服务场景中需要着力关注的重点。在过去一段时间里，由于缺乏有效的管控手段，互联网上出现了不少虚假"名医"信息或者夸大疗效的医疗广告，加剧了医患之间的矛盾和冲突。互联网+医疗健康的可持续发展，迫切需要加大互联网+医疗健康的监管力度。

三、互联网+医疗健康中医患关系解决策略

互联网+医疗健康领域出现的新情况，很大程度上与线上医疗健康服务的特点有关。针对这些新情况，一些地方开始探索线上线下相结合的模式，通过线上服务实现线下业务的闭环，进而提升医疗健康服务质量，提升患者就医体验。2018年7月，国家卫生健康委员会和国家中医药管理局制定了《互联网诊疗管理办法（试行）》《互联网医院管理办法（试行）》《远程医疗服务管理规范（试行）》，从国家层面提出了互联网医疗、互联网医院、远程医疗等"互联网+医疗行为服务"新业态的基本标准。但从推动互联网+医疗健康发展的角度看，不仅要为互联网+医疗健康服务的发展营造更好的政策环境，同时从数据人文的角度对新技术的应用进行审视，确保互联网技术在医疗健康领域的应用真正服务于人民群众的健康利益。

（一）加强数据人文

互联网+医疗健康并不是对传统医疗健康服务的简单颠覆，而是要利用以互联网为代表的现

代信息技术来优化传统的医疗健康服务行业。因此，不能仅仅从技术的角度进行把握，应坚持以人为本，从人文的角度对新技术的应用进行审视。加强医生职业精神和患者健康意识的培养，将患者的心理感受和心身互动的复杂过程纳入临床决策的考量范围，实现科学精神和人文情怀的统一；加强患者的健康伦理教育，增进患者群体对互联网+医疗健康的认知和理解，提升患者的健康意识，进而为互联网+医疗健康的发展营造更加良好的外部环境。

要节制互联网+医疗健康服务领域的逐利倾向。鼓励三级医院优先发展与二级医院、基层医疗卫生机构之间的互联网医疗服务，通过互联网医院实现医疗数据资源共享和业务协同，促进优质医疗资源下沉，提高基层医疗服务能力和效率，推动构建有序的分级诊疗格局；要立足于"医疗行业应当是微利行业"这样一个价值定位，在鼓励和允许社会资本参与互联网+医疗健康事业的同时，避免社会资本过度追求经济效益而忽视医疗行业的公益性特征。

（二）提升数据安全

在互联网+医疗健康中，患者的个人数据和隐私保护问题凸显，提升数据安全性已经迫在眉睫。

要引入比例原则，在大数据采集和个人隐私保护之间找到平衡点，既不能无限制地采集和使用患者数据，因为通过大数据分析即可从中破解患者的大量隐私信息，但也不能追求绝对的隐私保护，否则现代信息技术和医疗健康的结合也就失去了基础；要制定互联网+医疗健康数据保护条例，对患者个人数据的挖掘、存储、传输和使用等各个环节进行贯通式的调整和规范，明确互联网+医疗健康利益相关方，包括医生、患者、医药企业人员、技术开发者、运营商等相关人员的数据安全责任；要完善与互联网+医疗健康行业相匹配的数据安全架构，优化医疗健康数据的采集和使用过程，保障数据全流程的安全可靠。

（三）明确责任分担

随着互联网技术在医疗健康领域的广泛应用，互联网+医疗保健对公众健康的影响日益凸显，迫切要求形成与新的业务模式相适应的法律责任分担机制。

要区分医疗机构、患者、互联网平台建设运营方等各方在互联网+医疗健康中的不同地位和作用，合理确定各方责任。对于提供数据处理服务的互联网平台建设运营方，由于合同服务的标的是各类医疗健康数据的收集和提供，要着力明确互联网平台建设运营方对数据准确性和患者个人数据保护的法律责任；对于事实上参与了分诊、转诊等具体医疗服务内容的互联网平台建设运营方，则要比照医疗服务合同确定其与患者之间的权利义务关系。

要区分远程医疗、互联网诊疗、互联网医院等不同业态，合理确定各方责任。由于无论何种互联网医疗保健服务业态的发展都必须依托实体医疗机构，互联网医疗损害的责任主体是医疗机构而不是互联网平台建设运营方。当患者因远程医疗发生医疗争议时，应向邀请方所在地卫生健康行政部门提出处理申请，远程会诊中享有最终决定权的邀请方承担相应法律责任，受邀方不承担责任；远程诊断则由邀请方和受邀方共同承担责任。当患者因互联网诊疗发生医疗争议时，由于互联网诊疗本质上是传统实体医疗机构部分业务的互联网化，应由提供服务的实体医疗机构承担责任。当患者因互联网医院发生医疗争议时，应向互联网医院登记机关提出处理申请，按照有关法律法规和规定追偿法律责任。取得医疗机构执业许可证的互联网医院，独立作为法律责任主体；实体医疗机构以互联网医院作为第二名称时，实体医疗机构为法律责任主体。互联网医院合作各方按照合作协议书承担相应法律责任。

要建立全程留痕、可追溯的互联网医疗保健服务电子记录，确保互联网医疗保健服务过程的可还原性。互联网诊疗和互联网医院应当对医务人员进行电子实名认证，并建立入驻医生和药师公示制度，有条件时还应通过人脸识别等人体特征识别技术加强医务人员管理，防止不符合条件人员入驻互联网平台。同时，要着力完善电子处方制度，为患者建立电子病历，并由医生电子签名，真正实现诊疗行为的留痕和可追溯。

（四）加大监管力度

互联网医疗保健服务本质上是医疗保健，在价值取向上，安全必须是第一位的，在支持互联网医疗保健服务发展的同时，必须进一步加大监管力度，充分保障人民群众的健康权益。

1. 完善监管体制 除了政府监管外，根据互联网的特征，还应当发挥互联网医疗行业自律监管的作用，在强化政府外部监管作用的同时，发挥社会共治作用，由互联网医疗行业自律组织制定与行业特征匹配度更高或者政府制定标准更加严格的行业标准。

2. 严格行业准入 对不涉及医疗服务和患者生命与健康安全的健康咨询、自我管理类应用，应当采取鼓励态度积极推进；对涉及医疗服务，但不涉及患者生命和健康安全的健康管理类应用，可以采取支持态度，大胆进行探索；但对涉及患者生命和健康安全，且对应医疗卫生法律法规已经做出明确规定的应用，应当严格监管，必须依托实体医疗机构才能开展。

3. 创新监管手段 用信息化的手段加强监管，保证医疗质量安全的底线。各地在实施互联网医院准入前，必须建立省级互联网医疗服务监管平台，与互联网医院信息平台对接，对互联网医院的人员、处方、诊疗行为、患者隐私保护和信息安全等重点内容实行实时监管。同时，将互联网医院纳入当地医疗质量控制体系，相关服务纳入行政部门对实体医疗机构的绩效考核和医疗机构评审，开展线上线下一体化监管，确保医疗质量和医疗安全。

第三节 人工智能医疗中的医患关系

一、人工智能医疗的概述

（一）人工智能

在中国电子技术标准化研究院发布的《人工智能标准化白皮书（2018年版）》中，人工智能被定义为，利用数字计算机或者数字计算机控制的机器模拟、延伸和扩展人的智能，感知环境、获取知识并使用知识获得最佳结果的理论、方法、技术及应用系统。作为计算机科学的一个分支，人工智能企图在揭示智能本质的基础上，生产出一种新的能以与人类智能相似的方式作出反应的智能机器，使机器能够胜任一些通常需要人类智能才能完成的复杂工作。与机器不同，人工智能有学习能力，有演化迭代。根据人工智能是否能真正实现推理、思考和解决问题，可以将人工智能分为弱人工智能和强人工智能。目前，虽然在强人工智能方向还没有出现重大的突破性进展，但部分弱人工智能的临床应用已经实现。

（二）人工智能在医学发展中的应用

早期阶段的人工智能是运算智能，当前大数据时代的人工智能是感知智能，未来随着类脑科技的发展，人工智能将向认知智能时代迈进。人工智能的快速发展，为医疗健康领域向更高的智能化方向发展提供了有利条件。近几年，人工智能医疗在影像分析、临床决策、健康管理、药物研发、医疗器械等方面已发挥重要作用。

1. 人工智能在临床决策中的应用 利用人工智能技术和大数据平台，可以构建临床决策支持系统。对于人工智能在辅助诊疗中的应用情况，目前最具代表性的是 IBM Watson 系统。基于大规模的证据搜集、分析和评价，通过在数秒的时间内阅读海量的医学专著、论文和研究报告等非结构化的数据，Watson 系统能够提供癌症、糖尿病、心脏病等重大疾病的诊断服务。2012年，Watson 系统通过了美国职业医生考试资格。目前，Watson 系统已经开始在我国医疗健康服务市场应用。当然，也有不少案例表明，Watson 系统的诊断并不准确，尤其是遇到罕见癌症时，Watson 系统也会因为数据不足而出错。因此，Watson 系统的意义主要还是辅助诊疗，而不是凌驾于医生之上或者直接替代医生。根据《人工智能辅助诊断技术管理规范（试行）》的要求，人工智能辅助诊断技术为辅助诊断和临床决策支持系统，不能作为临床最终诊断，仅作为临床辅助诊断和参考，最终诊断仍然必须由有资质的临床医师确定。

2. 人工智能在影像分析中的应用　随着人工智能的发展，通过对医学影像的特征进行提取和分析，可以辅助临床医生做出更好的判断甚至在某些方面直接替代医生作出判断。例如，南开大学计算机学院与北京推想科技联合研发的新冠感染 CT 影像 AI 筛查系统，完成一个 300 张 CT 影像的病例的计算，只需 10 秒左右。该系统上线运行 50 余天，累计检测筛查 8.1 万病例，协助医生确诊新冠感染 6000 余例，系统敏感度（正确确诊率）为 98.3%，特异度（正确排除率）为 81.7%。除对当前日期的肺炎情况进行定性和定量的预测以外，该系统也可以自动检测患者几天前 CT 影像中的疑似肺炎区域。这种自动关联的能力，为动态、精确、量化地监控病程提供了支撑。通过对医生阅片过程的学习，人工智能在影像分析领域的应用已经取得重要突破，特征提取和匹配判断的准确性越来越高。

3. 人工智能在健康管理中的应用　在健康管理方面，人工智能主要通过可穿戴设备实时采集用户的各种数据，并通过对基因数据、代谢数据和表型数据的分析，为用户提供健康预警，并在饮食、起居等方面提供健康生活建议，帮助用户规避健康风险。例如，Welltok 公司研发的核心产品"CaféWell 健康优化平台"（CaféWell Health Optimization Platform）就是这样的应用。通过收集用户各方面的健康数据，以这些数据为基础，基于算法向用户提供精准的健康服务，"CaféWell 健康优化平台"可以有效地帮助用户缓解压力、调节情绪、控制营养以及进行糖尿病护理。健康管理的服务对象并不一定是患者，普通人也需要健康管理，而且随着生活水平的提高，人们对自身健康进行严格管理的需求正变得更加迫切。此外，通过区域健康管理，人工智能还可以通过实时搜索分析某一区域内人群的健康数据，并对比历史数据，对该区域内的流行病学趋势进行分析，为卫生行政主管部门提供决策预警。

4. 人工智能在药物研发中的应用　在药物挖掘中应用人工智能，可以对药物的活性、安全性及副作用等进行计算机模拟和预测，有效提升药物研发的成功率，减少新药研发周期。例如，2015 年，硅谷的药物研发企业 Atomwise 根据已有候选药物，利用人工智能算法，在 24 小时内就分析测试了超过 7000 种药物，将控制埃博拉病毒的候选药物查找了出来，为人类的健康与安全作出了巨大贡献，而以前人们在研究的过程中，至少要花费数月甚至数年的时间才能找到合适的候选药物。通过人工智能的应用，能够将分子结构数据库内的治疗方法科学合理地筛选出来，对超过 820 万种候选化合物进行评估，从而极大地减少药物研发成本，缩短药物研发周期。

5. 人工智能在医疗器械中的应用　人工智能在医疗器械领域的应用，最杰出的代表就是达芬奇机器人操作系统。1997 年，达芬奇机器人操作系统研发成功；2000 年，美国食品药品监督管理局批准其应用于临床，其是当今世界上应用最广泛和最成熟的机器人外科手术系统。达芬奇机器人操作系统可以将手术的视觉放大，并在医生的操作下，利用手术器械系统模拟医生的手术过程。在进行达芬奇机器人操作系统时，医生只需要在操控系统处操作即可完成精细化的手术操作。通过达芬奇机器人操作系统特殊的缩比功能，可以缩减外科医生的动作幅度，实现手术操作的高度灵巧性和精确性。临床实践证明，由于达芬奇机器人操作系统具有放大 15～30 倍的三维立体视觉、7 个方向自由度的内腕式器械和过滤手的微颤等优点，其非常适合在狭小的手术空间内进行精细的操作，能减少伤口创伤面，减轻患者痛苦，加快术后恢复，在多种手术科室中均具有明显优势。当然，达芬奇机器人仍然需由医生来控制，因此严格意义上还不属于人工智能的范畴，真正智能化的全自动手术机器人目前还处于实验室阶段。

二、人工智能医疗中医患关系的常见问题

人工智能已经成为医疗健康产业发展的新引擎，正在被广泛应用到医疗健康的各个细分领域，尤其是在重复性高且烦琐的工作中，如影像和病理检查等方面，人工智能准确率的优势已经显现。但是，从总体上看，人工智能在医疗健康领域的应用还处于起步阶段，要保证人工智能医疗的健康发展，还有一些亟待解决的问题。

（一）数据和算法困境

人工智能的深度学习需要使用海量规范化的数据，数据的数量和质量将直接影响学习的结果。在此意义上，人工智能医疗是建立在高质量的医疗健康大数据基础上的，高质量的医疗健康大数据对于提升人工智能医疗的准确性至关重要。但目前，我国医院和医院之间，甚至医院内部不同科室之间，并没有形成统一规范的结构化的病历资料，以至具体到某一种疾病，可利用的数据并不多，数据共享问题亟待破解；与此同时，医疗健康大数据的质量也参差不齐，数据低质化问题已经成为制约我国健康大数据产业发展的主要障碍之一。人工智能医疗的发展，首先需要解决数据的数量和质量问题，否则将不能充分发挥大数据的挖掘价值。从内容上看，医疗健康大数据涉及身体指标、病史、诊疗记录、基因信息等，其中大多数都属于个人隐私，一旦这些信息被泄露，将给患者造成重大损害。事实上，因人工智能技术发展导致的数据泄露事件已经出现。因此，互联网+医疗健康发展中出现的数据困境以及伴随着破解数据困境而生的数据安全问题在人工智能医疗中也存在，如何在人工智能发展与个人隐私保护之间求得平衡，是人工智能发展中绕不过的重大问题。

除医疗健康大数据外，算法也是人工智能医疗发展的基石。由于算法解决的是如何让计算机能像人类一样思考，基础算法是人工智能医疗发展中"卡脖子"的重大问题。目前，医疗健康领域虽然已经实现了一定程度的智能化，但距离强人工智能还有很大的差距。人工智能医疗的发展，亟需人工智能基础算法研究上的突破性进展。但目前我国在人工智能基础算法研究上的进展低于预期，许多人工智能应用所使用的都是国际上开源的人工智能算法。这些人工智能应用虽然针对特定的医疗健康用途进行了二次开发，但由于缺乏自己的底层框架和核心算法，从长远看是难以支撑我国人工智能医疗产业发展的。

（二）智能医疗的准入

目前，由于立法和监管上的缺失，人工智能在医疗健康领域的质量标准、评估体系和准入门槛尚属空白。但不同的人工智能医疗应用在算法模型、产品性能和应用效果等方面是良莠不齐的。喂食给人工智能的数据质量将直接影响人工智能诊断结果的准确率，数据质量上的系统性偏差将导致人工智能医疗出现系统性偏差。由于机器学习背后的"技术黑箱"，有时即使是专科医生也难以解释 Watson 系统推荐的治疗方案，将这种缺乏透明性的算法模型直接应用到患者身上在道德上是难以让人接受的。而在极端的情况下，算法模型本身可能就带有偏见。此外，不同人工智能医疗应用在防止操作系统失误或者网络恶意攻击伤害等方面的防御性举措也各不相同。面对如此复杂的人工智能医疗应用，如何判定其安全性和有效性已经得到验证进而可以进入临床，是一个亟待解决的问题。但在当前，由于质量标准、评估体系和准入门槛的缺位，人工智能医疗的性能状态事实上处于黑箱状态，这就将人工智能医疗的使用者置于极大的风险之中。

（三）智能医疗的责任

人工智能医疗的应用在解决重要问题的同时也带来了新的风险。一旦人工智能出现硬件故障或者算法错误，由于无法感知患者在治疗过程中的身体反应，人工智能往往不能根据临床情况的变化及时调整治疗方案。英国 2015 年的一例采用达芬奇机器人操作系统进行的心脏瓣膜修复手术中，由于机械手臂乱动打到医生的手，不仅把患者心脏放错了位置，而且戳穿了患者的大动脉。从这个角度看，技术的发展并未赋予人工智能人性，人工智能缺乏人文关怀，还无法像医生一样思考和处理医患关系。但在一些国家和地区，已经开始或者建议将智能机器人拟制为"电子人"并赋予其特定的权利义务。因此，人工智能医疗发展带来的一个潜在问题就是，人工智能本身是否为"人"，是否应当承认人工智能具有伦理上和法律上的人格？而这种颠覆性的伦理和法律理念将给现行的医患纠纷处理规则带来巨大的不确定性。

（四）健康行业的冲击

人工智能医疗对健康服务行业的冲击既体现在对医务人员的影响上，也体现在对患者群体的影响上。对医务人员而言，虽然目前的人工智能受技术成熟度、应用经济性等因素的限制，社会接受度还不够高，但从相对长的一个时期看，随着人工智能医疗的不断发展和成熟，人工智能医疗将取代部分医生的工作，进而造成部分医务人员薪酬下降甚至下岗失业等问题。对患者群体而言，由于在人工智能医疗资本化的驱动下，人工智能医疗往往被作为一种医疗新技术向高端患者推广，其应用范围可能被局限在经济社会条件较好的患者群体中，进而导致人工智能医疗在患者群体内部的非均衡性分配。

三、人工智能医疗中医患关系解决策略

人工智能在推动医疗健康行业迅速发展的同时，也给医疗健康行业带来了巨大的挑战。为了更好发挥人工智能医疗的作用，不仅要加强数据人文和提升数据安全，还要加大监管力度，明确人工智能医疗的准入条件；明确责任承担，审慎对待人工智能的主体地位；加强伦理审查，仔细评估人工智能医疗的风险-收益比。

（一）加大监管力度，明确人工智能医疗的准入条件

鉴于人工智能医疗对数据的高度依赖性及其产生的巨大外部性，数据的真实性及其在医疗机构之间、在医疗机构与政府之间的共享应当成为监管的重中之重。要加大监管力度，通过统一数据标准，打破数据壁垒，促进不同机构和不同地区间的数据联网，形成真正的医疗健康大数据。同时，建立健全人工智能在医疗健康领域应用的准入门槛，通过建立系统的评价体系对人工智能进入临床的关键环节进行把关，确保人工智能医疗安全可控。在人工智能医疗的安全性和有效性得到证实以前，应当将其纳入临床试验或者涉及人的生物医学研究范畴进行管理，避免不合格的人工智能应用过早进入临床。

（二）明确责任承担，审慎对待人工智能的主体地位

就目前人工智能医疗的发展状况而言，由于总体上仍然属于弱人工智能阶段，人工智能本身还不构成伦理上和法律上的"人"，人工智能医疗只是由人类设计、受医生控制、辅助医生进行诊疗的工具，最终对诊断结论和手术操作作出判断并承担责任的主体仍然是医生。因此，人工智能不是责任主体，医生可以偏离人工智能医疗推荐的治疗方案并对其采纳的医疗方案负责。对于人工智能医疗产品缺陷导致的患者损害，由于产品的智能化并不足以使其成为独立的责任主体，患者可以向人工智能医疗产品的生产者请求赔偿，也可以向医疗机构请求赔偿；患者向医疗机构请求赔偿的，医疗机构赔偿后，有权向负有责任的生产者追偿。

（三）加强伦理审查，仔细评估人工智能医疗的风险-收益比

社会伦理规范对人工智能社会关系的调整具有基础性和先导性。在中国电子技术标准化研究院发布的《人工智能标准化白皮书（2018年版）》中，设专章探讨了人工智能的安全、伦理和隐私问题。2019年，科技部下属的国家新一代人工智能治理专业委员会发布《新一代人工智能治理原则——发展负责任的人工智能》，明确提出和谐友好、公平公正、包容共享、尊重隐私、安全可控、共担责任、开放协作、敏捷治理等8项治理原则，在鼓励和支持人工智能发展的同时，也从治理的角度对其可能产生的负面影响和风险进行防控。要发展负责任的人工智能医疗，应当成立由医学、计算机、伦理、法律等多领域专家组成的人工智能医疗伦理委员会，对人工智能在医疗健康领域应用可能产生的伦理问题进行研究，并建立人工智能医疗伦理道德评价体系，仔细评估人工智能医疗的风险和收益，尽快出台统一的人工智能医疗伦理规范指引，为人工智能的研发和应用提供预警，确保人工智能在医疗健康领域的应用风险最小、效益最大。

（张洪松）

复习思考题

1. 如何区分试验性医疗与常规临床医疗？如何妥当处置试验性医疗中的医患关系问题？

2. 互联网+医疗健康有哪些常见的业态？如何妥当处置互联网+医疗健康中的医患关系问题？

3. 人工智能在医疗健康领域中有哪些应用？如何妥当处置人工智能医疗中的医患关系问题？

4. 案例分析题

南方科技大学原副教授贺建奎多年来从事人类基因测序研究。2017 年 8 月起，经贺建奎授意，张仁礼违规对 6 对夫妇的受精卵注射基因编辑试剂，之后对培养成功的囊胚取样送检。贺建奎根据检测结果选定囊胚，通过不知情的医生将囊胚移植入母体 A、B，使得 A、B 先后受孕。2018 年，A 生下双胞胎女婴。2019 年，B 生下 1 名女婴。

问题：基因编辑是一项在生命科学领域有着广泛应用前景的技术，但其不当应用也可能给人类基因库带来不可逆的严重危害。应当如何看待"基因编辑婴儿"事件？

第十章 医患冲突中的医患关系

本章从医患冲突的概念、特征和表现形式三方面分析其内涵，从相互作用的视角客观理解医患冲突带来的积极影响和消极影响，从宏观层面分析发生医患冲突的原因。论述医患冲突中的医疗纠纷，从一般投诉、医疗纠纷、医疗群体性事件三种不同程度的医患冲突，阐述化解和应对医患冲突的原则及方法。

第一节 医患冲突

一、医患冲突的内涵

（一）冲突与医患冲突的概念

1. 何谓冲突 冲突是现实生活中的客观存在。在医患双方的人际交往中，医者和患者双方经常会认识并感受到冲突的发生和存在，如医患双方的意见分歧、关系不睦甚至对抗等现实问题。而医患之间的融洽与和谐，对于医者顺利开展工作、双方共同抗击疾病、维护和促进患者康复和健康，是很重要的前提和基础。基于此，很有必要了解和认知冲突。

所谓冲突就是指对立双方在目标、观念及行为期望上，知觉不一致时所产生的一种分歧或矛盾。冲突可以发生在团体或组织内部，也可以发生在不同的个体、团体或组织之间，它往往表现为双方的观点、需要、欲望、态度、利益、要求等不相容而引起的一种激烈的争斗或对抗。我们还可以理解冲突的形成是双方理解差异造成的，其意味着冲突双方发生分歧、竞争、对抗、争吵、打斗等，表现形式不一。冲突有两个特性。第一，冲突的两个必要因素，其一是冲突至少要涉及两个客观实体（主体），其二是冲突双方存在意见的不一致或对立，并带有相互作用。这两个必要因素决定了冲突的出发点，也就是说，冲突是客观存在的。第二，冲突是一个过程，是一个需要被双方感知的过程。这种过程始于一方感觉到另一方对自己关心的事情产生不利影响或将要产生不利影响时，即一方感知到另一方与自己对立的、互不相容的力量或性质（如观念、利益、意志）的相互干扰，包括目标不一致、对事实解释存在分歧以及对行为预期不一致等。这也就是说，冲突具有主观知觉性。冲突具有客观存在和主观感知的双重性。

2. 医患冲突的概念 冲突有组织内部冲突和组织外部冲突之分。对于医院而言，患者是医院组织面对的数量最多的外部公众，医患之间的冲突属于医院组织与外部公众之间的组织外部冲突，即发生在医院组织或医者个体与外部客户患者或其家属之间的人际冲突。一般情况下，医院组织内部的冲突多因内部之间的竞争而发生，而医患冲突则更多地表现为医方与其外部客户即患方在利益、意见和态度等方面的分歧或对抗。有学者认为，医患冲突泛指医疗实践中医方与患方之间的分歧、争执或对抗。综合多方论述可将医患冲突理解为，医患双方在医院为患者提供的诊疗护理、收费、后勤保障等整个医疗服务过程中，各方为了自身利益，对某些医疗行为、方法、态度及后果等存在认识、理解上的分歧，以致侵犯对方合法权益的行为。

尽管医患冲突由于冲突双方主体之间关系而确定为医院组织的外部冲突，但从医院组织内部来看，其产生的原因主要是两个方面：一是医院组织的政策或医方个体的行为不当而损害了患方公众的利益，或者是医院组织和患方公众之间的价值取向有差异致使医方和患方在利益上存在分歧；二是由于医患双方的沟通不畅而导致对医院组织的政策、医方行为产生了误解。因此，医方应高度重视并正确面对医患冲突的客观存在。

（二）医患冲突的特征

1. 对抗性 双方的对抗是冲突的共有特征，医患冲突也不例外，其对抗性是医患双方关系失调或紧张的表现。尽管医患双方具有高度一致的共同抗击疾病的目标，但受到医学发展水平局限、患者个体差异等原因的影响，医方不仅不能确保治疗所有患者的所有疾病，且在医疗过程中出现医疗意外、并发症等情况在所难免。同时，医疗的本质就是一种服务，"没有最好只有更好"也正说明了医方服务于患方的过程中会出现不足这一客观存在。但是有些患者和家属认为"既然自己出了钱，就应该得到应有的服务"，当患方的较大经济耗费未能得到自己期盼的"理想"医疗效果和服务时，患者心态不平衡，对医方产生不满甚至敌意，将原本统一战壕的战友关系转化为双方的对立矛盾关系。

2. 发展性 当医患冲突出现时，很多医者都是急于想办法去解决冲突，而没有注意到冲突的一个重要特点——医患冲突的发生并不是即时形成的，而是有一个形成过程，这也是所有冲突的共同特征。一般而言，冲突的发展要经历潜伏、被认识、被感觉、处理和结局五个阶段。

例如，患者顾某因心脏不适到某三甲综合医院门诊就诊，挂了心内科王医生9号就诊号。8号患者是严重冠心病患者，因车祸后不适就诊该院，在心内科就诊前已在骨科就诊，心电图提示严重心肌缺血，故王医生接诊中与患者及家属充分沟通病情和治疗方案。顾某及家属等待焦急，中途私自进入诊室，王医生专注于为8号患者诊病，巡回护士发现后对顾某及家属予以劝离，顾某及家属极不情愿地退出诊室。（潜伏阶段。此阶段医患冲突萌芽期，医患双方对冲突的存在还没有觉醒。）

10分钟后，顾某及3位家属再次擅自进入王医生诊室，王医生还在为8号患者诊治中。为保护患者隐私，王医生劝顾某及家属门外等候，但家属以患者行动不便为由，拒绝离开。王医生遂将患者顾某安置在其对面座椅上，再次劝顾某的家属离开诊室、门外等候，王医生一边劝离一边随着家属退出门顺手将门关闭。2分钟后，2号患者持检查结果复诊，王医生即将与8号患者沟通结束，遂留下复诊的2号患者。9号患者和门外等候的家属表现出极其不满。（被认识阶段。此阶段，医患冲突形成的条件即患方及时就诊没有实现，并感受到医者一定程度的消极影响，潜在的对立或不一致显现出来。医者也已感觉到了冲突的潜在，但未意识到冲突发生的危害性。如果及时采取措施，可以将可能爆发的冲突缓和下去。）

复诊2号患者结束，9号患者家属冲进王医生诊室，拍打王医生就诊桌以示不满，并指责医生"看病那么慢，有意耽误时间"，对患者厚此薄彼，且不听王医生解释并扯下其胸牌，拉扯其要求见院长。王医生在要回胸牌和躲避拉扯中，被患者家属推倒在地，进来劝阻的护士也被家属推到墙边。在其他患者和家属的帮助下，顾某家属被阻拦才避免了更过激的行为，被劝离诊室后向门诊办投诉王医生态度恶劣、拖延时间等服务问题。（被感觉阶段。此阶段，医患冲突已造成情绪上的影响和实际行为的对抗。患方对"不公"的待遇感到气愤，并通过激烈的言行表现出来，医方对冲突有所感觉，采取行动以应对冲突。）

门诊部办公室主任受理顾某家属的投诉。顾某家属情绪激动难以安抚，门诊办公室求助医院客户服务部主任共同处理医患间的冲突。客服部主任先向患者顾某家属致以歉意，听其讲述情况，接受其发泄不满，表明客观调查、妥善处理、给予回复的态度。待投诉人情绪缓和，留下书面投诉材料离开医院后，客服部主任到门诊心内科向同时就诊的多位患者和家属进行询问，向负责心内科分诊的护士刘某、王某了解核实情况，待接诊结束后和王医生当面沟通了解情况，连续开展了多方的了解和调查工作。（处理阶段。此阶段需要对医患间的冲突进行处理。处理的方式是多样的，如逃避、妥协、合作等。案例中医方采取了积极的处理方式，体现了对患方意见的重视，本着客观、真实、公正的态度，对冲突的原因、过程进行详细调查，与冲突双方耐心沟通，积极采取行动阻止冲突升级，正确维护双方的利益。这一阶段是动态的相互作用过程。）

经多方调查，认定当事人王医生并不存在有意拖延诊病的问题，也没有对患者态度不好、厚此薄彼之嫌，但劝阻急躁患者家属离开诊室到门外等候的沟通中言语简单，未能得到对方的响应和支持。次日早，客服部主任和心内科门诊负责人同时和投诉人联系，以高度负责的态度，客观中肯、细致耐心地进行沟通，获得了投诉人的理解，投诉人也反思了自己当时过于急躁、情绪失控等，并对王医生表示歉意。投诉妥善处理，冲突得以化解。（结局阶段。不同的处理方式会产生不同的结果。结果有可能是有利于当事人，也可能不利于当事人。当冲突被彻底解决时，该结果的作用将会持续下去。但有时冲突处理不当，又会带来其他的冲突。）

从以上案例分析可知，冲突的形成不是一蹴而就的，而是有着自身的形成和发展过程。但也不是完全按照一定步骤来的，应结合实际情况，给予最有效的解决。若处理不当，就会让患者怨声载道，传播负性效应。将冲突处理好会是一个促进医疗服务、维护患者对医院忠诚度的契机。

3. 职业性　医患之间的关系是得到法律承认的契约合同关系，从伦理学角度来看又具有心理契约的信托关系。这种关系是需要医方履行职业责任，是受到法律保护的因医疗职业发生的关系。发生医患冲突的主体，是相互间具有合法医疗关系的医疗机构及其医务人员与在该医疗机构就医的患者及其亲属或代理人双方。医患冲突是患方在接受医疗服务过程中，具有显著职业特点的双方关系出现了失调和紧张，而造成双方的分歧与对抗。医患冲突的主体决定了这一冲突离不开医疗行业这一职业领域，其发生具有鲜明的职业特点，是职业行为的后果之一。

4. 复杂性　医患冲突的表现从言语上的争执到肢体上的接触呈现多种对抗，其行为构成和过程也是非常复杂的。医患冲突的主体之一患方又是具有不同文化、心理、身体素质的不同群体和社会人，表现形式及其产生冲突的原因就十分复杂。有可能是由于医务人员服务态度欠佳造成患方的不满；也有可能是医院内部管理流程衔接不到位造成的不便；有可能是源于医生诊疗行为的失误，而失误既有可能是疏忽大意也可能是技术能力不足；还有的冲突源于医学发展水平的局限，如病情无法治愈或不可预见性的医疗意外等无法避免的原因；还有的源于医疗部门之间配合失误、管理失误等。面对各种原因都可能产生冲突，需要医者对冲突进行正确的判断和鉴定，这是应对和化解医患冲突的前提。但现实中，医患冲突一旦发生，面对情绪激动的患方，分辨原因和调解处理需要调查、取证等大量工作，有时付出努力还难以明确分出是非曲直。从医患冲突发生的直接、间接原因和处理过程等方面来看，都具有明显的复杂性。

（三）医患冲突的表现形式

在现实中，医患冲突的表现形式繁多，很难用一种分类方法将所有的冲突形式囊括无遗。实际上，从不同角度，按照不同的标准可以把医患冲突划分成许多种类。例如，从冲突的规模上划分，有个人冲突和集体冲突；从冲突的性质上划分，有行为冲突、思想冲突、情感冲突、期望冲突、目标冲突等；从冲突的严重程度上划分，有口角、拳斗、械斗等。还有研究者为了研究方便，把医患冲突分成医疗纠纷和非医疗纠纷。

按照国家卫生健康委员会出台的医院投诉相关文件，要求医院设有专门负责受理投诉的部门，如医患关系办公室或者客户服务部，以统一受理患方投诉，解决医患冲突。但由于医院投诉原因的复杂，医院组织内部会根据投诉和冲突的具体内容、不同程度等级等医患关系实际现状和问题原因，确定相应的职能管理部门，如医务部、医疗纠纷调解办公室、保卫部等共同处置各种冲突，呈现既有分工又有合作的医患关系管理模式。在此结合大多医疗机构的管理实践，依据冲突的不同程度和医院内部职能管理，将医患冲突分为一般投诉、医疗纠纷和医疗群体性事件。

1. 一般投诉　患方投诉是每一个医院都会遇到的问题，属于医院投诉管理的范畴。我国国家卫生健康委员会发布的《医疗机构投诉管理办法》中所称投诉管理，是指患者就医疗服务行为、医疗管理、医疗质量安全等方面存在的问题向医疗机构反映情况，提出意见、建议或者投诉请求，医疗机构进行调查、处理和结果反馈的活动。该办法的主要目的是规范医疗机构投诉管理，从预防、调处、监督与改进、领导与决策、沟通与服务等多方面避免医患间冲突升级，妥善及时处理投诉，解决冲突苗头。

医院投诉是一个外延宽泛的概念，有内部投诉和外部投诉之分。立足于医患关系所讲的投诉，主要指外部客户即患者在就医过程中，因对医院提供的医疗质量或服务上的不满意，而向医务人员或医院组织提出的口头或书面上的异议、抗议、索赔和要求解决问题等行为，也就是两个特定主体即医方与患方之间在医疗服务过程中发生的各种权益争议。这是一个广泛且复杂的管理内容。其中有一部分投诉原因相对单一、易于区分、解决起来较容易、冲突程度未上升到打斗等严重程度的，称为一般投诉。可以给出的定义是：一般投诉主要是指医院外部客户即患者及其家属等投诉人对医院提供的管理、医疗护理服务、环境设施及后勤保障等方面不满意，以来信、来电、来访等方式向医院反映问题，提出意见和要求的行为。对于这类未见过激行为的患方投诉，医方管理者或当事人也不可掉以轻心，需要认真对待妥善处理。

医疗服务是在医患双方之间进行的，不存在任何的中介，每一个患者在就医过程中都有明确的诊治人员或服务者。医院里工作的每位医务人员都有可能在第一时间接触到患者的投诉。当患者在接受服务过程中，感受到不满意或认为利益受损或即将受损时，选择当时、当下对服务人员表示不满，这也是冲突的表现，如果服务人员不能意识到并妥善应对处理，就有可能使冲突升级。

医院投诉受理部门，往往是冲突发生频率最高的地方，一次投诉也是一次客户满意度与医院服务度的冲突碰撞。医院投诉的接待、处理工作需要贯彻"以患者为中心"的理念，按照"统一受理、归口处理"原则，体现合法、公正、及时、便民的要求，严格履行职责，努力做好意见疏导和矛盾化解工作。

2. 医疗纠纷 从狭义而言，医疗纠纷是患者对医疗过程、诊疗效果的不满意，经医务人员解释说明后仍坚持己见，要求医疗机构给予赔偿的民事纠纷。从广义上讲，指患者及家属对医方所提供的医疗服务或对患者的诊疗过程不满意，认为患者所出现的不良后果是由医院提供的不当诊疗行为所引起或加重的意见分歧，经医务人员解释说明或经医疗机构书面答复后仍不满意，并要求医疗机构进行经济赔偿或行政追责的医患纠葛，在专业鉴定机构未查明事实真相之前，统称为医疗纠纷。

3. 医疗群体性事件 是医患冲突的激进和极端表现形式，是指多由医患矛盾引发的，特定群体患方或夹杂不特定多数人临时形成的偶合群体共同实施没有合法依据的有一定规模性聚集、对社会造成较大影响的群体活动，发生多数人之间语言行为或肢体行为上的冲突等群体行为，并对社会秩序和社会稳定造成重大影响的事件。

医疗群体性事件的发生多是因为医院给予患者的治疗结果与患者及家属的期望不相符合，参与主体一般是患者家属及其亲朋好友（但也不排除有职业"医闹"等特殊主体），参与人数有一定的规模，十几人到几十人不等。当事人患者一方为了达到维权的目的，采取的手段和表现形式也是多种多样，有的采用堵塞医院大门、纠缠限制医者行动自由，有的由恶言相向发展为肢体冲突，医患双方出现打、砸等暴力手段，以及患方在医治场所停尸闹事，采用比较激进的维权手段，危险程度大，使得医患关系极端紧张，并造成严重的社会影响和后果。《医疗机构投诉管理办法》中规定：患者应当依法文明表达意见和要求，向医疗机构投诉管理部门提供真实、准确的投诉相关资料，配合医疗机构投诉管理部门的调查和询问，不得扰乱正常医疗秩序，不得有违法犯罪行为。单次投诉人员的数量原则上不超过5人，超过5人的，应当推选代表集中反映诉求。由此可见，5人以上的医疗投诉、纠纷闹事可定为群体性医疗事件。这类冲突给医院和患者带来的危害和损失都是较大的，更需要在医患关系处理方面加强学习、应对和管理。

二、医患冲突的影响

医患冲突对于医院组织来说是与生俱来、不可避免的客观存在。但是在一些医者的传统观念中，常常简单地把冲突视为劲敌，抱着一种消极的态度，认为冲突都是不良的，对待冲突要严防死守，一旦出现分歧或争执苗头就心生厌恶或逃避思想。实则不然，并不是所有的医患冲突都是有害的。例如，患者的一般投诉就是一种预警危机，如果处理得不好，冲突就有可能让矛盾激发，带来有损医方声誉、双方利益的破坏作用，但是如果患者投诉处理得当则可以减少负面影响且阻挡客户流失。所以，我们应当全面认识医患冲突产生的影响，学会如何避免冲突带来的破坏力作用，更可以将其看作是对医院有价值信息的来源，获得免费的市场信息，为医院管理与服务的改进创造更多的机会。

将医患之间的冲突转化为机会，发挥其积极的建设性作用，促进医者的个人发展、医院组织的改进提升，这是从正反两方面认知医患冲突作用的价值所在。

（一）医患冲突的消极影响

不论是一般投诉的争执、不和、争吵，还是矛盾纠缠的纠纷甚至是暴力形式的医患冲突，不仅影响着医患关系的健康发展，还在一定程度上影响医务人员的执业环境以及对职业的认可，也影响患者就医诊疗中对医者的心态。冲突发生后，如果不及时妥善处理，再加上沟通上的迟滞，会使得医患之间矛盾加深，明争暗斗成为首位，双方共同的目标即诊治疾病降到了次位，这样冲突带来的消极影响不仅损害患者的利益，同时也会使医院组织凝聚力下降，在极端情况下，还会威胁到医院组织的存在。

医患冲突可能带来的不良后果主要表现在：

第一，医患冲突是导致不安、紧张、不和、混乱等的重要原因之一，会破坏医院就诊环境、秩序的和谐与稳定，造成医患之间的矛盾和误解。且随着时间推移，冲突不能妥善快速解决，医患之间原本相互支持、相互信任的关系会随着量变引起质变，甚至难以建立和维持。

第二，医患冲突有损双方各自的心理健康。置身于冲突对立的状态中，会使双方"敌意"、紧张和焦虑的情绪增加，给身心带来损害，导致人与人之间相互排斥、对立。同时，还有可能导致医者士气涣散，采取过于保守、消极的态度面对患者，带来职业倦怠等不良影响。

第三，冲突发生和处置过程中，会分散医患双方的资源，削弱为实现共同目标即维护健康而做出的努力。医院组织系统各部分的资源如时间、人力、财力等，因为要处置冲突就会被分散，不能全部用来实现既定目标，而是消耗在解决冲突上，降低医院服务的效率。

医患冲突之所以具有消极作用，主要来自以下原因：医患双方都特别地关注冲突中自己的观点是否能够取胜；双方对待冲突不能稳定情绪，都不愿听取对方的意见，而是千方百计地陈述自己的理由，抢占争论上风；冲突原本是起源于问题的出现，但在对抗争论过程中容易将"以问题为中心"转为人身攻击的现象，进一步激化双方矛盾；冲突双方因矛盾激化导致互相交换意见的信心和实际情况不断减少甚至完全停止。

基于以上对医患冲突消极作用的认识，更应该将化解冲突作为维系医院稳定、保持医患和谐连续性和有效性的主要方法之一，从而致力于学习、研究医患冲突，更有效地进行冲突管理，维护和谐的医患关系。

（二）医患冲突的积极影响

辩证地认识医患冲突，其并不是一无是处。从建设性视角来看，不论是一般投诉还是医疗纠纷等医患冲突，都可以使医院组织中存在的不良功能或医者个人问题暴露出来；可以促进不同意见的交流和对自身弱点的检讨，有利于促进良性发展；且积极应对和处置冲突，还能够防止事态的进一步演化，防止思想僵化，提高医院组织和管理团队的决策质量；在解决冲突中，还可以激发医院内部员工的创造力，采取有效措施，使医院组织适应不断变化的外界环境，提高服务质量和效率。

正确认识和应对冲突，可以充分发挥其积极的建设性作用。医患冲突的存在，能够或多或少地促进医疗组织的健康发展，促进医院去审视服务流程和环节，进行持续改进。为了消除冲突，就要寻求改变现有方式和方法的途径，从而在解决冲突的过程中激发医院组织的积极变革。此外，还给我们以启示：医院组织和医者个人在投诉和冲突中要善于获取"及时"的信息，就可能在完成服务、重大损失造成之前还有机会作出修正。这些都间接或直接地避免了更大的双方损失。正确认知医患冲突行为的发生会导致两种倾向的结果，一种是医院组织调动和发挥正常功能，采取改进措施以提高工作绩效；另一种是组织功能失调，从而降低了工作绩效带来的不良影响和损失。这是认识到医患冲突的积极作用一面的重要意义。

医患冲突能够产生积极的作用，也是由一些前提所决定的。这些前提是：医患双方都有着共同的目标且都关心如何解决好现有问题；双方均愿意了解彼此的观点并以问题为中心，而不涉及其他无关方面；双方的争论是为了寻找较好的方法来解决问题；双方相互之间愿意接受不断增加的信息交流。

另外，既然冲突是无法避免的，我们就要有接纳冲突的心态和勇气。医者面对冲突不能听之任之，而是要切实明白它是一个可以转化的机会，一个自我提升的机会，一个服务改进提高的机会，可以充分利用起来。这样才有动力维持一种冲突的最低水平，以善于自我批评和不断推陈出新的姿态，让医者个人和组织群体保持旺盛的生命力，从而对工作绩效有益。

认识和分析医患冲突的积极和消极作用，有利于更加全面地认知冲突，更加灵活、理性地对其进行疏导、分解、指引，甚至在必要时采取权威手段。冲突是由问题导致的，处理不好则会坏事，但注重应对、妥善处置、管理得当则有机会化害为利，给医院组织增添力量，提高决策质量，激发革新与创造，促进医疗服务质量的提升与医患关系的和谐进步。

三、医患冲突本质

（一）医方原因

1. 医院管理不到位　近年来，国家和政府部门关于医院管理颁布了诸多指导性意见和具体条例等基本规章和管理规范，各医疗机构也在建立各项规章制度，然而一些医院在具体管理和落实中还缺乏扎实的落实和有效的监督，对医务人员进行遵章守纪、医德医风、职业素养教育力度不够，出现医疗流程不合理、医疗环境差、医疗操作不规范不严谨、医疗服务不到位、医患关系不协调等现象，当有纠纷出现后，部分医疗单位包庇有责任的医生而引起患者不满，加剧了医患之间的矛盾。

医院管理不足引发医患冲突还源于缺乏有力的医患冲突化解机制。在发生医患冲突后，医院管理者不能积极应对而是采取消极回避态度，不能直面问题而是为医院或医务人员寻找借口，如此特别容易引起患者的不满和对抗升级，这些都是医院管理中需要予以克服和健全机制的。

2. 医疗技术水平的局限　医方是医学知识和技能的拥有者和提供方，是患者生命和健康的守护者，医务人员的医疗技术水平和医疗服务质量，对于患者的治疗和康复具有至关重要的作用。但是，在实际医疗服务过程中，由于医护人员技术不熟练，业务能力有限，以致服务能力达不到应有的标准要求，如低年资医生在急诊时面对需要清创缝合的患者，操作水平往往不能达到尽善尽美。或因医务人员粗心大意、不负责任，未能遵守诊疗常规，在医疗操作过程中存在着某些缺陷，造成诊断误诊或者治疗中的差错事故。医疗过失发生后，即使对患者造成轻微的人身损害，在绝大多数情况下，都会严重影响医患关系，甚至导致医患冲突发生。此外，医患双方对差错事故的处罚力度、赔偿额度不能达成共识，患方提出的要求医方不能满足，也会导致纠纷的发生甚至升级为冲突。

3. 医学人文精神的缺失　大量调查表明，医疗服务态度是导致医患冲突的主要原因。新形势下，医疗服务模式发生了根本性转变，"生物-心理-社会"的复合医学模式，即从生理服务扩展到心理服务，从医疗服务扩展到社会服务，医务人员的职责远远超过了"救死扶伤"的范畴，但是，部分医务人员的思想转变还落后于医学发展和社会需要。医务人员在医疗服务过程中，如果还仅仅秉持技术至上的服务观念，忽视对患者心理的关注与关怀，忽略患者的就医体验，过于机械、刻板地实施医疗服务，不能主动与患者进行交流和沟通，满足患者来自生理、心理及人格方面的需求，即便治疗是成功的，也有可能得不到患者的认同。还有少数医务人员受市场经济大潮的冲击，在实现自身价值的过程中，更看重社会对个人的尊重和满足，淡化了个人对社会的责任和贡献；责任心不强，服务态度不佳，医疗行为不规范，增加了患者的不满情绪，加剧了医患矛盾。

医者在诊治服务中，要给予患者更多的人文关怀，坚持以患者为中心的原则，拟定最适合患者的医疗方案，落实知情同意原则，和患方深入沟通，合理选择诊疗手段，并尽最大努力得到患者的理解与认同，最大限度地帮助患者减少痛苦及损失，以维护患者的健康和经济利益。真正体现医学是"人学"这一本质，让医患关系具有原本应该具有的人文色彩。

（二）患方原因

1. 对医疗活动认知不足　不同群体对于同一事物的认知会有差异。这是因为认知过程受到诸多因素的影响，如认知主体（人）的自身受教育程度、对新事物接受度、心理平衡度、价值观等都会从根本上影响主体的认识。对于医疗活动的认知，医患之间由于专业知识等信息不对称而有明显的差异，这种差异更多地体现出患方对医疗活动的认知不足。

作为医者都很清楚地知道，医学科学发展水平是有局限性的，很多疾病没有被认识或完全认识，面对一些绝症、疑难杂症，即使医务人员精心诊治也难以解决病痛。所以当面对一个有争议的诊疗结果，医者的主导思维是分析是否符合专业标准，是否是疾病的转归趋势，是否是技术水平或医疗设备性能等问题。但是患者由于不具备专业知识，往往认识不到医学局限性这一点。出现争议时，患方关注点在于自身权益的主导思维，首要考虑的是，自己的权益是否受到损害，医方的诊疗是否有责任，怎样才能补偿自己且是最佳的。

由此，一个从专业标准角度被认定为医疗意外的事件，因为患方的认知不足和偏差，则归咎为医者的失误或事故，片面地追究医方的责任，不切实际地索要高额的赔偿。而医方不能无原则地接受指责并满足患方要求，这就形成了医患间的对抗和矛盾，甚至反应强烈引发医患冲突。

2. 维权意识不断增强　医患冲突是因为医者和患者双方权利和义务的不对等而导致医患双方的目标、认识与情感的不协调、不一致状态。所以从本质上讲，医患冲突并不是医患双方的根本对抗，而是当双方过度使用权利或不尽义务时才会出现对抗。随着社会发展和进步，法律知识的普及和全民素质的提高，患方的自我保护意识和维权意识不断增强，强调保护自己的知情同意权、隐私权、投诉权等，对医疗服务的要求也越来越高。还有相当一部分患者或家属把自己就看作是医疗服务的消费者，十分注重自己的合法权益是否受到侵害，稍有不满意就要讨个说法。还有的患者维权行为过度，在就诊时拿着手机、录音笔等对医生诊疗活动进行录像录音等，丝毫不考虑医者的感受，并损害医者的合法权利。患者的这些行为都在一定程度上加剧了医患间的戒备心理，使得医者在诊疗中谨小慎微，甚至于产生"防患于未然"的想法，由此则可能导致一定的过度医疗现象。而一旦医疗行为过度，给患者增加经济负担和时间成本，又会遭到患者的不理解、不接受和不满意，最终引发医患冲突。

3. 心理失衡及情绪失控　在医疗诊治过程中，患方有时会出现面对疗效与期望值反差大、付出较大的经济耗费又无助的时候，在治疗效果方面与医方发生分歧，对医方预期的治疗效果不满意，此类利益冲突就容易导致心理失衡。而往往心理不平衡会直接引发情绪失控，对医务人员妄加埋怨。还有的患者由于疾病的折磨产生失望心态，常常会产生紧张、愤怒等情绪。当患者的心理状态无法调适到平衡状态，出现不可控的激烈情绪，且不易稳定或平复时，就会因情绪产生生理性或行为性变化，与医务人员发生口角甚至攻击性行为，从而引发医患冲突，影响医患关系。

（三）社会视角

1. 医疗体制及改革的局限性 改革开放后，随着社会主义市场经济体制的确立，我国医疗卫生事业发展很快，人民群众的健康水平明显提高，新医改所取得的成就也有目共睹。但从发展过程中看，目前医疗卫生体制改革还不到位，医疗保障制度也有继续完善的空间。市场经济条件下社会利益的多元化，医疗机构公益性、福利性光环的弱化，经济利益在就医行为中变得更加敏感，使患者在心理上难以承受，经济上负担加重；卫生资源分配的不平衡，医疗卫生体制改革不深入、不彻底，卫生法制不健全；医疗收费制度、社会保障体制、营利性和非营利性医疗机构的管理模式和目标等，均存在制度和体制的不健全问题；这些都极易造成社会对医疗卫生部门和医务人员的不满，也就间接加剧了医患间的对立情绪。

2. 社会舆论的偏差 社会舆论对于医疗服务的监督、医患关系的和谐具有一定的影响力。这种影响力，可以引起更多人对医患关系的关注，让更多人知晓并影响其思维判断、情感取向以及行为导向。这种监督也是促进医患关系和谐发展、医疗卫生事业进步的不可或缺的推动力量。但是，有部分新闻媒体在履行舆论监督职责中有所偏颇，形成对舆论主体不利的局面，带来一些负面影响，个别媒体对医疗工作的特殊性不够了解，宣传报道不准确，指责医疗单位和医务人员，导致患者及家属对医疗服务产生误解，造成社会对医疗卫生部门和医务人员的不满，使医务人员的感情和积极性受到严重挫伤。还有些在舆论监督中加入了个人的感情色彩，在报道中使用容易将医患引导趋向对抗关系的不客观措辞，激化医患矛盾。不是更客观、深入、多方面地了解医疗纠纷产生的原因以及医疗服务的具体过程，而是看重医疗不良结果或医患冲突的情况，热衷于新闻炒作，干扰和影响社会公众对一些医疗纠纷、医疗行业不正之风的正确判断和理性认知，误导医患关系不健康发展，这也是医患冲突发生的不良因素。

3. 低度信任社会的影响 信任是合作的基础。一般来说，患者对医方具有高度的信任，才能够积极主动地与医方配合。只有医患之间具有比较高的信任程度，才能使得医患间的矛盾成为医疗行为中的次要方面，而和谐的医患关系则成为医疗行为中的主要方面。但是，医患间的信任程度也受到社会大环境的影响。在目前人际信任度低的社会中，以人际信任为基础构建信任体系也不够稳固，医患信任中也存在着危机。

低度信任社会的影响，再加上由于医患间掌握医疗专业知识和信息不对等的关系，使得患者在医疗过程中容易对整个医疗体系持怀疑态度。在诊治中，患者一旦发现医方有稍微的不足、不负责任或与自己感受、期望不同的言语行为等，就会将潜在的怀疑发展为对立、抵抗情绪。还有些患者出于自我保护的原因，在就诊中不愿意向医者如实或全面告知病情，或是担心自己病情说得太轻不能引起医者的重视，有意夸大症状，或是担心自己的病情、隐私泄露，顾虑过多而有意掩盖病情或既往有关病史，这些都是对医者不信任的表现，为合作不畅埋下了隐患。但是，医者掌握信息不准确而采取了医疗行为，一旦医疗过程中出现了过度诊疗、漏诊、误诊等问题，患者又迁怒于医者，从而发生医患矛盾甚至是医患冲突。

第二节　医患冲突中的医疗纠纷

2019 年 3 月，北京市第一中级人民法院（简称：北京一中院）发布的《医疗损害责任纠纷审判白皮书》表明，自 2010 年以来，北京一中院共审理医疗损害责任纠纷案件 701 件。其中，二审 657 件，近年来年均结案 66 件左右。2013 年以来，该类型案件的调撤率有所下降，2018 年调撤率仅为 7.59%，为五年中最低值。

一、医疗纠纷的内涵

（一）医疗纠纷的概念

2018 年 10 月 1 日《医疗纠纷预防和处理条例》中提到的医疗纠纷是指基于医疗行为，在医方（医疗机构）与患方（患者或者患者近亲属）之间产生的因对治疗方案与治疗结果有不同的认知而导致的纠纷，即医疗纠纷是指医患双方因诊疗活动引发的争议。

（二）医疗纠纷的特征

1. 安全风险大　近年来，因医疗纠纷所引发的医护人员被打、医院被砸的暴力事件频频发生，部分不法分子往往装扮成"弱者"，以医疗纠纷"维权"或"讨公道"为掩护，以对医疗过程不满意为理由，以暴力威胁为手段，以谋取不正当利益为目的，强迫医务人员"认错"，迫使医院让步后得到巨额经济赔偿。闹事者主要攻击目标是参与诊疗活动的医务人员或当事医院的领导，更甚者也会把其他无辜的医务人员作为报复的对象，进而殴打砍杀；也有部分会伤及正在就医的其他患者及家属。

暴力伤害案件的原因大多数是不法分子对医疗行为不满意而产生的报复，也有一小部分不法分子是因生活不如意而向医务人员进行报复的。因此，行医的安全风险也在逐渐变大，医生、护士逐渐变成了高危职业。

医疗行业之所以安全风险大，暴力伤医层出不穷，主要原因是违法成本太低。有法不依、执法不严、违法不究，发生暴力伤医事件后，伤医者得不到应有的惩处，自然会一天天变得无所畏惧，"情绪激动""可以理解"等说词已经成了行政不作为最适用的借口，如果每例暴力伤医行为都能得到应有的惩处，那违法者对法律的敬畏之心自然有之，医疗环境自然就会得到净化。

2. 社会影响大　由于医疗纠纷的复杂性、长期性、特殊性的特点存在，近年来，已逐渐上升为影响社会治安稳定的又一矛盾焦点，一旦发生医疗纠纷，患者及家属为了从医院获取最大可能的经济利益，通常情况下都会将医疗纠纷的负面影响最大可能地带到社会上来，把医疗纠纷矛盾进行无限放大，不断颠倒黑白、歪曲事实，将原本治病救人的医生、护士"妖魔化"，其目的是引起不明真相的群众对自己"遭遇"的同情感、对医院的憎恶感和对医务人员的仇恨感，先是利用社会力量制造舆论，再利用舆论向当地政府施压，又通过当地政府对医院施加压力，出现对医院"群起而攻之"的不利局面，迫使医院妥协，以达到自己获取更多利益的目的。

3. 资源浪费大　医疗纠纷发生后，患者家属不择手段地过度维权，不达目的誓不罢休，有的还雇用了职业"医闹"参与，使医疗纠纷的处理难度不断增大，社会资源的浪费随之增大。

患者或家属到各级政府部门去信访、缠访、闹访。闹事者不会通过司法诉讼的途径维权，因为他们很清楚，一旦医疗纠纷进入了司法程序后，在公平公正的情况下，他们的无理要求、膨胀欲望即成为泡沫。信访者往往会把一件小事情无限放大，对医务人员的解释、医院的答复、卫生行政部门的回复都持怀疑态度，以莫须有的理由向医院职能部门提出投诉意见，又以医院答复不满意，要求卫生行政部门反复调查求证，又以调查结果不满意再次到政府信访部门投诉信访，然后再到更高一级部门去信访……这样的缠访、闹访行为不但干扰了正常的医政管理，还进一步加重了当地政府的接访工作负担。

在医疗纠纷处理过程中，部分患者或家属拒绝通过法律程序调解医疗纠纷，以堵门、摆花圈、陈尸体、设灵堂、殴打医务人员等硬暴力手段强行要求与医院"协调解决"，或每天聚集几十名"患者家属"进行软磨硬泡、漫天要价、坐地还钱，采取在医院门诊、住院病区等人流量较大的地方以"哭闹、打滚"或"侮辱、恐吓、威胁"医务人员人身安全等软暴力闹事的方法以达到利益最大化。卫生行政部门的行政调解、医调委的人民调解、人民法院的司法诉讼，各级信访投诉等医疗纠纷案例都要不断地牵扯到医院或医务人员精力，对医院的医疗资源消耗都是巨大的。

4. 预防难度大　随着法律知识的普及，患者的维权意识不断增强，在诊疗过程中，一旦有不满意的情况，就要投诉，就要求医院赔偿误工费、精神损失费、交通费等。而医务人员工作繁忙，常常没有精力去学习法律法规，发生医疗纠纷后，才感觉自己的法律知识太欠缺了。

医疗纠纷发生后，一旦形成舆情，控制难度相当大。官方媒体、自媒体（微博、快手、抖音、小红书等）、微信朋友圈都可以发出医疗纠纷的相关信息，智能手机几乎人手一部，人人都是舆情的造成者和传播者，人人都可能发出爆炸性新闻，控制难度非常大。

（三）医疗纠纷的常见表现形式

医疗纠纷矛盾突显的方式方法多种多样，各不相同，但闹事者的最终目的只有一个，就是从纠纷中获取更多的利益。

1. 哭闹　是一般涉医闹事时所谓的"家属"最常见的表现方式，患者或家属以及所谓的"家属"将自己装扮成"可怜人"，以"弱者"的身份出现，用"哭"来显现自己是无比痛苦和悲伤的，将所谓的"证据"及闹事现场的混乱状况拍照或录视频后再附上文字说明通过各种自媒体平台传播出去，以博得他人同情的一种表现方式。闹事的"家属"一般会选择在医院的住院病区、门诊大厅、医院大门口等看病就医的患者比较多的地方，或者城市中人流量比较大的路口、较繁华的街道等地方，通常以书写大字报或散发传单等形式，向南来北往的路人表述自己的不幸遭遇，向不了解事情真相的群众诉说自己的无辜。闹事者还会利用他人的同情心，以莫须有的罪名，把一件小事情无限放大，借助媒介用舆论给医生、医院制造各种压力，强迫医院赔偿，以达到自己的目的。

2. 暴力　是涉医闹事的主要方式之一，是导致医患关系紧张的原因。主要是以硬暴力闹事和软暴力闹事两种形式较为常见。近年来，由于医疗纠纷所引发的暴力伤医事件此起彼伏，闹事者不仅通过打砸医院、堵门、摆花圈、设灵堂、放鞭炮等暴力手段迫使医院妥协，而且也通过殴打甚至砍杀医务人员进行泄愤。例如，某医院发生一起"医闹"事件，死者家属将医院急诊科和门诊部大楼全部锁起来堵住，然后又对办公室进行了打砸，导致医院的正常工作断达8个小时。闹事期间，医院先后几次报警，公安机关先后派来了150多名警察，但都没有调解成功。

若以上方法没有效果，闹事者才会选择最后的一种方式，走上司法诉讼的流程。

二、医疗纠纷的负面影响

（一）"医闹"让看病变得更难

由于职业"医闹"的参与，使医患关系变得更加微妙，只要患者死亡就会有人闹事，医院和医务人员成了惊弓之鸟，这一现象导致的后果是"看病难"变成了"看病更难"。一旦有患者患了重病，疑难病例求医无门，基层医院、接诊的小医院大多数都不敢收治，说自己治不了，建议到更高级别的医院去，或转到自己的上级医院，患者就不得不辗转求医。其实质不是治不了，而是大家都清楚，治好了，是应尽的义务；治不好，后果不堪设想。如果自己收治了，病治好了是应该的，一旦治不好，患者死亡，随之而来的将是无休无止的"医闹"。所以只要是重症患者就没有医生敢治，没有医院敢收。如今的医患纠纷，只要患者在医院死亡，不管是什么病情，大部分案例家属都要向医院提出这样那样的质疑，变相闹事。

一次大的"医闹"事件下来，医务人员都已身心俱疲，闹事成功获得巨额赔偿对"医闹"的人来说是盆满钵满，硕果累累。但对医院和医务人员来说，有太多的无奈，是花钱消灾，是付出了巨大的代价，人财俱损，当事医生蒙受很多的不白之冤，医院也要为之疗伤，为不公平的事实买单。"闹事"事件看似结束了，但是"医闹"的余震将波及久远，将波及每个患者，医院为了自保，避免再次遭到"医闹"的打、砸、抢，不得不举一反三，查漏补缺，完善自己，谨慎行事，不引火烧身，很多患者将求医无门，看病更难。

（二）"纠纷"让看病变得更贵

近几年来，不断出现的医患纠纷，让医生凭经验为患者进行诊治、尝试性治疗方法已经不敢再用了，必须要为自己的诊断找到相应的检查依据，医生看病过程中要尽量地多考虑一些，一定要进行必要的鉴别诊断，一旦患者诊断治疗出现偏差，就给患者落下口实，找各种理由攻击医务人员：你为什么漏诊，为什么误诊，为什么不早说。所以，在临床过程中，部分医生为了保护自己，不再被骂、不再被打，为了不被误解，出现过度的检查及治疗的现象已经见怪不怪了，看病就变得"更贵"了。

（三）让医患间的信任度变得更低

部分患者错误地认为，医院只是为了赚钱，是医院让看病变得太难，是医院让看病变得更贵；医生的心都是黑色的，拿患者当摇钱树，把生命当儿戏。部分的医务人员则认为，我好心治病救人，患者却视我如草芥，还时不时在我背后捅刀子，我不防患者防谁。这两种看法广泛地存在于医患两个群体中，互不相让，加之职业"医闹"的介入更是雪上加霜，"医闹"一次又一次"闹事成功"，把医患双方都送向了相互对立的两个阵营，相互对垒。

（四）影响社会的稳定性

随着城市的不断发展，农村人口不断地向城市集中，医疗资源相对不足的现状日趋明显，医院人满为患，一床难求、一号难求的现象已经很严重。而近年来，"医闹"在涉医纠纷中杀鸡取卵、涸泽而渔式的闹事方式，使很多优秀的医生、护士心灰意冷，另谋职业，使原本人手紧缺的医疗行业雪上加霜。近几年来出现的全国儿科医生"用工荒"就是典型的实例。

（五）医疗行业从业人员减少

悬壶济世、治病救人的医学世家会越来越少。医生这个职业已经没有了昔日光环，谁也无法保证明天不会被患者打骂，被"医闹"攻击过的医务人员不会轻易让自己的孩子再走上学医的道路。医生是生命的守护神，学医应当是品学兼优的有志青年的必由之路，但选择学医的却越来越少。

三、发生医疗纠纷的根源

（一）医疗纠纷的本质

1. 医疗纠纷属人民内部矛盾　医患纠纷不是敌我矛盾，更不是阶级斗争，是理想和现实之间的差距太大的矛盾，属于人民内部矛盾的范畴。在党的十九大报告中指出，中国特色社会主义进入新时代，我国社会的主要矛盾已经转化为人民日益增长的美好生活需要和不平衡不充分的发展之间的矛盾。

2. 医疗纠纷是社会发展的产物　医疗纠纷原本是患者理想状态和现实诊疗结果不相符，对诊疗结果不满意的一种纠纷，但由于患者心生杂念或不法分子的参与，最后却由对医疗服务的质疑演变成为医患之间利益的冲突，是社会发展过程中的一种现象，是现代社会的一个特殊的不良产物。

自20世纪80年代以来，我国医患纠纷现象明显突出，并且呈迅速增长的趋势。许多人对此感到不解或迷茫，医务人员常常感到困惑和不时出现某些埋怨情绪。社会上许多人对此也表示出了极大的关注和兴趣，究竟是什么原因导致医患纠纷案件迅速增多呢？实际上医患纠纷现象并不是一个偶然、孤立的现象。社会的发展使医患关系必然遇到一些新问题。这些问题的本质是一种医患间的利益冲突，医患纠纷通过一般性的教育和有关措施不能从根本上解决问题。要想从根本上解决医患纠纷问题，首先应该调整和平衡医患间的利益冲突。因此，无论是普通的医务人员，还是医院的管理者，对此都必须有充分的认识。

（二）发生医疗纠纷的根源

1. 医疗相关制度原因　医疗纠纷处理渠道的不畅通是涉医闹事出现的直接原因。发生医疗纠纷后，患者投诉无门，最终不如去医院闹事，省时、省心、省力。制度、法规的不健全，违法成本太低是涉医闹事持续不断的直接原因。

行政机关的执法不力促使了"闹"产生和升级，闹事者明明严重影响了医院正常的工作秩序，部分的公安民警却以"没打没砸没杀人""不能把医患纠纷变成医警矛盾""没有上级的命令不能随便抓人"为理由隔岸观火。

2. 社会因素　利益驱使让闹事者为了得到钱，变得不能理性地解决问题。更有职业"医闹"的参与。"你有纠纷，不会闹事，我给你出主意，教你闹事的方法，事成后三七分成。"而医院担心医疗纠纷会影响社会口碑，就不得不"花钱买平安"，导致恶性循环的结果，一有闹事就赔钱。

3. 医疗资源相对不足　近年来，城市人口剧增，特别是人口比较集中的大城市，造成医院和医务人员相对不足，医院人满为患。医务人员一直处于疲于奔命的状态。

医疗资源分布相对不均，医疗优势资源都集中在大城市，县一级医院相对患者少，各乡镇医院基本没有患者。三级诊疗制度没有得到很好的落实，普通病都要到省级医院治疗，三级转诊制度形同虚设。由于医务人员相对不足，8 小时工作之外的时间、周末、节假日，人员力量相对少时，是医疗纠纷的多发时间；急诊科、妇产科、儿科、骨科等科室更是医疗纠纷的多发科室。

第三节　化解冲突与解决纠纷

一、积极应答一般投诉

一般投诉多处于问题初发阶段或者情节较轻，若处理及时、妥当，化解具有极大的可能性。作为最易感知病患不满情绪的一线医务人员，若能在投诉应答中把握一定的原则，巧妙地运用应答方法策略，能有效减少投诉并阻止纠纷的发生。

（一）应答一般投诉的原则

1. 积极回应原则　医者应首先树立对患方投诉的正确认识。在传统意识里，很多人会认为投诉即麻烦，投诉者是麻烦的制造者。对此，医务人员应转变观念，怀着投诉是服务对象给予的特殊"礼物"的心态，充分认识到患者的投诉对于改进和提升医疗服务质量、提升医务人员服务水平的重大价值，而不是"谈投诉色变"。要抱着积极主动的心态去处理投诉，不逃避、不推诿、不退缩。

医务人员的积极回应首先是对患者的感情尊重。如若回避、拖延易导致投诉者愤怒情绪扩大化，或转向对服务态度的不满，导致矛盾和投诉情绪的升级。因此，面对一般投诉要积极主动回应、迅速受理，绝不拖延，传递给投诉者真诚、负责任的态度，有利于后续交流的进行及问题的解决。

2. 控制情绪　作为投诉者，患者本身因遭遇疾病和心理的双重折磨，情绪已经很敏感，一般投诉时会带有强烈的感情色彩，如不满、愤怒甚至是语言和行为会有不理智的成分。而医务人员作为投诉受理者，面对激烈的言辞也容易产生波动情绪，甚至遇到个别故意挑剔、无理取闹者，如果医者情绪控制不好，双方的一般冲突很容易升级。

因此，在受理投诉中，要坚持控制情绪的原则，控制好自己的情绪，并安抚患方情绪。面对情绪激动的投诉者，医务人员要表现出足够的耐心，让患方宣泄其负面情绪，合理疏导。即使患方言辞激烈，也要冷静理智，不与其争执，以防矛盾激化。对抱有不良目的的投诉要有理有节、据理力争，保护医护人员不受侵害。绝不能随投诉者情绪的波动而扰乱自己的情绪，避免因情绪失控、言行不当导致事态扩大。

3. 以问题为导向　患方投诉多是以解决问题为目标，因此处理投诉的关键在于，准确理解患方所反映的问题，找到问题的关键所在，并提供帮助解决的方案。以问题为导向，再通过不断地完善医疗服务的流程和机制，从源头上避免再次发生类似问题。

医务人员要认真倾听事情发生的细节，确认问题所在，重点分析病患反映的问题和诉求点，针对合理的诉求，按照投诉处理流程给出合理的解决方案。对于非合理的诉求，要在合理的范围内，可以通过渐进接触或者持久战的方式有效控制病患的期望值，最终达成共识。

（二）应答一般投诉的方法和策略

1. 真诚接待　患方来投诉时，医者要以认为对方是来送"礼物"的真情来面对，主动接待，而不是犯怵地面对投诉。秉持以患者为中心的理念，接待的语言、动作、表情方面都要体现对患方的尊重、理解和关怀，用热情、诚恳、细致、耐心的态度，让投诉者感受到医者的真诚，理解他们的委屈和不满、重视他们的意见和建议，并竭尽全力为他们解决问题，改善和提升医疗服务。可通过主动热情询问（如"您是遇到了什么问题？""有什么可以帮到您？""您的问题由我来帮您解决！"）来缓和气氛，搭建良好的信任桥梁和沟通平台。

2. 认真倾听　来投诉的患方一般都有倾诉的愿望，医者要多体谅患方不满和愤怒的情绪。站在患方的角度，用同理心去倾听，不要刻意打断。认真倾听的意义在于，一方面体现对患方的尊重，满足患方情感需求，有利于平复、缓和患方的情绪，为后续理智地进行沟通做好铺垫；另一方面有利于收集患方投诉信息，了解投诉原因和问题症结所在，为设计解决方案提供信息支持。可以通过带有真情实感的语言表达（"我明白您的意思了"）、表情（眼神交流）、动作（点头肯定）等表明"我在认真倾听"，还可以边听边记录，通过询问、复述总结观点等表明"我在认真倾听"。

3. 疏导情绪　只有感性思维得到合理利用，理性思维得到有效发挥，医患之间的沟通才能更加顺畅有效，投诉的患方也更愿意心平气和地去听投诉处理的医方的解释。医者要秉持"先处理心情，再处理事情"的顺序，疏导患方的情绪，把控好自己的情绪不受到不良情绪的影响，让患者的情绪得以发泄平复、恢复理智，可以正常交流。在交流中穿插使用安抚话术，如"您急切的心情我可以理解，我这边尽快为您处理"等。

4. 快速反应　面对投诉带来的冲突，医者既要沉着又要快速地反应，根据患方陈述的信息，了解需求，迅速分析重点问题，缜密思考，审慎判断，快速做出反应。

（1）抓住关键因素，判断问题的起因，确定问题关键所在。

（2）在倾听过程中，对于一些已明朗化的问题，迅速作出反应，该道歉的及时道歉、补救，对于一些不能确定的问题，迅速了解、核实。

（3）对所涉及问题的性质、严重程度迅速作出判断；并在权限之内及时处理，如果超过权限马上向上级求助，严禁拖延。

（4）对事态发展的预估，控制事态，做好随时上报的准备。

5. 换位思考　处理患者投诉的过程要努力站在患者的角度思考可能发生的问题，通过换位思考以达到跟患方"共情"，理解患方的"小题大做"。有了这种观念，医者才会有平和的心态来处理患者的抱怨，才能包容和体谅患者的误解及无故的指责，并且能真诚地向患者道歉。对患者的投诉行为给予真诚的肯定和感谢，使患方感受到他的投诉行为被肯定、被理解，从而营造出双向互动、和睦相处、相互理解、充满友爱的良好氛围，为妥善处理投诉奠定基础。通过带有真情实感的表达"我能理解您的心情""如果是我遇到这种情况，我也很着急"等语言，来获得患方的信任。在了解清楚情况及问题后，急患者之所急，提供多种供选择的解决问题的方案，努力化解矛盾。

6. 持续改进提升服务　患者投诉是医院管理持续改进、医疗服务不断提升的财富之源。在投诉问题处理中，跟踪问题闭环管理，把持续改进、提升服务作为投诉应答和处理的最终目的。真正关心患者的诉求，认真了解分析投诉表象背后的原因，查漏补缺、完善制度、改善流程，促进医疗服务行为、医疗管理、医疗质量安全等方面的持续改进和全面提升。

医者需要把握一般投诉应答的原则，灵活运用方法、采取策略、妥善处理投诉，有助于将一般投诉带来的矛盾苗头消灭在萌芽状态，服务问题及时得以处理，紧张的医患关系趋于平和，对构建和谐医患关系有重要的意义。

二、医疗纠纷的解决策略

（一）工作原则

1. 坚持两个"零"容忍

（1）不怕恶人：纠纷处理过程中一定要做到依法依规，绝不能因为对方人多势众就丧失原则，要啥给啥，导致国有（或集体）财产的流失。对打砸医院设施、故意损坏机器设备、暴力伤害医务人员身体的违法行为，医院要坚决做到"零"容忍，不让步、不妥协、不调解，坚决要求依法从严处理违法者。对有暴力伤人、毁物倾向的患者或家属（或所谓家属），立即启动紧急预案，必要时立即报警。

（2）不亏好人：在纠纷处理过程中也不能因为患者及家属是老实人、好说话、讲道理就进行欺骗，有医疗过错也不赔偿或少赔偿，导致患者的合法权益被侵害。

（3）敢于较真碰硬：在日常诊疗工作中，对工作责任心差、有意或过失侵害患者合法权益的医务人员要敢管、敢抓，真抓、实抓，要敢于硬碰硬，要依据行业规范、医院管理制度从严处罚，也要做到"零"容忍。

2. 依法处理每一起纠纷，依法赔偿 医患纠纷的赔偿适用过错责任原则，即医方的医疗行为存在过错、患者有损害后果、医疗过错与患者的损害后果之间有直接因果关系，三者缺一不可。例如，经查证后患者所反映的情况不实或患者出现的后果非医疗行为所导致或属自身疾病所致，应向患者做好解释说明及安抚工作，必要时给出书面答复意见，如果患者对答复不满意，建议其通过人民调解或者司法诉讼的合法途径去解决争议。

3. 医疗纠纷责任未认定前医院不得赔钱息事 2016 年 3 月 30 日国家卫生和计划生育委员会下发《关于进一步做好维护医疗秩序工作的通知》（国卫医发〔2016〕10 号）要求各级医疗机构"医疗纠纷责任未认定前，医疗机构不得赔钱息事"。医疗纠纷和处理，和谐的医患关系绝不是靠"赔钱"换来的，花钱买不来平安，妥协换不来和谐，"赔钱"不是解决之道。医患纠纷的处理也绝不是靠花钱买一时的平安，这样的方法不可取。

4. 敢对"行政乱作为""瞎指挥"说"不" 医患纠纷处理过程中，经常会遇到患者到医院的上级部门去信访、闹访等情况发生，也经常接到上级部门"传唤"或"指示"，对于此类不依法办事，要敢于说"不"，坚持走依法依规处理的流程。

5. 不良记录公开 对于医患关系也要建立征信系统，在涉医纠纷处置过程中对于多次无理闹事、反复闹事的患者及家属且造成严重后果的要加入黑名单，由社会进行一定期限的联合惩罚。

（二）医疗纠纷依法处理的方法

1. 受理

（1）登记医疗纠纷：协调部门应当依法受理患者及家属的投诉及质疑意见，应当依法分类，对符合受理范围内的诉求进行登记，填写投诉受理表或医疗纠纷受理登记表，对不属于医疗纠纷受理范围的诉求，建议按法律规定的其他程序进行。

医疗纠纷、投诉的受理范围在《医疗纠纷预防和处理条例》《医疗机构投诉管理办法》都有明确的规定，在实务工作中要与患者在医疗场所发生的意外事件、治安案件及刑事案件区分对待，对不属于医疗纠纷受理范围的投诉纠纷，应当告知患者按法律规定程序维护自己的权利。例如，患者或家属在医院里发生跌倒摔伤属意外事件，应当按照过错责任原则处理。患者财物被盗、打架斗殴等属于治安案件，应当由公安机关受理。

（2）收集资料：对患者或家属投诉或来访时所提供的身份信息、病历资料应当依法进行核对，对患者及家属所提出的质疑点或意见建议、诉求进行登记记录并对其提交的书面材料进行收集整理。

（3）告知纠纷受理后，工作人员应当依据《医疗纠纷预防和处理条例》《医疗机构投诉管理办法》的相关规定向投诉人告知纠纷的处理途径、注意事项、患者的权利和义务以用于不予处理的情况。

2. 调查、组织讨论 根据患者或家属投诉时所提出的质疑点，结合患者的诊疗过程，调取病历，查阅相关资料，依据诊疗规范，查证患者或家属所反映事项的真伪性，组织专家进行专题讨论（院内鉴定），确定医务人员的医疗行为是否存在过错，患者是否存在损害后果，过错与后果之间是否存在法律上的因果关系。

3. 答复 医疗纠纷处理部门在专家讨论会后，将讨论意见整理并根据患者的质疑问题和诉求以书面的形式答复患者，并告知患者对答复有异议时的诉讼途径。

在医疗纠纷处理过程中，对医患双方争议的具体事项，应当采用书面的形式记录，口头陈述的内容有时会出现相互推脱、双方均不认可的现象。因此，患者向医院提供书面投诉材料时应当载明所述事实、诉求并提供理由及依据，医院也应向患者出具书面答复，对患方提出的诉求一一进行回复，并给出处理建议，最后也要向患方说明如对以上答复有疑义，可依据《中华人民共和国民法总则》第一百八十八条的规定向辖区人民法院起诉。

部分患者或家属收到医院出具的书面答复后认为没有达到其心理期望值，对答复不满意，也不愿意通过法律规定的程序进行处理，而是在医院里闹事，对此种行为，应对的常用方法有：

（1）医调委介入调解：一般情况下，患者或家属向医调委提出申请，医调委介入调解。但在患者或家属不愿提出申请时，医疗机构也可以向医调委提出申请，医调委也可以在受理申请后通知患方参加调解。

（2）向患者及家属告知违法闹事的后果：患者或家属不听劝告，在医疗机构闹事，影响正常诊疗秩序，将会受到治安管理处罚，可能会被公安机关警告、罚款或拘留。

（3）28 部门联合惩戒"医闹"行为：患者或家属不听劝告，在医疗机构闹事，影响恶劣，造成严重后果，被公安机关处行政拘留以上处罚的"医闹"人员，将列入失信黑名单，受到国务院28 部委为期 5 年的联合惩戒。

（4）"医闹"入刑：在医疗纠纷处理过程中，有的患者家属为了得到更多的赔偿，找"医闹"协助闹事，给医院施加压力。根据刑法修正案（九）相关规定，带头"医闹"的患者家属，以及"医闹"团伙成员，都有可能被追究刑事责任。

4. 赔偿 医疗纠纷经专家委员会认定或经"医疗事故鉴定""司法过错责任鉴定"后认为医疗行为有过错、患者有损害后果且过错与后果之间存在法律上的因果关系，就应当依法向患者进行经济赔偿。赔偿统一依据最高人民法院关于人身损害赔偿标准计算赔偿金额。对于患者残疾程度较高，生活能力受到影响的患者还应当支付依赖性护理费。

5. 归档 医疗纠纷处理完毕后，应当将全部材料整理归档。一例纠纷，一个档案，以备查阅。

三、医疗群体性事件的应对

相较于一般投诉和医疗纠纷，医疗群体性事件有突发性、参与人数规模性、维权方式多样性、涉及法律复杂性等特点，处置难度比较大，稍有不慎，有可能导致矛盾激化，事态扩大，后果加重。

（一）应对医疗群体性事件中的原则

1. 预防为主 医疗群体性事件处置的最高境界就是尽量避免医疗群体性事件。作为医务人员，要有敏锐的判断能力和观察能力，要尽量规避引发群体性事件的可能。一般来说，医疗群体性事件都是从渐变、量变，最后才产生质变，是多个因素动态发展的结果，如治疗结果与家属的期望不符、语言不当、对医务人员的态度和解释不满、要求未得到及时回应等，这些都是潜在的引发医疗群体性事件的危机因素，处理不当会引发事件的进一步发展。医者要学会辨别事件发生发展的征兆，在医疗纠纷还未上升为群体性事件时的酝酿期，积极预防，对避免医疗群体性事件发生有着重要作用。

2. 及时高效　如果在事件的酝酿期，没有合理的处置和有效的预防控制，引起医疗群体性事件的爆发，会威胁正常的医疗秩序，给医院和医务人员带来极大困扰。如果不能立即处理，事态将进一步恶化升级，其影响的范围与强度会变得更为严重。因此，医疗群体性事件发生的初期，重在迅速反应，及时汇报，立即启动处置突发事件的应急预案，有效控制局面，迅速稳妥地处置，尽早化解矛盾，以较小的代价将事件平息在初期状态，力争将难以避免的可能损害降到最低程度。

3. 合理合法　医疗群体性事件维权方式呈现多样性，有时会出现过激的违法性行为，但归根结底属于人民群众内部的矛盾。医者在整个事件的处置过程中，一定要头脑清醒，谨言慎行，把握语言导向，用语文明，换位思考，用宽容的态度对待患方，对患方的过激行为保持最大克制。要有自我保护意识，避免因不当行为而成为患方发泄的对象，同时要提高认识，增强法律意识，在整个事件处置中，要遵守各项法律法规和规章制度。

（二）应对医疗群体性事件的方法和策略

1. 识别隐患，尽量避免爆发　在医疗群体性事件的酝酿期，作为医务人员要能够识别医疗群体性事件的隐患和苗头。这一阶段主要发生在医院科室内部，影响范围较小，参与主体包括医护人员和相关科室。此时期的干预对象为患者及其家属，患方有可能表现为情绪对立、不配合治疗、听不进科室医护人员的解释说明、要向医院领导反映情况甚至干扰医护人员工作等。

医务人员应给予患者尊重、理解，应关怀、安抚患者，理性、得体、恰当地做好解释和疏导。在发生争议或者有可能引发医患纠纷的情况下，医务人员用真心真情对待患者及家属，最大限度地取得患方的信任和理解，尽量避免医患之间发生误解，降低医疗纠纷产生的可能。若事态发展超出可控范围，一定要及时上报上级医生或科主任，寻求帮助和支持。科室层面积极应对和处理是医疗群体性事件早发现、早干预的关键。

2. 妥善处置，控制事态发展　如果科室层面没能很好地控制医疗群体性事件的局面，进而事态扩大，影响范围变广，参与主体也会随之增加，除了医院医护人员、相关科室、医务科、纠纷处理职能部门以外，还包括医学鉴定中心、第三方调解机构、法院、卫生行政部门、公安机关与患方及相关人士。此时期干预的对象不仅仅是患者及其家属，还包括其他利益相关者。因为患方会想方设法地调动一切资源，如亲朋好友、社会媒体等，甚至委托"医闹"等恶势力共同给医院施加压力，提出各种要求甚至出现过激行为。

应对的策略是以医院为核心，集合多方力量共同参与、妥善处理。医方处理者要保持冷静和极大的克制，积极配合专门处理医疗纠纷的相关行政科室和第三方力量。真诚接待患方，准确了解患方的目的和底线，积极联系专家，收集权威性资料，给予患者有说服力的解释。处理中要做到疏而不堵，处理过程要合情、合理、合法。同时要做好舆情的监督和控制，避免对医院造成负面影响。

3. 事后干预，反思经验教训　医疗群体性事件平息后，对社会、医院造成的影响必须要有事后干预措施来使其恢复。善后工作的有效开展对于防止事件反弹有着十分重要的意义，同时也应该细致、认真地总结，分析回顾整个事件的起因、发展、处理等环节，为日后再发生此类事件的处置提供良好的经验支持。

要明确责任，依法依规进行追责；必要时利用新闻媒体加强舆论宣传；要及时总结事件发生的原因及处置过程中的经验和教训，举一反三，探求处置医疗群体性事件的规律性做法，以避免类似事件重复发生。要关注在完善医疗投诉、医疗纠纷接待、处理与反馈机制方面的不足，以及完善对医疗纠纷责任人的内部处理制度等。

（和新颖　安富荣）

复习思考题

1. 联系本章内容，谈谈医患冲突与一般人际冲突有何共同点与不同点？

2. 结合本章内容，归纳总结发生医患冲突的原因有哪些？

3. 如何从医院、医务人员等角度寻求减少医患冲突的有效路径？

4. 医患本是一家，是最亲密的战友，理应共同面对同一个敌人——疾病，是什么原因导致双方走向了对立面？

5. 联系日常生活中医患纠纷的案例，谈谈医患纠纷的双方谁是最后的赢家？谁又是最终的受害者？具体表现在哪些方面？

第十一章 和谐医患关系的构建

和谐医患关系是医患双方在医疗活动中建立的团结友爱、包容共生的关系；是由各种制度构建起的井然有序且切实遵守的契约关系；是以共同价值观为本的相互合作关系。

中国特色社会主义进入了新时代，社会主要矛盾已经转化为人民日益增长的美好生活需要和不平衡不充分的发展之间的矛盾。在健康中国建设方面表现为人民群众对健康的需要与卫生服务不平衡不充分的发展之间的矛盾，具体在医患关系方面，就是重塑和构建和谐的医患关系。

在抗灾疫情中，医务人员不计得失地全力救治、精心护理，收获了患者的感谢与全社会的尊重，这种和谐的医患关系是特殊时期医患建立的命运共同体，他们共同对抗的是危害公众安全的重大传染性疾病，而常态化的良好医患关系形成，还有赖于一些深层次问题的解决，需要人文关怀、职业精神、法律规范和社会文化的共同引导。

本章从医务人员、公民、医院和社会四个角度对和谐医患关系的构建进行解读。对于医务人员，要加强卫生职业精神的培育；对于公民，要着力提升其健康素养；对于医院，要重点塑造"患者至上"的医院文化；对于整体社会，要全方位涵养医患互信的良好生态格局。多元主体、协同共进，才能牢固建立常态化的和谐医患关系。

第一节 构建和谐医患关系的医务人员责任

一、强化医务人员的基本素养

医学是人类在长期与疾病做斗争的实践中产生和发展的，是最古老、最基本的科学，它的发展贯穿整个人类的发展史。纵观世界医学发展史，医德与医术这两大核心要义始终交织在一起，卫生职业精神是以医术之"器"固医德之"本"的重要体现，是所有医务工作者应坚守的初心。

"西方医学之父"希波克拉底在《希波克拉底誓言》中提出："我愿在我的判断力所及的范围内，尽我所能，遵守为患者谋利益的道德原则，并杜绝一切堕落及害人的行为。我不得将有害的药品给予他人，我志愿以纯洁与神圣的精神终身行医。"《希波克拉底誓言》强调了医生应遵循将患者利益放在首位、对待患者一视同仁、保护患者隐私等行医原则。

回望中医两千多年的悠悠岁月，历代名医大家对医者之"道"的见解亦是当代卫生职业精神的活水源头。被誉为"医圣"的汉代名医张仲景在《伤寒杂病论·序》中提出"勤求古训，博采众方"，认为医生应积极提升自己的业务素养和能力。唐代大医孙思邈在《大医精诚》中说："凡大医治病，必当安神定志，无欲无求，先发大慈恻隐之心，誓愿普救含灵之苦。"要求为医者要有仁心仁术，视患者如至亲般全力救治。清代名医徐大椿在《名医不可为论》中告诫"名医"不可自恃医术高超，骄傲自满。

1941年，毛泽东同志提出卫生职业精神是"救死扶伤，实行革命的人道主义精神"，并在《纪念白求恩》一文中高度赞扬白求恩医生的国际主义精神、毫不利己专门利人的精神和对技术精益求精的精神。2013年是中国援外医疗队派遣50周年，"不畏艰苦、甘于奉献、救死扶伤、大爱无疆"是中国援外医疗队精神。2016年8月，全国卫生与健康大会高度赞扬了广大卫生与健康工作者"敬佑生命、救死扶伤、甘于奉献、大爱无疆"的崇高精神，这16个字概括了新时代卫生与健康工作者应有的使命担当与价值追求。

（一）永葆敬佑生命的初心

孙思邈在《备急千金要方》中讲"人命至重，有贵千金，一方济之，德逾于此"，意思是人的生命比千金还要贵重，医者以良方救人性命，乃是最宝贵的德行。人的生命宝贵，医生的责任当如泰山之重，为医者要修炼高超的医疗技术，更需有仁爱施援之心、普救众生之志，这是一名医生应当具备的良好品质。

"敬佑"要义，一为"敬"，意指思想认识和态度，一为"佑"，意指职业责任和行为。作为一名医务人员，只有对生命有深刻的理解，明晰护佑生命的意义，才能做到《尚书·康诰》所倡导的"如保赤子"，医者只有常怀敬佑生命之心，才能更好地理解和践行"健康所系，性命相托"。

2016年10月21日，新华社纪录片《国家相册》第八集《三位"大"医生》上线播出，第一周点击量就达1228万次。张孝骞、林巧稚、曾宪九这三位医学大家，经历丰富、贡献卓著，每个人的从医经历都是一部巨著，《国家相册》的记者没有再复述那些观众耳熟能详的"大事"，而是选择"以小见大"，用镜头记录下每位医生与他们的患者之间的一个经典小故事。

短片上线后，公众和医务界好评如潮，特别是它的点睛之句——"大爱成就大医"，引起了大家的强烈共鸣。有人说，三位大医生的名字和故事，早就家喻户晓，他们的事迹已听过无数遍，但再聆听教诲依然泪流满面，依然受到激励！有人说，渊博的知识、丰富的经验、强烈的责任心，这是"大医"的标配；有人说，伟人就是用心把一件事做到极致；还有人说，每次看这些故事，都如接受了一次心灵的洗礼般备受感动。短片从小故事切入，落点在"大爱成就大医"，这不仅代表了老百姓对医学的期待，代表了全社会对人文医学的呼唤，也讲出了医者自身的追求与初心。就像短片上线时配发的那段文字所说，"这些大医并非只因医术精妙而被人铭记，更因他们即使见多了病痛、生死，仍将每一个生命视若珍宝"。

（二）履行救死扶伤的职责

救死扶伤是医者敬佑生命的本职体现。英国医生爱德华·琴纳研制的牛痘攻克了肆虐人间的"天花"，意大利医生弗拉卡斯托罗根据梅毒的发现提出了对传染病的新见解等。我国古代传说中的神农尝百草，春秋战国名医扁鹊观气色断疾患，"外科圣手"华佗为减轻患者痛苦研制麻沸散，医圣张仲景收集整理药方著成《伤寒杂病论》，药圣李时珍淡泊名利写下《本草纲目》。古今中外的良医圣手在其各自领域，用不同的医学体系、不同的论证方法、不同的语言文字完成的却是同一件事：探索人体和自然界运转的奥秘，终其一生救死扶伤，护佑人的生命健康。

（三）树立甘于奉献的精神

甘于奉献是医务人员的底色。毛泽东同志在《纪念白求恩》一文中这样说，白求恩同志是一名加拿大共产党员，为了中国人民的解放事业，不远万里来到中国，不幸殉职，他这种毫不利己专门利人的精神值得我们学习。一个人的能力有大有小，但只要有这种精神，就是一个高尚的人，一个纯粹的人，一个有道德的人，一个脱离了低级趣味的人，一个有益于人民的人。作为一名医者，要参悟毛泽东同志讲话的时代意义和现实意义。

中国现代妇产科学奠基人林巧稚大夫为奉献医学事业而终身未婚，却亲自接生了5万多婴儿。后辈人在她追悼会的幛联上写道，"创妇产事业，拓道、奠基、宏图、奋斗、奉献九窍丹心，春蚕丝吐尽，静悄悄长眠去；谋母儿健康，救死、扶伤、党业、民生，笑染千万白发，蜡炬泪成灰，光熠熠照人间"。

（四）肩负大爱无疆的使命

大爱无疆是对医者仁爱之心的要求。无数医务人员在家庭与事业，个人与患者中毅然决然地选择了事业与患者，以忘我的工作作风展示着仁爱与博大，无论何时何地，中国医务工作者都以实际行动向全世界诠释大爱无疆的精神内核。

中国援非医疗队不仅妙手仁心救治患者，用45年的坚持，实践了医者对职业和人类生命的神圣承诺，更用爱浇铸起友谊的桥梁，向非洲乃至全世界展示了华人"爱和平，负责任"的大国国民形象。中国援非医疗队在非洲累计诊治患者近 2 亿人次，被评为"感动中国 2014 年度人物"。

二、培育医务人员的责任意识

首次发表于 2002 年的《新世纪的医师职业精神——医师宣言》，是目前国际广泛认可和签署的医师道德行为规范。它强调将患者利益放在首位、患者自主和社会公平 3 个基本原则，提出了 10 项明确的职业责任。2011 年 6 月 6 日，中国医师协会正式公布《中国医师宣言》，进一步细化明确了在我国社会大环境下，医务工作者应承诺的 6 条医学守则：平等仁爱、患者至上、真诚守信、精进审慎、廉洁公正、终身学习。这些共识，形成了医生职业素养的规范框架。

■（一）提高道德修养，增强自律意识

在市场经济发展洪流中，社会道德滑坡现象明显，个别行业和个人败德事件频发。医疗行业有其特殊的属性，理应承担更多的社会责任，然而受功利主义的影响，职业底线一再突破，医德医风问题日益凸显，成为医患矛盾的重要诱因。

在疾病治疗过程中，患者对医生最不满意和最担心的因素均是医生的"不负责任"，目前医师队伍职业责任感缺失情况严重，而患者期盼"医师将患者利益放在首位"的职业责任意识的回归。当前的市场经济社会中，医护人员的价值取向呈现出多元化的特征，影响着医护人员的职业行为选择。以社会主义核心价值观为指导，引领医护人员养成高尚的个人价值观，在实际的医疗卫生服务中弘扬医疗卫生职业精神，用"高尚的医德和高超的医术"来提升医疗卫生行业的整体服务水平。

■（二）积累专业知识，精进职业技能

医学是一门与人类生命健康密切相关的学科，随着科学的发展而不断进步，人类对疾病的认识不断加深，疾病的治疗路径也逐渐规范、成熟，疾病的发生、发展、转归的病理生理过程逐渐破解，在此基础之上，人类还在不断探索疾病治疗的基因组学、蛋白质组学、分子生物学，开发了先进的医疗设备，不断丰富医疗技术，通过医疗实践不断地分析、评估、总结专业技术的局限性，追求更加完美的专业技术服务于疾病的治疗，这就是医学上"精进"专业的内涵。医疗服务的对象是渴望解除病痛的患者和希望保持健康的人们，患者就医的直接目的是疾病痊愈、恢复健康，所以，专业技术水平是患者的核心需求，是维护和谐医患关系的强有力的支撑。受百姓欢迎的知名医院，一定有着高水平的医疗专业技术。

医务人员过硬的专业知识储备和不断精进的职业技能是其核心竞争力的集中体现，尤其是年轻的一线工作人员，应锻炼规范、准确、娴熟的诊疗技能，能独立完成诊断、治疗的操作并做好风险防范，从而有效提高患者生活质量，具体来讲：要及时更新知识体系，掌握新技术、新技能；要锻炼敏锐的观察力和准确的判断力，透过疾病的表象准确诊断；保持情绪稳定，提高抗压能力，面对具有高风险和不确定性的环境要以良好的心态，精准地提供服务。

■（三）培育人文素养，力行人文医学

医学发展的历史证明，良好深厚的人文社会科学知识与医学的卓越成就息息相关。对人的生命和生命权利的尊重与敬畏是医学人文精神的核心价值所在。医学教育只有与人文社会科学相结合，并接受其社会价值导向，才能培养医学生关注现实、关爱生命、关怀民生、奉献社会的医学人文态度。

《中国本科医学教育标准》对于建立我国医学教育认证制度、完善我国医学教育质量保证体系提供了基本依据。按照该标准，我们应强调预防医学、人文科学以及新兴、交叉和边缘学科课程的教育，深入开展教学方法的改革，并在整个教学期间讲授科学方法和循证医学原理；注重医学生交流能力、自主和终身学习能力、批判性思维以及科学研究能力的培养；同时，课程计划必须与毕业后医学教育和继续医学教育建立起行之有效的联系。

在为医学生传授专业知识课程外，还应有针对性地将医学社会学、医学心理学、医学法学、医学伦理学、医学哲学、医学史、医学人文学、组织行为学、医患关系与人际交往等通识课程与医学课程融合，内化为职业素质，帮助医学生开阔视野，提升人文素养。正确处理专业学习与职业认知、医学理论与医学实践、医学科技与医学人文等之间的辩证关系，以加强对医学生的职业精神熏陶与培养。

■（四）协同推进，共创终身学习环境

终身学习是指社会每个成员为适应社会发展和实现个体发展的需要，贯穿于人一生的持续学习过程，也是年轻医生成长的必要途径。专业素养是医生综合职业素养的基本要素，体现在医生从事本职业的能力要求和胜任本职业的基本标准，需历经长期临床实践经验的积累和专业知识的储备。

年轻医生要主动适应社会发展的需要，在学习中发挥主观能动性，端正学习态度，保持兴趣和热情，不断更新原有的知识结构，将所学知识运用于实践，在实践中巩固知识、积累经验、开拓创新。

医院创造学习条件，促进医生职业能力全面提升。医院要做好服务工作，为年轻医生的学习和发展做好保障，激发他们学习的自觉性。建立完善的培训体系并制订长效的培训方案，定期组织讲座等，为年轻医生提供良好的学习机会，举办技能、知识大赛等活动，建立严格考核机制，督促自律、激发自主学习动力，不断提升年轻医生的知识和能力素质。

（巩守平　吕　晔）

第二节　构建和谐医患关系的公民责任

健康是人全面发展的基础，是经济社会发展的必要保障和重要目标，也是人民群众生活质量改善的重要标志。世界卫生组织（WHO）提出的这个定义提示我们：健康不仅仅是无疾病、不虚弱，而且是涉及身体、心理和社会适应三个方面的良好状态。

当前我国的公民健康素养在稳步提升，但地区差异明显，整体水平仍处于较低的水平，在政策和宣传引导之下，借助信息化手段，可以通过宣教促进公民的医学认知、通过权威科普倡导公民改善生活方式、通过多媒体宣传使公民学习掌握基本医疗技能三条途径提升健康素养。作为公民中特殊的、直接参与医疗活动的主体——患者，其健康素养的高低和角色认知明确与否更是决定医患关系能否和谐的重要影响因素。

一、我国公民健康素养的现状

我国在全面建成小康社会、构建社会主义和谐社会的进程中，高度重视提高全民健康素质，坚持以人为本和为人民健康服务的根本宗旨，大力开展健康教育与健康促进工作，在传播健康知识的同时，更加关注人民群众维护健康的内在动力和基本能力，注重发挥人民群众促进健康的潜能；特别是引进健康素养概念，围绕当前公民的主要健康问题，积极研究探索健康素养对健康相关知识、态度和生活方式的影响，努力提高人民群众应对健康问题的能力，并开始以健康素养监测和评价个体、群体的健康状况，取得了积极成效。

健康素养是指个人获取和理解健康信息，并运用这些信息维护和促进自身健康的能力。公民健康素养包括三大方面：基本知识和理念、健康生活方式与行为、基本技能；内容涵盖公共卫生的六大方面：安全与急救、科学健康观、健康信息能力、传染病防控知识、慢性病防治能力以及基本医疗的素养水平。公民健康素养是国民素质的重要标志，提升健康素养，是提高全民健康水平最根本、最经济、最有效的措施之一。居民健康素养评价指标已纳入我国卫生事业发展规划，作为综合反映国家卫生事业发展的评价指标。

居民健康素养水平是指个人获取和理解基本健康信息和服务，并运用这些信息和服务作出正确决策的人口比例。根据《中国居民健康素养监测报告》白皮书及国家卫生健康委员会公布的最新数据，我国的居民健康素养水平在 2017 年为 14.18%，2018 年增长为 17.06%，2019 年达到 19.17%，我国居民健康素养总体水平继续稳步提升但水平仍较低。2019 年数据显示：健康素养水平在城乡、地区、人群间的分布不均衡依然存在，农村居民、中西部地区居民、老年人群等的健康素养水平仍相对较低；在六类问题健康素养水平方面，安全与急救素养水平最高，传染病防治素养水平最低。

公民健康素养低的主要表现为：全社会重医疗、轻健康；不信任医生，盲目就医，无序就诊；过度医疗、过度用药、抗生素滥用、小病大治、过度使用优质医疗资源；高期望值；把就医当作买卖。公民低健康素养不仅使居民的生活质量难以提高，而且是影响医患关系、引发医患矛盾的重要原因。因此，要建立和谐医患关系就必须从多个层面、采取多种举措促进公民健康素养尽快、全面提升。

根据《国务院关于实施健康中国行动的意见》，我国将实施健康知识普及行动，目标是到 2022 年和 2030 年，全国居民健康素养水平分别不低于 22% 和 30%。健康中国行动（2019～2030年）提出了 15 项明确的目标和主要任务指标，同时明确了个人和家庭、政府和社会各自承担的角色。实施健康知识普及行动、提升居民健康素养水平作为 15 项行动之一，目前国家卫生健康委员会正着力建立健全"两库一机制"，开展健康中国行、贫困地区健康促进三年攻坚行动、健康促进县区建设等活动，推动落实健康中国行动。

二、公民健康素养的提升途径

一个人的健康素养不是与生俱来的，而是需要涵养培育的。公众健康素养的提高和促进，是科普工作者肩负的艰巨任务。知识是基础，信念是动力，行动是目标。其中两个"大家"至关重要，一是要广泛地发动群众，依靠"大家"积极参与；二是依靠权威"大家"专业指导。科普工作，既要科学权威，又要深入浅出、通俗易懂。

（一）传播健康知识理念

认知决定行为，健康的基础知识理念是公民健康素养最基础的组成部分。相比其他类型的信息，健康知识理念和信息的传播不仅需要依靠媒介进行传递，更需要有专业的、权威的专家参与，使人们从广泛的渠道获取科学、真实、有效的健康知识。兼具医学知识和信息传媒素养的医学科普工作者的作用也越来越重要，可以使科学的健康知识以更贴近生活、更通俗易懂的方式为人们所了解，进而提升患者、群众的基础知识，形成正确的理念。

对于生命安全、健康生活，人们的需求往往是无限的，而面对疾病，由于医疗信息和专业知识的不对称性，医患不同角色在认知上差别巨大，患者对健康的追求和专业知识的不足，往往导致其对医疗期望值过高。还有的患者将疾病的诊疗过程完全看作商品购买，期待"等价交换"，这也是一种错误认知，患者选择性忽视了疾病发展的不可预知性与风险性。现实与预期的差距是影响满意度的关键，对于具有高专业性要求的疾病诊疗过程，患者的理解要建立在一定的健康素养水平之上，才可以避免由于认知偏倚形成心理落差，一定程度上规避医患矛盾的产生。

可见，诊疗疾病过程的不可预知和风险、医疗水平仍存在很大的局限，是不以人的主观意志为转移的客观存在。掌握一定的医学科学知识，提高健康素养，患者才能更好地理解医生、增进医患信任，才能基于现实做出判断，调整期望，积极配合治疗，获得对自身更准确的健康认知，获得更好的治疗效果。

基本健康知识的普及既是全面的、群众广泛参与的活动，也是要有重点、有特色、分阶段开展的过程。医学知识传播最直接的受众是患者，常态化医学科普的对象是全体公民，特定人群相关疾病治疗和保健知识是科普的重点内容，包括育儿知识、儿童常见病、孕产妇护理、慢性病、营养学常识等。医学科普的途径应做到丰富、多样化，满足不同年龄段和文化水平的公民的需求，引导全民参与，使公民健康素养得到普遍提升。

此外，应帮助公民学习和掌握基础急救技能。从现实需要来看，基本技能既可以自救也能救人，急救等医学基本技能应该成为每个人基本的生活常识和生存技能。在 2018 年出版的《中国公民健康素养——健康 66 条》中针对基本技能明确地提出了以下内容：如需要紧急医疗救助时拨打"120"急救电话；能看懂食品、药品、化妆品、保健品的标签和说明书；会测量腋下体温；会测量脉搏；会识别常见的危险标志，如高压、易燃、易爆、剧毒、放射性、生物安全等，远离危险物；抢救触电者时，不直接接触触电者身体，首先切断电源；发生火灾时，隔离烟雾、用湿毛巾捂住口鼻、低姿逃生。所以，当有人突遇紧急情况时，最重要的是身边的人在寻求专业救助的同时，还能及时开展现场自救互救。

（二）倡导健康生活方式

世界卫生组织对影响健康的因素进行过如下总结：健康=60% 生活方式+15% 遗传因素+10%社会因素+8% 医疗因素+7% 气候因素。个人生活方式占六成，这也是我们最容易改变的一项。大量研究表明，肥胖、糖尿病、高脂血症、高血压、痛风，甚至癌症等各种非传染性慢性疾病的发生主要与个人不健康的生活方式有关，这已成为发达国家和发展中国家的重要公共卫生问题。大部分民众都存在健康知识和技能掌握不足、健康意识淡薄、不知道如何自我保健等问题，这导致他们生活方式和行为出现诸多危险因素。

健康不仅是个人与家庭的事情，也是社会与国家的事情。实现国民健康长寿，是国家富强、民族振兴的重要标志。有鉴于此，卫生部明确提出要将国民营养与健康改善工作纳入国家与地方政府的"十一五"发展规划，加强公众教育，倡导平衡膳食与健康生活方式，提高居民自我保健意识和能力。国务院印发的《卫生事业发展"十二五"规划》提出，"十二五"期间，要开展"全民健康生活方式及健康素养促进"等三大类 19 项国民健康行动计划。《"健康中国 2030"规划纲要》明确指出了健康的重大意义，并从国家层面制订了实现全民健康的长远规划，引导公民塑造自主自律的健康行为，其中最重要的是要从健康的生活方式做起。

健康生活方式是指有益于健康的习惯化的行为方式，它必须和社会相适应，需要培养。健康的生活方式应该是饮食起居有规律；获得健康的方式是：充足的睡眠、乐观的心态、均衡的营养、适当的运动、个人的卫生、良好的环境等。每个人都有获取自身健康的权利，都可以通过采取并坚持健康的生活方式获取健康，提高生活质量。提高公民的健康水平，需要国家和社会全体成员共同努力，营造一个有利于健康的支持性环境。

改善人们健康相关行为的任务主要由健康教育来承担。在民众中积极广泛开展预防慢性病的健康教育，让其形成健康意识，掌握健康知识和技能，养成良好的行为和生活习惯，培养健康体魄和健全人格，使他们成为生理健康、心理健康、道德健康、社会适应良好的高素质群体，这对于国家的未来和家庭的健康幸福都有着重要的意义。

（三）拥有健康积极心态

当今社会，由于人们生活节奏快、工作强度大、精神承载重，拥有良好心态已成为对健康生活具有重要影响的因素。良好心态是关系身心健康、生活品质、事业发展的重要条件，是创造美好生活、经受实践考验、战胜风险挑战的重要精神支撑。从某种程度上说，积极健康的心态也是一种"免疫力"。

所谓心态，就是人们对事物理解、反应以及由此表现出的思想状态和观点。积极心态是一种稳定的人格特质，有研究表明，乐观心态与压力、情绪、身体抱怨等存在显著负相关，对于疾病的治愈有正向促进作用。大多数情况下，积极情绪能够培养自信的品质、促进目标达成，能够积极判断现实需求，形成良好的自我认知，保持身心健康。

面对纷繁复杂的社会生活，要自觉做健康文明生活方式的倡导者和践行者，牢固树立正确的世界观、人生观、价值观，秉持进取向上的人生追求，掌握科学辩证的思维方法，注重健康心理的调适训练，永葆积极乐观的气度、豁达包容的胸襟、坚强刚毅的品格、拼搏奋斗的精神。

三、实现正确的公民责任

回溯医学发展史，许多医家都对这个问题做过思考并提出明确要求。扁鹊总结自己的医疗经验，提出"六不治"的情形。明代医生龚廷贤在《万病回春》中规定了与"医家十要"相对应的"病家十要"。第二次世界大战以后，越来越多的国家在赋予患者享有各种医疗、健康与生命权利的同时，也要求其承担相应的义务。在我国构建当代"医患命运共同体"的过程中，"患者何为"也成为一个重要的理论与实践课题。

（一）自身健康的管理者

个人是自身健康的第一责任人。对自己身体与健康的重视和维护是包括患者在内的每一个人应有的意识与承担的职责，每个人都要做自身健康的全面管理者。为此，要客观评价自己的身心健康状况，合理设计切实的健康预期，找寻适合自己的健康生活方式，坚持不断地从事健康行动，逐步接近自己设定的健康目标，积极寻求促进和增强健康的策略。

（二）自觉遵循医疗秩序

医疗是一项严谨而科学的事业，国家的法律法规、医院的医疗秩序、诊疗流程等有着各种规范的程序与要求，需要患者和医务工作者共同自觉遵守。在赋予患者一定权利的同时，也都规定了患者应尽的义务，包括遵守医疗秩序的义务。同时对不遵守医疗秩序的行为也都制定了相应的治理措施。

有的患者总想一次就把自己的病全部治好，有的患者对医生不信任并质疑医生的诊断，有的患者用亲朋好友道听途说甚至网上自行查询得到的内容来反驳医生。以上这些情况，不仅无助于患者疾病的诊疗，也会影响医生的工作情绪，还会因浪费时间而引起其他患者不满，甚至干扰正常诊疗工作。对医疗秩序的遵守不仅表明患者的素质与修养，更为根本的是，规范的医疗秩序既为医务工作者提供良好的工作氛围，也维护了患者自身的利益。

（三）医疗预期的合理期待

患者都希望医生能够给自己治愈疾病、恢复健康，这是人之常情，但也要认识到，即使在医学高度发展的今天，囿于当前医疗能力水平，仍有大量"不明疾病"和"不治之症"。有些疾病尚缺乏早期敏感、特异的诊断手段，致使许多患者确诊时错过最佳治疗时机；许多检查手段是有创伤甚至风险的；大量药物都具有两面性；许多疾病缺乏有效的治疗手段；慢性病病变过程存在着不可逆性；临终阶段患者生命质量低下与治疗上的高耗费等。

患者的医疗预期常分为：疾病得到完全治愈；虽不能治愈，但可以控制，如慢性循环系统、泌尿系统疾病等；不能控制但设法缓解症状，如某些肿瘤和恶性疾病；对疾病的不良结局有理性的认识和接受，尽可能地减少疼痛和痛苦。这四个层级均是当下医疗能力在某一疾病或某一患者身上正常所能达到的医疗预期，而具体能达到哪一层级，则是由多种因素决定的。患者和家属要充分认识到这一点，并综合考虑自己的身体状况、疾病性质与发展趋势、医学科学技术发展水平及医疗资源，对自己的医疗预期做出较为合理的设计。

（四）医疗过程的积极合作者

"患者"是个人在人生特定境遇下所扮演的一个特殊角色。在这样不可逃避的现实面前，患者所能做的是首先从思想上承认自身角色，努力消除负面情绪带来的影响，建立与疾病斗争的信心和力量，找到致病因素，积极就医。其次，患者要尊重、信任、理解医务工作者。患者需要明确的是医患并非对立的双方，疾病才是共同的敌人，这就要求患者首先应该尊重医务工作者。尊重是构建"医患命运共同体"的前提。医患关系不是普通的买卖与消费关系。面对医生，患者迫切希望表达自己的种种不适与痛苦，希望医生感同身受地去理解他、支持他、帮助他。但患者也需要冷静、客观、公正地走进医务工作者的世界，以医务工作者的视角理解与对待自己的医疗过程，以求得与医务工作者之间的最大公约数。最后，患者应该积极配合医生。主动、客观、全面、真实地与医务工作者交代病情，为医务工作者的科学诊治提供丰富准确的信息，积极参与到与医务工作者共同决策的过程之中，做出最符合医学科学与医患双方利益的医疗决策，在治疗阶段中认真遵守执行医嘱，并对治疗的结果进行正确及时的反馈，这些对于构建和谐医患关系与提高医疗效果无疑是非常必要的。

（巩守平 吕 晔）

第三节 塑造"患者至上"的医院文化

优秀的医院文化能够凝聚人心、促进创新、驱动发展，提高医院的服务质量和服务效率，推进医院可持续发展，从而提升医院员工和人民群众的获得感、幸福感、安全感。

先进的医院文化是医院的灵魂，是现代医院管理的重要思想保障。医院文化不仅可为医院的发展提供方向，而且可以潜移默化地影响医务人员和患者的观念。塑造何种文化就意味着组织将迈向何处，成员将形成何种价值观，能够为患者和社会提供何种服务。传统意义的医院文化如同无所不包的"概念筐"，所有和医院建设相关的内容都可搭上关系，这就使医院文化过于弥散，缺乏实质性的核心内容。

一家医院的文化是由有形的硬件设施和无形的精神共同构成的。同时，这种文化能够在院内工作人员身上得到集中体现，无论是最基层的医务人员还是各级管理人员，在日常工作和生活当中都会将这种文化外化为具体的行为，从而使得这种文化弥漫在整个医院当中，形成一种氛围能够清晰地被患者感受到。医院文化氛围和文化底蕴是医院能够不断发展和进步的最关键要素。医院文化建设对医院精神价值观具有核心导向作用，将不同的个体价值观、群体意识以及组织氛围所形成的医院文化转化为凝聚新时代精神、折射新时代内涵的医院文化，体现人民至上、以人为本、为民服务的思想宗旨，将以奉献和关爱为核心的生命至上、救死扶伤精神融入其中。

一、"患者至上"医院文化的内涵与特质

（一）秉持科学精神

科学精神是人类社会基本的世界观，是建设医院文化的行动指南。科学精神是彻底的唯物主义精神，是求真、至善、臻美、创新的理性精神和人文精神的整合，是自然科学与社会科学价值标准和行为规范的总和，是"真、善、美、新"高度统一的精神境界。科学精神是人们对知识的态度，是获得知识的前提和先导。

在所有学科中，医学是最需要求真务实的学科之一，因为它直接关系人的生命。作为医学工作者，应主动摒弃各种不良风气，争当科学道德的倡导者和践行者，将智慧和力量转化为推动医学发展的强大动力。

患者对医院和医务人员的评价，首要关注点就是疾病诊疗的效果，而只有坚持科学精神，以科学为底色，精进专业，提高治愈率，提升治疗效果，才能切实解决患者最迫切的需求，改善健康状况。对医院来讲，学科水平是首要的核心竞争力。

复旦大学医院管理研究所发布的"中国医院排行榜"，从 2009 年度首次发布以来，北京协和医院 13 年蝉联榜首。最新一季"中国专科综合排行榜"中，北京协和医院有 28 个学科位列全国前十，其中 9 个学科排名第一，5 个学科名列第二。协和学术的基石是什么？在协和人和患者

眼中，就是协和院训的前四个字：严谨、求精。著名现代医院管理学家董炳琨说，所谓协和精神，追溯其渊源，则是两大主意识流汇合的结晶，一是忠于科学的事业精神，二是忠于人民的奉献精神。

（二）坚守人文关怀

中国工程院院士樊代明认为，医学既不是纯粹的科学，也不是单纯的哲学，因而，我们不可以笼统地用科学的范律来解释医学，也不可以简单地用科学的标准来要求医生。医学不仅重视事物高度的普遍性，而且重视人体结构、功能及疾病的异质性（或称独特性）。针对这种由普遍性和独特性交织形成的复杂性，我们解读医药的视角就不能单一化，对待患者更应因人而异、因时而异、因地而异。中国现代妇产科学奠基人林巧稚说："看患者不是修理机器，医生不能作纯技术专家。"这一观点指出了：医学在科学的底色之上，还有更高层次的追求，那就是对人的关怀，科学只能解决技术问题，而人文关怀则是通过技术手段要实现的目标。

从医患关系建设的角度讲：医院真正的人文关怀是对人的尊严的守护，医疗机构尤其是公立医院，有着"生死相托、性命相系"的光荣使命，这八个字的背后，不仅是对医疗技术的要求，更是一种医患之间肝胆相照的"义气"与无条件的信任。医疗过程中对人的关心、关怀和尊重，是当前大背景下学医人、行医人内化于心、外化于行的价值追求。

从医院内部管理的角度讲：医院文化建设的核心作用是凝聚人心。向善是医学的本质特征，建设医院文化就是要以激发医务人员的向善潜质，把着眼点放在人上，通过树立共同理想，规范医疗行为，形成良好的习惯与和谐的工作氛围。因此，管理者要懂得尊重、理解、关心、激励，为员工搭建自我展示与实现价值的平台。在良好的精神文化熏陶下，医务工作者的团队精神和奉献精神才能得到彰显。同时，要通过薪酬改革使他们得到应有的回报，从而调动工作积极性。医务工作者是医学人文实践的主体，只有在医院得到真诚关爱，才会更好地关爱患者。

北京协和医院坚持"一切为民"的办院方向，从患者需要出发，持续改善医疗服务品质，组织党员干部们"做一天患者体验活动"，掀起了一场全员、全覆盖的诊疗流程优化行动，通过窗口合并提高了效率，手机APP、官方微信、自主研发的多功能一体化自助机等创新服务全方位便利了患者就医全流程。坚持公益性、调动积极性、尊重科学性、厚植人文性。在公立医院"四性"价值取向引领下，各种改革与服务举措极大地提升了患者的获得感，种种举措皆源于培育了医务人员一颗对人的关怀之心。

（三）弘扬敬业奉献

"敬业奉献"是公民道德基本规范的题中之义，奉献是一种真诚自愿的付出行为，是一种纯洁高尚的精神境界，是社会主义职业道德、公民道德、做人的崇高境界。只有爱岗敬业的人，才会在自己的工作岗位上勤勤恳恳，无私忘我，不断地钻研学习，精进业务，追求卓越，才有可能为党、为国家、为社会做出更大的贡献。

医务工作者肩负的使命相对其他行业而言更具特殊性，疾病的发生、发展具有不可预知性，突发的自然灾害和公共卫生疾病也增加了医务工作者的重担，医务人员往往需要随时待命，紧急行动。爱岗敬业、救死扶伤的奉献精神是医务工作者对自身价值追求的体现，是医院文化中不可或缺的重要组成部分。

（四）持续开拓创新

医学领域的开拓创新是指以临床问题为导向的科学研究与技术、服务的不断革新。历史的经验和长期的实践告诉我们，任何一种重大传染病的控制，慢性病临床诊疗的突破，都仰赖科学技术的发展，医学科技创新在提高人类疾病防治水平和公共卫生突发事件应对能力方面起着关键性的作用。

在当今医学面临众多难题和重大挑战的情况下，医学创新显得更加重要且紧迫。创新需要独立思考，团结合作，互相交流；创新需要不迷信权威，大胆质疑和尝试；创新需要基于既往经验总结的不断求证；坚持科学的态度，扎实实践，认真钻研，才能形成新的理论，建立新的方法，优化诊疗手段，改善诊疗结局，为人类生存发展起到促进作用。

二、"患者至上"医院文化的构建路径

以科学精神、人文关怀、敬业奉献、开拓创新为内核的医院文化要作为基石，塑造全方位提升患者满意度的医院氛围，其建设要以坚持科学精神、创新精神来保障的医疗质量为基础；要以人文关怀为指引的沟通技能培训来落实；要以敬业奉献的职业精神为基础建立医院内全员共享的价值观；要以创新、激励为牵引，加快推进"患者至上"的医院文化建设。

（一）不断提高医疗质量，是构建和谐医患关系的牢固基石

医院管理者一定要结合当地疾病谱特征，梳理医院人才队伍与学科建设的现状，充分调研，达成医院医疗品牌建设的共识，并为之不懈努力，缺什么补什么，什么弱强什么，集全院之力整合学科，建设优势学科群，狠抓内涵建设，运用 PDCA（Plan 计划、Do 执行、Check 检查、Act 处理）管理方法塑造优秀品牌并不断注入新的活力形成良性循环，使医院的服务水平能持续攀升到新的水平。

随着我国现代化医疗模式的不断普及与转变，患者及家属对医务人员的要求也在不断提高。医疗服务是医疗水平的重要体现指标，也是促进医患和谐的核心内容。良好的医疗服务应该满足生物-心理-社会医学模式转变趋势，尽可能地扩大服务范围，为患者提供温馨的就医环境与人文关怀，引导医务人员树立"以人为本"的服务理念，提升自身的服务意识和服务质量，担负起患者健康状况与生命安全的双重责任，通过完善的理论知识、熟练的治疗手段、良好的业务能力，为患者提供安全、优质的医疗服务，继而提升整体医疗质量，促进和谐医患关系的构建。

患者信任和医疗质量是医患关系的两个重要影响因素，而医疗质量的关键是医疗技术，专业技术人员必须掌握过硬的医疗技术，不拘泥和满足于现有技术，特别是当下科学技术迅猛发展的今天，围绕临床问题，以及患者受益最大和损伤最小的目标导向，无论是微创理念还是先进设备催生的新技术背景下，疾病的诊疗手段在不断地优化。如外科各个专业由传统的外科开放性手术治疗多转向内镜治疗、腔镜治疗、机器人手术及介入治疗等已成为趋势和共识。一些疾病的治疗转向精准医学路径，如基因靶向治疗、细胞免疫治疗等，多种先进的监测技术（脑电、电生理等）和导航技术、影像检查三维成像等，也在为医疗高质量保驾护航。先进的医疗技术应用已不再是某一项技术"单打独斗"，而是以某项技术为主的组合应用，因此专业技术的质量保证必然是以个体的领头雁作用和团队协作形成的集成效应，提供给患者的医疗服务必然是以质量为前提的供给侧技术组合支撑，医院管理者和医疗技术的实施者要深谙其要义。

（二）加强医患沟通能力，是构建和谐医患关系的有效途径

沟通是建立良好医患关系的主要途径，是一切医疗活动的基础。近年来，医患矛盾增多，分析其原因，有许多矛盾都涉及患者的知情同意权未获充分保障等问题，即医患之间沟通不畅。沟通不到位，也就无法解决医患关系中的信息不对称问题，进而客观上扩大了自律空白，加剧了道德风险。医院要树立以患者为中心的服务宗旨，医务人员不断强调、强化服务的重要性，让医务人员明白提升服务质量与患者康复以及维护医院信誉之间的关系。导引系统提高其语言沟通艺术，实现有效沟通，既可以准确传达医方的信息，又可以了解患方的心态，提升医务人员的综合素质，促进医务人员服务质量的提升。完善医院接诉即办机制，推进"一站式"服务；健全标识，建立患者服务中心，检查检验一站式服务平台，推出人性化服务举措，优化就诊流程，注重服务细节，搭建起医患之间的沟通平台，如科普宣传栏与病友座谈会，出院回访制等增加温馨服务内涵，及时处理医患矛盾，满足患者的就诊需求，改善当前的服务状态。

医院应强化患者健康教育工作，做好生活与心理等多方面知识的科学普及，将宣教与心理干预贯穿整个诊疗过程，定期召开医患联系会，进行常规医学知识的学习及健康宣教，正面引导患方，使其认识到协助配合医生的必要性，经常征求患方的意见和建议，对切实可行的意见和建议要付诸工作实践，从而提高患者的依从性，最终引导患者以正确的态度对待医生和疾病，潜移默化融洽医患关系。

医院在医务人员的教育培养方面应当强化人文服务能力的培养，加强伦理学、社会学、语言学和法学相关理论和实践课程的学习。注重开展人文素养培训，弘扬老一辈医学大师的优良传统作风，发挥典范人物的引领作用，帮助医务人员树立正确的价值观、坚持理想信念和道德规范。面对患者时，医务人员要有礼貌、尊敬的言语，整洁干练的职业装束，亲切温和的表情神态和得体适度的行为举止，有助于优化沟通的效果，医务人员从"要我服务"到"我要服务"的转变，能够打造出良好的服务文化，助力积极构建和谐的医患互信氛围。

将医院文化贯穿于对患者服务始终，借助科技力量提升医疗服务的便捷性，加强人文关怀，畅通沟通渠道，促进医患共进。实践中已经有很多卓越经验可供参考，如中南大学湘雅医院立足优质服务，全程管理打造医患友好生态，独创医师、患者及家属、医务部、律师、心理咨询师"五位一体"高风险谈话制度，提出"非医疗服务"的概念，成立病友服务中心；南方医科大学南方医院推行患者入院快、医生接诊快、诊断治疗快、生活服务快，各部门密切协同"四快一协同"机制，完善服务设施、优化服务管理、改善服务方式、注重服务细节，不断丰富服务文化；首都医科大学附属复兴医院月坛社区卫生服务中心医生与签约对象首诊一对一服务，创立家庭医生服务团队微信群，开通家庭医生服务手机应用等。

（三）树立全员服务理念，是构建和谐医患关系的网络布局

公立医院是发挥公共组织公益性的主要阵地，是解决基本医疗问题的主体。坚持公立医院的公益性，是解决"看病难、看病贵"的根本途径。医院只有把人民健康权益放在第一位，坚持"人民医院为人民"的办院宗旨，履行社会责任，体现公益性，满足人民群众的公共卫生服务要求，才能为构建医患和谐关系创造良好的先决条件。

首先，作为一家合格的医疗机构，最重要的就是保证患者的基本权益不受侵害。要想达到这一目的就必须做到以下几点：保证医疗服务水平能够随着经济社会的发展以及思想观念的变化而不断提高；建立健全相关流程和体系，加强监管，保证服务质量，如设立医疗纠纷调解机构，由专职人员负责，并引入有司法、医学经验的社会人员参与事件处理，保证公平；针对在实际运行过程中暴露出的问题和弊端要及时处理，并制定相应解决措施。

其次，在满足患者基本医疗需求的同时尽量减轻患者的经济负担。当患者到医院求诊时，作为医生必须与患者进行深层次的沟通和交流，在满足诊疗需求的同时，尽可能地满足患者的心理需求，让患者充分感受到医生的关怀。在费用方面，尽量做到每笔花销和支出都向患者进行说明，针对患者难以理解的内容，要耐心予以解答，减少误会和矛盾。

最后，要遵循以人为本的原则，将人性化服务的理念贯彻落实到医疗服务体系建设和管理全流程中。

（四）完善激励创新机制，是构建和谐医患关系的强劲动力

优化医院内部管理机制是提高患者满意度最直接有效的途径，医院应紧紧围绕推进医院卫生综合改革、构建和谐医患关系、提升医务人员医德医术等方面，综合国内外先进经验做好制度建设工作，更应根据医患关系认知现状加强医院内部的精细化管理；及时关注医患和社会的反馈信息，对管理策略和手段措施作调整；结合医务人员个体差异开展高效的人力资源管理；将媒体因素纳入医院危机管理；持续提高工作效率；恰当引导患方认知，创新方法，形成长效机制；紧抓行风廉政建设，树立先进榜样和典型，通过各项阳光制度规范操作流程；注重医务人员心理需要

和变化，涵养医务人员幸福感和归属感，将人文关怀贯穿到医院管理的各个流程，建设人文医院、学习型医院。

现代信息技术日新月异，要适应外部环境变化与医患互动方式的调整，与时俱进建设新型医患关系。如开发 APP，实现诊疗服务的优化和透明化。医院的创新机制也不能停留在医疗技术方面，优化管理流程等，也可以通过信息化途径加以解决。写病历是医生的重要工作之一，调查显示，50% 以上的住院医生每天用在写病历上的时间超过 4 小时，针对这一问题北京协和医院专门研发并在全院病房和医技科室上线了"医疗智能语音录入系统"，该技术可将语音实时转化成文字，自动输入电脑，识别准确率达 95%，大大提高了临床医务人员的工作效率。

■（五）医院内外协调配合，是构建和谐医患关系的生态基础

为了实现和谐医患关系的构建，全方位的制度和机制保障必不可少。建立完善各种规章制度，可以促进医患双方良好沟通、共同遵守承诺、防范风险、保障多方利益。有的创设了驻院律师制度，驻院律师主要承担三项任务：一是全程参与见证医患沟通、知情告知，对沟通中涉及的法律问题予以解答，将可能导致纠纷的问题消灭在萌芽状态；二是开展医师法律培训，如就医师执业中的正当防卫、依法保障行医安全、知情同意与病历书写、高危手术风险防范、临床试验中的伦理审查等开展培训，持续提升医师的风险防范能力；三是提供延伸法律服务，如协助科室修订医疗文书，尤其对重症医学科、儿科、急诊科等科室的临床特殊患者在超范围用药的知情告知、风险告知、放弃有创治疗等方面提供法律咨询，在此基础上逐步建成标准化的法律建议库等。

近年来，我国多家医院先后成立了专门的医患沟通部门，虽名称不同，但内涵职责相近，如公共关系部、医患关系办、客户服务部、患者服务中心等。对于沟通部门的工作人员，医院应制定严格的规章制度加以规范和约束，如对沟通部门工作人员的语言、形象、仪态、素质等作出要求，制定严格的定期培训制度和奖惩制度，教育、督促工作人员在与患者沟通时注意方式方法和互动技巧，还应制定专门针对服务中心的标准工作流程，提升患者服务水平。

医院与媒体的合作在预防医患矛盾产生方面，有着更为巧妙而深刻的作用。医院应善用院内媒体和社会资源，开展新闻发布与社会宣传。如北京医院举办微电影节，用影像记录北京医院人对红色历史的"基因自信"和文化自信，制作反映全科医生工作生活的电影《你若安好》，积极利用各类媒体开展健康知识和医院文化宣传。如齐齐哈尔市第一医院对内每天以微信订阅号的形式实时推送院内消息及健康知识等，对外定期到电台、电视台录制节目，精准传递卫生信息和医院特色文化，这些都为促进医患和营造了良好的生态基础。

医院文化建设不能急功近利，要有长远规划。医院文化建设是一个长期的过程，需要一代又一代医务工作者的辛勤耕耘。医院文化建设，是医院自身发展的需要，对现有的内容进行系统的提炼、整理和扬弃，使医院积累浓厚的文化底蕴，集中体现医院的整体面貌和综合实力，并得以有效的传承接续，不断注入新时代内涵是建设现代化、科技化、人文化医院的根本。

（段文利　陈　虹）

第四节　涵养医患互信的良好社会生态

医患关系的和谐化进程，不仅依靠医患双方共同努力，更有赖于全社会的文明生态建设。社会生态是医患关系这棵"树苗"成长的土壤，生态兴则文明兴，生态衰则文明衰。涵养医患互信的社会生态主要涉及三方面内容：以法律政策为基础，建立规范的纠纷处理机制，严格遵守法治社会规范，严守法律底线，同时探索建立多元渠道化解纠纷；搭建权威媒体科普平台，建立科学的科普工作机制，杜绝滥用"科普"名义错误引导公民进行消费，积极倡导健康生活方式，普及基本医学知识和急救技能；医疗行业要建立促进医患和谐互信的行为规范，切实履行监管职责，重塑白衣天使的行业形象与社会声誉，增强患者的信任感。

一、完善医患纠纷多元化处理机制

2020 年 6 月 1 日起正式施行的《中华人民共和国基本医疗卫生与健康促进法》(简称《基本医疗法》)是我国卫生与健康领域第一部基础性、综合性的法律。《基本医疗法》涵盖基本医疗卫生服务、医疗卫生机构、医疗卫生人员、药品供应保障、健康促进、资金保障、监督管理和法律责任等方面的内容。

(一)完善医药卫生体系建设，筑牢医患关系的制度底线

强化政府在医疗卫生事业发展中的管理职能，充分发挥政府保障群众基本医疗的主导作用，改革医疗服务体制，转换公立医疗机构运行机制，加强政府对医疗服务行业监管，大力发展农村和社区医疗卫生服务事业等。

医药卫生体系所涵盖的内容有很多，如医疗保障、医疗卫生服务以及药品生产供应和监管等方面。自改革开放以来，经过几代人的努力，我国已经初步构建出了覆盖全国的基本医疗保障网。同时，这也是目前世界范围内最为庞大的保障网。保障水平较以往相比有了显著性的提高。我国医疗卫生体系效率持续提升：公立医院全部取消药品和耗材加成，破除以药补医机制，同步推进补偿机制和运行机制改革、建立健全现代医院管理制度；协同推进医疗服务价格、医保支付方式、人事薪酬等领域改革，推动公立医院高质量发展，在全国基本实现基本医保地市级统筹，住院和门诊费用跨省直接结算。2020 年、2021 年连续两年卫生总费用中个人支出的占比下降到 27.7%；加强医疗行业综合监管，加大对违法违规行为的惩处力度，规范"互联网＋医疗"服务模式，2020 年，三级公立医院门诊预约率达 56.6%。种种成绩表明：新医改成效显著，回应了老百姓最关心的问题，逐步解决老百姓最切身的医疗服务需求，新医改从体系到模式都在朝着更便捷、高效，令群众满意的方向有序推进。这对和谐医患关系的构建起到了至关重要的制度保障作用。

医药卫生体制改革是涉及千家万户的重大民生工程。党的十八大以来，我国把保障人民健康放在优先发展的战略位置，把"以治病为中心"转变为"以人民健康为中心"。新医改至今，以健康为中心的改革导向更加突出，经过 10 余年的努力，"看病难、看病贵"的问题已一定程度得到缓解，人民满意度在逐步提升，在形势向好的新阶段、新时代，要让全民分享改革成果，坚定不移继续深化改革，从医药卫生体制的生态层面为构建和谐医患关系打造一片沃土。

(二)依法治理，积极促进和谐医患关系保障机制的建立

《基本医疗法》明确规定：医疗卫生机构执业场所是提供医疗卫生服务的公共场所，任何组织或者个人不得扰乱其秩序。全社会应当关心、尊重医疗卫生人员，维护良好安全的医疗卫生服务秩序，共同构建和谐医患关系。医疗卫生人员的人身安全、人格尊严不受侵犯，其合法权益受法律保护。禁止任何组织或者个人威胁、危害医疗卫生人员人身安全，侵犯医疗卫生人员人格尊严。

医院被正式列为公共场所范畴后，医院的治安主体从"保安"上升到"公安"，司法机关拥有介入"医闹"纠纷处置的权力。这是对"医闹"、伤医事件高度重视的表现，将其从行政法推向刑法高度，是对涉医违法行为打击处理力度的加强，也是对目前执法不严、消极执法的一种立法回应。

当前，我国社会处理医患纠纷的方式主要是"法律诉讼、行政部门调解、医患双方协调"三种方式。法律诉讼具有僵化性的弊端，医疗纠纷诉讼医患双方对簿公堂，使得双方处于对立面上，多次的诉讼和漫长的审理周期无疑加剧了医患之间的矛盾；由于行政部门本身就是医疗机构的举办者和监管方，如若监管不力，很容易造成调解的不公平。患者本身处于弱势地位，部分患者会认为医院和政府"官官相护"，往往不接受行政调解，只会造成争端的加深。

在处理医疗事故时，一定要严格按照现有的法律法规执行，同时要注重法律建设及时补充和

完善，确保在发生医疗事故时有可作为依据的法律文本。政府应完善医疗法律体系，确保其具有公平性、公正性和统一性，为民众与医务人员提供法律支持和法律帮助。完善的法律体系，是对医疗机构和医疗人员的有效约束，只有医疗机构的行为满足合法性要求时，医疗事故才可能减少，医患关系紧张的局面才能得到缓解。我国医事法学是21世纪发展起来的一门新兴学科，目前处于从初创到成熟的发展时期。现有《中华人民共和国执业医师法》《中华人民共和国药品管理法》等多部医事法律，《医疗事故处理条例》《医疗机构管理条例》等二十多个医事行政法规，标志医事法律体系初步形成，但是滞后性是法律的一大局限性，尤其是新医改政策出台以来，医疗卫生体制改革步伐日益加快，医事法的制定与定性要以基本法律规范为依托，同时也不可忽略社会情况日新月异的变化。目前我国的医事法，对医患双方的权利义务关系界定不明确，医患关系重大司法问题研究滞后，未能形成科学成熟的理论体系。这就迫切需要司法实践更加专业化、医事法律统一化，这对于医疗纠纷的预防和及时解决具有深远意义。

二、加强引导医媒有效沟通

医患关系问题不是医方与患方之间一个简单的医学技术与服务的提供与接受的关系问题，而是一个包含政府、医方、患方、媒体等全社会共同参与的综合性社会问题。医学远未发展到可以解决所有疾病的阶段，或者说医学永远难以发展到可以解决所有疾病的阶段。在部分媒体报道中，由于其自身水平有限，难以对医学专业知识给予准确理解，导致报道内容的真实性和客观性难以得到保证，从而将主观的、错误的认知传播给人民群众，引导大众形成错误认知，进而激化医患双方的矛盾。除此之外，医患矛盾引发的医患冲突具有典型的社会矛盾代表性，医疗纠纷事件个案往往又受到大众的普遍关注，部分媒体过度炒作，将医务人员和患者放在对立面上，使得社会对于医患间关系的态度发生转变，患者与医生不再是同一战线上共同抵抗疾病的战友，而成为互相敌对，甚至"仇视"的双方。部分媒体为了煽动情绪，过度强调患者的弱势地位，为医患矛盾、医疗纠纷事件的报道涂抹了过分浓重的感情色彩，使得医务人员的合法权益不能得到应有的关注、重视和保护。还有个别媒体为了能够获得更多的经济利益，忘记了自己作为信息传播者的社会责任，加之新闻监管部门的管控不严，媒体与医疗机构虚假宣传、夸大治疗疗效的例子屡见不鲜。

媒体应注重正确的舆论引导，在履行监督职责时，用正面宣传挤压各种负面报道的生存空间，引导大众正确认识医患关系，创造良好的社会舆论环境。新闻从业者应遵从客观、公正的职业操守，媒体对于医疗领域的报道要忠于事实，保障公民的知情权和监督权。

媒体应当积极教育社会公众，使其了解患者这一角色的责任和义务、医疗风险的客观存在、维权和法律意识的重要性。媒体应以高度负责的态度做好医患关系的协调者，充当医患双方沟通的桥梁和纽带，从更高的层次、更全面的角度宣传报道积极正面的医患关系。2018年8月国务院发布《医疗纠纷预防和处理条例》，从法律上对于医疗纠纷信息报道作出规范。

媒体还应当积极开展健康科普，尽量减少医患信息不对称。信息不对称问题一定程度上导致了医患沟通的不顺畅和医患信任危机。当前社会科技发达，人与人之间的联系密切，各种信息的获取渠道繁多，将医疗专业知识通过多种形式、多种传播媒介，以一种大众喜闻乐见、通俗易懂的方式向社会各界普及。媒体有责任和义务通过这种形式缩小社会民众与医务人员在医疗活动中的认知差距，减少医患沟通障碍，增进医患信任。

三、重塑医疗行业社会美誉度

目前我国正处于社会转型期，制度与机制的变迁改革，使得在经济社会急速发展中，信任缺失问题日益突出。医患间的关系可以表现为：没有医务人员，患者便没有办法战胜疾病；没有患者，医务人员便失去了存在价值。在整个医疗活动中，最为普遍也是最重要的人际关系就是医患关系。而医患双方彼此的信任程度同时又是医疗活动得以正常进行的前提。

患者怀揣着感恩的心和高度信任，可以使医务人员放下思想包袱和顾虑，积极采取更多有效措施来缓解患者痛苦，挽救患者生命。要维系良性的医患信任关系必须坚持相互尊重的原则，即一方面患者尊重、信任医务人员，尊重医务人员的专业治疗，并积极配合医生，实现良性互动；另一方面医务人员尊重患者拥有知情和选择的权利，增进患者对疾病的认识和对医务工作的理解，调动患者主动参与治疗的积极性，从而建设形成合作式、共同参与型的医患关系模式。这种新型的医患信任不仅是沟通上的信任，更是情感上的信任。

医患间的信任应当包含两方面的内容：一是医生和患者之间特定个体的人际信任关系；二是以医生为首的群体与以患者为首的社会群体之间的信任关系。医患信任一旦出现危机，这两个群体之间的关系就会受到很大的影响。这种影响是不可逆的，会使医患关系在短时间内很难弥补和修复。提高医患关系和谐度不能只从医务人员或者患者某一个单方面入手，而应该让整个社会共同努力。医学是一门具有探索性、局限性、风险性的学科，要引导医患双方采用合法手段维护自身权益，杜绝"医闹""医托"等不良行为，对侮辱、威胁、殴打医务人员的恶劣行为予以严惩，使医务人员在安全、有序的环境下为患者提供医疗服务。

患者是自我健康的全面管理者、自身健康的第一责任人、医疗预期的合理设计者、医疗过程的积极介入者、医疗秩序的自觉遵循者以及医疗服务满意度评价的理性对待者，可以说患方是"医患命运共同体"的直接参与者、运营维护者和质量评价者，其积极介入和有效作为在医患关系构建中发挥着重要作用。西安交通大学第二附属医院成立了全国首个"医患和谐基金"，这是源于患者家属文先生的一个善举，其背后是一段跨越世纪的医患真情。这是对医者最大的褒奖，彰其技艺扬其人心。医生的德艺赢得了患者的信赖，患者的理解给予医者奋进的力量，医患因合力对抗疾病而心相通、情相融。

2017年8月全国卫生计生系统表彰大会上提出了"推动全社会形成尊医重卫的良好氛围"的号召和要求。全社会正在努力，从多方面着手提高全民重视医疗健康的认识，构建和谐、安全、友爱、相互尊重的高品质医患互信生态。在通往全民健康的目标之路上，没有旁观者，都是同行人！

（段文利　陈　虹）

复习思考题

1. 你认为医患矛盾的主要成因是什么？如何避免医患矛盾的发生？

2. 医院文化建设对于促进医患和谐有哪些作用？

3. 如何看待媒体在构建和谐医患关系中的作用？

4. 思考构建和谐医患关系的可行策略。

5. 案例分析题

2017年，陕西某医院妇产科，26岁孕妇马某从5楼分娩中心坠下，因伤势过重抢救无效身亡。事发后，围绕"究竟是谁拒绝为产妇实施剖宫产"，医院和家属各执一词。

院方表示，产妇夫妇在产前签署"产妇住院知情同意书"，签字、按指纹确认顺产意愿；护理记录单记载产程中家属三次拒绝记录；监控视频中产妇与家属沟通被拒绝。对于为何必须家属签字的问题，院方认为，产妇签署了"授权书"，授权其丈夫全权负责签署一切相关文书，在她本人未撤回授权且未出现危及生命的紧急情况（产程记录产妇血压、胎心正常）时，医院无权改变该孕妇的分娩方式。

医院认为，产妇系成年人且无精神病史，具备完全行为能力，一般产妇顺产产程长达数小时，中途多数会起身在分娩中心外与家属谈话或散步助产；该产妇曾多次走出分娩中心与家属沟通，因此其最后一次走出待产室时，助产士未料到该产妇进入待产室对面的备用手术室跳楼身亡。

产妇的丈夫延某接受采访时说，"产妇住院知情同意书"上的两次签字分别是8月30日马某刚住院时，以及 8 月 31 日上午进入产房前。对于院方指出医院多次向产妇、家属说明情况，建议行剖宫产终止妊娠，产妇及家属均明确拒绝这一情况，延某予以否认。对于院方公布监控录像，产妇马某两次下跪，请求家属同意剖宫产，他也表示否认。

（1）本案例中，你认为双方的焦点问题是什么？

（2）结合本案例，分析导致医患关系恶化的影响因素有哪些？

（3）假设你是当天值班医生，该如何妥善处理此问题？

第十二章 医学职业精神的培育

作为一门古老的专业，医学因其强大的专业性而与外部世界之间保持着一定的距离。高度的专业自治成了医学专业的显性特征之一。在这样先天特性的框引下，随着医学专科精细化程度的逐渐增强，医学及其成员在长期的医疗行为过程中形成了独特的职业精神。医学职业精神常被描述隐藏在医生行为背后的动力——超越个人利益的医生做有益于患者和团队之事的特质，其基本核心是医生真心实意为患者着想。随着医学实践的发展以及关于医学职业精神话题的深入探讨，关于医学职业精神的概念内涵、发展历程、构建培育逐渐成为解析医学职业精神的关键内容。本章主要围绕医学职业精神的概念内涵、发展历程、构建培育等重要内容做出解读，为在不同的时空范围内客观理解医学职业精神的动态性及寻求医学职业精神同宏观的医疗卫生制度之间的关系寻找契合点，以推动医学职业精神的发展。

第一节 医学职业精神的全面解读

一、医学职业精神的解译

（一）医学职业精神的界定

对于医学职业精神的理解，无论在理论上还是实践上都不是简单的是非判断，而应从不同的维度进行解构。更为关键的是医学职业精神虽然在汉语境内翻译为"精神"，但事实上它并不是单纯抽象的形而上学道德规范体系层面。且受医疗专业存在的外部宏观环境的影响：包括当下的医疗卫生体制、政策；政治、经济及社会发展水平；不同的社会文化等。它的具体形式既包括宣言、准则、章程、培训课程，更强调诊疗实践过程中医务人员的胜任力。需要指明的是，这些或抽象或具体的标准的形成，是在公众的监督参与下完成的，而执行这些标准，是医疗专业获得公众信任的最有效依据。

尽管在理论上对于医学职业精神的探讨延续了二十多年的时间，但无论国内还是国外，对于什么是专业精神仍然缺乏共识。甚至有学者认为"给医学职业精神一个清晰而明确的定义是不可能的"。当代医疗实践的复杂性导致了医学职业精神的复杂性，进而导致构建一个普遍的、单一的概念也变得困难重重。学术界对于医学职业精神的定义也从不同的维度入手，当前较为普遍接受的是医学职业精神的概念是通过不断地修正或重构来解决现有培养好医生方法的缺陷。因此，产生了基于美德的专业精神、基于行为的专业精神以及基于认同的专业精神三个不同的框架体系。认为医学职业精神并不是单纯的是或非的单一定义，而是在不同的情境中展现不同的动态调试。

1.基于美德的框架 是最古老的，可以追溯到希波克拉底时代，并在不断发展，直到今天仍有强大的拥护者。在以美德为基础的框架中，医生被视为道德代理人，他们必须抛开自身利益，为患者的最大利益而行动。医生应该把患者的需要放在自己的需要之前，信息要保密，要公开和处理利益冲突，要无私、诚实、可靠、尊重他人。基于美德的专业要专注于内心的习惯、道德价值观、道德推理和性格发展。医生应该将伦理原则如自主、仁慈、无害和公正应用到他们的决定和行为中。从这个角度来看，专业精神要求遵守这些原则和期望。这通常被称为医学界与社会的社会契约。人道主义通常与这个框架相联系，以展示医生对患者的关心、同情及尊重。以美德为基础的专业精神和人道主义的目的是内化价值观和伦理推理，以培养一种对患者和同事无私奉献的品格。在这个框架下，专业精神是美德在医疗实践中的应用。

2. 基于行为的概念框架　主要集中于医师个体的胜任力。相较于美德，行为可以被定义，易于评价和观察。通过行为的结果可以有效地为医师个体的行为提供参照标准。例如，美国毕业后医学教育认证委员会（Accreditation Council for Graduate Medical Education，ACGME）将专业精神作为胜任力的六个领域之一；在毕业后教育认证委员会的框架中，专业精神包括展现同情心、正直和尊重；对患者的需要作出反应；对患者、社会和专业负责。另外，在此框架内，对重大、具有专业里程碑意义的医疗事件的关注是对胜任力检测的有效补充。因为这些事件能够集中展现医师的行为，如关爱、诚实、对患者及其家人的承诺，尤其是在遭遇复杂性医疗事件时，化解的能力以及专业的领导力都会得以展现。

3. 基于职业认同的概念框架　近年来，随着医学教育者对基于行为框架的局限性的回应，职业认同受到了相当大的关注。因为这种职业身份的形成被视为一个适应的、发展的过程，发生在个人和集体（社会）层次，能够阐明主体是谁、想成为谁。积极的职业认同能够促进医学场域内的个体更深刻地接受这个专业整体的价值观和发展愿景，从而能够更好地完成自己的专业使命。这一框架同 Miller-Rest 金字塔的最新构成具有一致性，也在一定程度上阐明了积极的职业认同是医学职业精神的最有力表达。

综上，医学职业精神是由核心元素、原则构成的动态系列，通过医师个体的行为展现，并与外在的医疗生态系统形成互构关系。它展现了于医务人员日常的诊疗行为过程中，以临床技能为基石，以人际关系尤其是医患关系为框架，以伦理价值为指引。作为医学文明的重要组成部分和主导方面，医学职业精神是实然性与应然性的统一、群体性与个体性的统一、科学精神与人文精神的统一。

（二）医学职业精神的内在实质

医学职业精神是医学本质通过医务人员日常诊疗行为的投映，无论从哪个层面对其解读都是对医学救死扶伤、对同类的悲悯同情的本质反应——这是无论影响医学发展的外部条件如何变化，医学技术如何进步，以及在任何时空范围内医学职业精神都不变的"常量"。当然，这个"常量"是患者对医学最根本的需求和期待，也是医学得以存在的基石和理由，更是医生与患者联结的纽带。在关于医学职业精神的语境内，这个"常量"是医学职业精神的核心元素，在具体的医疗实践中，这个"常量"就是医者以卓越的医疗技术践行救死扶伤誓言的行为展现，更是医学职业精神的内在实质——同医学的实质保持根本一致性。

（三）医学职业精神的基本功能

医学职业精神的基本功能是为医学实践提供职业动力、职业导向、职业自律、职业形象、职业承诺等。其中，前三项是对内功能，是基本功能，后两项是对外功能，是辅助功能；内外功能是互补的。

这种固有的基本功能决定了，医学职业精神在医学实践中具有不可或缺的重大作用与现实意义。医学职业精神是医务人员为人民服务所必修的内功。作为与广大人民群众生命息息相关的行业，医疗卫生系统担负着保障人民身心健康的使命，医务人员的职业精神显得尤其重要，它是现代医学观念、医院管理水平、个人整体素质的体现。随着全国医疗卫生体制改革进程的深入，医务人员对患者、医院和社会承担的责任越来越大，但是，一部分医务人员对自己的职责和使命感到疑惑，摆不正患者的利益和自己及医院利益的位置。患者对医务人员的要求也越来越高，医患矛盾近年来有上升的趋势。在这种情况下重构医学职业精神尤为必要。医学职业精神是广大医务人员向社会表达医师努力为患者服务的决心和承诺，加强医学职业精神的培养，其目的是促使医疗卫生工作更好地为广大人民群众的健康服务，为全面建成小康社会和创建和谐的社会环境服务。

（四）医学职业精神的主要内容及其表现方式

医学职业精神的主要内容是：职业立场，即世界公认的人道主义、利他主义；职业目的，即通行于医学界的救死扶伤、服务健康；职业态度，即业医者必须具备的爱岗敬业、恪尽职守；职业理想，即全面优化医学价值追求的医乃仁术、大医精诚。其表现方式主要是职业素质，即科学素质与人文素质的整合；职业人格，即科学人格与人文人格的整合；职业风尚，即科学风尚与人文风尚的整合；职业准则，即科学准则与人文准则的整合。其中，职业素质与职业人格主要体现为个人的，职业风尚与职业准则主要体现为群体的；职业素质与职业风尚是实然性的，职业人格与职业准则是应然性的。

二、中国医学职业精神的发展历程

（一）中国古代的医学职业精神

在中国古代，医学职业精神走过了极其漫长的萌芽与积累的阶段，而后是较长时期的形成与发展阶段。中国古代医学职业精神形成的典型标志，最初应该是黄帝作为医生形象的出现，最终应该是《黄帝内经》的问世。其主要内容，在远古时代是"胚胎状态"的同情互助精神，在三皇五帝时代是"胎儿状态"的友爱奉献精神，秦汉以后才真正形成"医乃仁术"的医学职业精神。中国古代医学史为我们提供了解读中国古代医学职业精神的历史范本：理论化的范本是成书于春秋秦汉之际的《黄帝内经》和唐朝孙思邈的《备急千金要方》；人格化的范本是三国时期的董奉及其留下的"杏林佳话"，更有价值的也许是唐代孙思邈及其身体力行的"大医风范"。理论范本阐发了中国医学职业精神的基本理念，如生命神圣论、医生美德论、医生义务论等；人格范本则集这些理念于一身，并演绎出一场场医学职业精神的话剧。而所有这些都提出了一个特别值得研究的医学职业精神命题——大医，即"苍生大医""大医精诚"、大医必须做到"胆愈大而心愈小，行愈方而智愈圆"。把这一命题及其所包含的内容进行现代的诠释，可以作为建设我国当代医学职业精神的宝贵资源。

（二）中国近代的医学职业精神

在近代中国，西学东渐背景中的中国医学职业面临着重新"构建"，中西医学在相互碰撞中一度出现了二分天下的局面，但随着西医的逐步扩张乃至成为主流，以及中医越来越西医化，中国的医学职业精神在一定意义上出现了断裂。这种断裂主要表现为本土的医学职业精神传统因中医的不断式微而日渐丢失；同时，由于战乱仍频、国情差异以及"中体西用"国策的限制，"传教士心灵"不可能随着西医一起被引进中国，而在"传教士心灵"缺失的情况下，西医逐渐取得胜势所带来的必然是技术主义的盛行。因此，在北京协和医学院开办之初，晏阳初应邀讲课时就提出：协和未来的医生需要的是一个科学家的头脑和一颗传教士的心灵。毫无疑问，晏阳初凭借他的一双慧眼，透彻地看到了"传教士心灵"——医学职业精神的极端重要性及其在当时中国的严重缺失。

（三）中国当代的医学职业精神

在当代中国，国家医疗卫生事业的日益发展壮大，我国现代的医学职业精神建设出现了三个黄金发展时期，即革命战争年代的初创时期、1949年后将近30年的形成时期、改革开放以来至今的全面发展时期。在初创时期，医学职业精神的经典命题是毛泽东同志为延安中国医科大学所作的题词："救死扶伤，实行革命的人道主义"，其人格样板就是对技术精益求精以及对工作极端负责任、对同志对人民极端热忱的白求恩。在形成时期，当家作主的医务人员焕发出前所未有的职业热情，在实践中营造了世界瞩目的全新的医德医风。在全面发展时期，以市场经济条件下的医德建设为主题、以中国特色的医学伦理学建设为主要载体的医学职业精神再建设，从实践层面和理论层面全线推进。在这三个时期，虽然没有明确提出医学职业精神及其建设的命题，但我们的工作实践与理论研究是紧紧抓住了医学职业精神的核心，即伦理精神，所涉及的内容也足以涵盖医学职业精神的所有方面，建设成果是有目共睹的。当然，建设中走过不少的弯路；目前面临的挑战也是巨大的；更为重要的是，我们对现代医学职业精神及其建设这一综合性重大课题缺乏确定的目标、系统的构建和推陈出新的精神。

三、《医师宪章》中的医学职业精神

（一）《医师宪章》简介

《医师宣言》是由美国内科学基金、美国医师学院基金和欧洲内科医学联盟共同发起和倡议，首次发表于 2002 年《美国内科医学年刊》和《柳叶刀》杂志。到目前为止，包括美国、英国、法国、德国、加拿大等国在内，已有 36 个国家和地区的 120 个国际医学组织认可和签署该宣言，其中包括美国医学院校协会、美国医学专业委员会、研究生医学教育认证委员会等。其间，它被翻译成 10 多种语言，在 30 家杂志发表。中国医师协会在 2005 年 5 月 22 日正式加入并推行《医师宪章》活动。

该宪章主要是针对当前医疗环境的恶化和医务人员敬业精神的下滑，发出新世纪的职业理念和职业精神，倡导并给予民众一种承诺。《医师宪章》提出了医师的三项基本原则（患者福祉至上、尊重患者自主权、促进社会医疗资源的公平性）和十条职业责任（①提升专业能力；②诚实对待患者；③保护患者隐私；④避免私人利益；⑤提升医疗品质；⑥平等照顾患者；⑦节省并公平分配资源；⑧重视科学精神；⑨减少工作冲突；⑩重视同行间专业评价）。

（二）《医师宪章》借鉴

世界各国的医学水平有高低，医学文化有差异，但古今中外的医学界却有一个共识，就是"医乃仁术""无德不为医"。崇尚医德是世界所有医学的优良传统。《医师宪章》在职业医学职业精神的要求上既全面又有针对性，可以看作是对医学职业精神的全新解释。《医师宪章》阐述的三个基本原则和十条职业责任反映了新世纪医师在市场经济下的行为准则，明确了医师与患者、同事、医院和社会的关系。它强调将患者的利益摆在首位，医师应该秉承公平、认真的原则为患者服务，其中提到的为患者保密和尊重患者的自主权更是近来社会关注的焦点。

医学职业具有超越时空的共同性，况且，目前我国医学职业精神建设所面临的问题同美国等西方医学发达国家具有相当的类似性，因此，《医师宪章》是目前我国构建医学职业精神不可缺少的他山之石。中国医师协会道德建设委员会向全国医师发出"学习新世纪医学职业精神——医师宪章"的倡议时，就曾经十分肯定地指出：希望《医师宪章》所倡导的三项基本原则和十条职业责任成为我们每个医务人员对生命意义和职业价值的终身追求和心灵深处价值取向的行为"戒尺"。

第二节 中国医学职业精神的培育

一、医学职业精神培育的核心

医学发展到当今天，已经建构了一个庞大的专业王国。在这个王国中，主要有四大家园，即物质家园、智能家园、制度家园、精神家园。物质家园是指医疗服务机构所占空间、建筑设施、仪器设备、医药资源等项目的总和；智能家园是指医学知识、技术、技能等项目的总和；制度家园是指医学技术规范、专业工作程序、职业管理规章等项目的总和；精神家园是指医学职业精神的总和及其载体，即医务人员的主观世界。这四大家园分工互补，物质家园是基础，精神家园是主导，智能家园与制度家园是连接前两者的中间层次。它们的区别虽然十分明显，但其内容却相互渗透和相互投射。在当前"物盛神衰"的背景下，提出医学职业精神及其再建设的重大命题，通过医学精神家园的再建设，从而保障它的主导功能的充分发挥，这对当代中国医学的健康发展是必需的和紧迫的。

在亟需再建设的医学职业精神家园中有着两套话语，即科学精神话语和人文精神话语。科学精神话语是指医务人员的医学科学意识、医学科学思维、医学科学方法等，它是医学职业精神家园中的基础话语和工具理性。人文精神话语是指医务人员的伦理精神、法律精神、文化精神等，它是医学职业精神家园中的主导话语和价值理性。这两套话语不仅是不可相互替代的，而且必须是共同和谐发展的。在当前科学话语过度高亢、人文话语极度低沉的情况下，遏制科学主义话语霸权、提高人文主义话语地位，对建设医学职业精神是必然的和首要的。

我国当代医学职业精神的培育是一个复杂的庞大工程。这个工程关键的第一期就是核心工程的建设。而这个核心工程就是人文精神中的伦理精神重构。首先，伦理追求是医学职业价值追求的核心，决定着医学职业精神的本质。当说到医学价值追求的时候，就需要把握它的实质与灵魂，能够揭示这一实质与灵魂的，非"应当""向善"这样的话语莫属。而"应当""向善"就是地地道道的伦理话语。其次，伦理素质是医学职业素质的灵魂，由它决定医学职业素质的水平。现代素质教育研究表明，医学人才必须具有良好的综合素质，即和谐与可持续发展的身心素质、文化素质、专业素质、思想道德素质。其中，思想道德即伦理素质是居主导地位的。再次，伦理生态是医学职业风尚的主流，由它决定医学职业生态的性质。作为医学职业精神的外在表现，职业生态由伦理、政治、法律、宗教等多方面构成，但基本的主要构成部分是伦理。在国内，流行多年的、用"医德医风"来概括和表述医疗机构软环境的做法就是一个有力佐证。最后，伦理准则是医学职业准则的主导，由它决定医学职业准则体系的取向。同职业生态一样，医学职业准则也是由多方面准则构成的，但其基石和主角是伦理准则。伦理准则渗透于其他准则并起统帅作用。总之，无论是个体的内在的伦理追求、伦理素质，还是群体的外显的伦理生态、伦理准则，它们所承载和体现的伦理精神确实是医学职业精神的核心；构建医学伦理精神，无疑是建设医学职业精神大厦的核心工程。

二、医学职业精神培育的原则

（一）医学的精神家园与物质家园必须协同建设

现代医学中物化的因素越来越多，而且地位越来越重要。这一方面充分显示了医学的伟大进步，所以城市医疗中心越建越大，大楼越盖越高，仪器越来越新；但另一方面也充分暴露出它的弊端，如导致医疗服务出现不公，普通平民尤其是弱势群体看不起病，高技术低情感等。"物盛神衰"的事实说明，"重物轻神"的建设设计是行不通的。从理论上说，完善的医学不仅需要过硬的硬件条件，更需要大写的医学人。而这大写的医学人恰恰就是由医学精神家园养育的。甚至从某种意义上说，医学精神家园建设是根本的和应该先行的。

（二）医学的人文精神与科学精神必须协同建设

在前面的讨论中，我们已经清楚了医学中这两种精神即"科学家头脑"与"传教士心灵"的辩证关系。因此，在医学精神家园建设的设计蓝图中，这两种精神不仅必须同时到位，而且必须相互协调与支撑，也就是说，缺少"头脑"或者缺少"心灵"的设计都不是完整的设计，"头脑"与"心灵"错位或者失衡的设计也不可能是合格的设计。目前的突出问题是，科学精神走上霸权地位并出现严重扭曲，而人文精神被极端地边缘化甚至出现空白。这种图景不仅反映了医学服务的普遍现实，也反映了高等医学教育的普遍现实，亟待加以修正。

（三）医者行为同外部环境必须协同建设

医学职业精神不是空洞的抽象的概念，它需要通过医务人员的实际行为外显出来，所以具有了可评价的实在性。对影响医学职业精神的各因素进行分析，医学职业精神虽然属于医学专业的个体和群体，但最终的形成既需专业内部成员义务的完成，更需要专业机构及外界环境的助推。

医生、团队、医疗体系及外部环境对于专业精神共同承担着支持作用。不合理的外部制度可能会阻碍医师个体积极的行为动机，进而影响其专业精神。例如，经济报酬的不合理常常影响医师个人的、伦理的、道德的责任；基层医疗机构的医务人员健康服务能力常常受制于医疗资源的不合理配置。由此，在医疗实践中，专业精神是一种从医生个体辐射到整个医疗体系的交互影响的医学实践方式。专业精神通过医患互动与外界环境之间形成巢状闭环关系，一方面，医疗机构的环境对医疗行为有着深刻的影响，同时，医疗环境也是由医疗行为所塑造的；另一方面，外界环境包括医疗制度、医疗体系管理、卫生保健制度及社会经济等影响着医生行为的积极性，医生也在潜移默化中通过自己的行为反推动或强迫着环境的改变，从而完善专业精神。由此表明，专业精神与外界环境是一种互构的关系，二者共同作用才能形成良性的互动。因此，医学职业精神的培育需要外部环境的优化，优化的外部环境反过来促进医学职业精神的提升。

（四）医者的职业人格与社会人格必须协同建设

上述几方面的协同建设都必然也必须体现于医者这个人，结晶为医者的人格。医者也是人，他既生活在职业中，又生活在社会中，形成独特的职业人格与一般的社会人格是非常自然的，但健康的职业生活与良好的职业精神要求将这两种人格合理地整合在一起，即以医学人为基础与核心的医学人同社会人二者的有机统一。这里有两种错误倾向需要避免：一是将医学人完全神化，视医者为纯粹的"白衣天使"；二是将社会人完全世俗化，任凭世俗化而去掉医学人人格。所以，在完整的意义上，说医者也是人，只说对了半句话，也许还是并不关键的半句话，关键的那半句话应该是：在医学职业生涯中，他首先必须是一个医学人。医者的人格必须是合金式的，即职业人格与社会人格的合金，具体地说，就是知识人、伦理人、法学人、经济人、世俗人等人格的合金。

三、医学职业精神培育中的问题

（一）处理好医学职业理念现代化与传统性之间的关系

医学职业具有传承性，同时也在走向现代化。同样，医学职业理念也在传承中实现现代化，在现代化中完成自我传承。显而易见，医学职业理念的现代化不是对传统的恶性否定，不是传承的断裂，而是对传统的辩证否定，是在传承中出新；同理，良好的传统也不是凝固不变的，它具有与时俱进的基因与活力。例如，医学职业精神的最基本理念——生命理念的现代化，只能是传统生命神圣论的传承与发展，即以生命质量论、生命价值论来补充和完善生命神圣论，而不是否定和替代生命神圣论。珍视生命，热爱生命，永远是医学职业精神的理念之本。另外，人本理念、利他理念等也都是与医学职业精神同在的。

（二）处理好医学职业精神的普世化与民族性之间的关系

在当今知识社会，医学职业中共同语言越来越多，一种普世的医学职业精神建设诉求就应运而生。所谓普世，就是指医学职业精神超越了地域、国界对它的限制，是被全人类认同并且通行于全世界的。医学职业精神的普世化是人类社会发展与医学进步的产物。例如，《纽伦堡法典》在它问世后的三四十年间就为几乎所有国家的医学界所接受；在《医师宪章》从2002年问世后短短四年间，就有近36个国家的医学界签字加入其普及计划中。我国医师协会也于2005年正式宣布加入这一行列。显然，拒绝医学职业精神的普世化是不明智的，但无视医学职业精神的民族性同样是行不通的。因为医学职业精神从本质上说是伦理的、文化的，而伦理与文化永远脱不掉民族性。例如，同是讲生命神圣论理念，在没有政教合一文化传统的中国人与有这种文化传统的欧美人之间就有着重大的差异；同是讲知情同意，家文化传统浓厚的中国人（重视患者家属签字）与这种文化传统淡化的欧美人（重视患者本人知情同意过程）对其认识和运用就存在着巨大差别，等等。所以，普世化是包容民族性的普世化，民族性是普世化中的民族性。于是，在医学职业精神普世化过程中实现其中国本土化就不再是一个悖论，而是一个亟须解决的重大课题。

（三）处理好医学职业行为的自律化与他律性之间的关系

医学职业行为是主体自律与外在他律的统一。根据康德的严格界定，自律与他律都是指称个人行为的。自律是指作为个体的行为主体自己为自己立法。反之，就是他律。但康德是有失误的，失误有二：一是完全割裂自律与他律的联系；二是看不到二者相互统一的基础——实践。其实，一个合理的医学职业行为就是医者自律与外部职业生态以及社会生态等他律的优化整合。因此，如何处理打造医者自律素质与构建他律机制的相互关系，就成为医学职业精神再建设中不可回避的问题。这似乎又是一个死结或者悖论。摆脱困境的出路只有实践。胡卫民事件及其类似现象提示我们，医学职业精神建设的第一步实践，应该是营造良好的伦理生态及职业生态，同时在这种营造中养成每个个体的职业素质，并为个体自律创造优化条件。从他律起步，自律才有可能；二者不断地良好互动，才能有基于自律的医学职业行为。这里的伦理生态、职业生态及其建设，对医者个人来说是他律的，是他律机制建设。

（四）处理好医学职业人格的理想化与底线性之间的关系

人格具有理想性，人格需要理想化。因为，作为人追求自我完善的产物，人格就是新我对旧我的一种超越。但是，人格的理想化不能被视为悬在天上的一根横杆，它应该是顶天立地、包含若干层次的活动空间，其中起码应该分成两个基本层次，即终极要求与底线要求。合理的医学职业人格从来都不是理想的一极化。例如，我国最早的文化典籍中关于医学职业人格的表述，既有扁鹊的神医形象，又有《黄帝内经》之"征四失论"与"疏五过论"的底线伦理要求。西方医学职业精神的奠基之作——《希波克拉底誓言》，既提出了"为患者谋幸福"的终极标准，也确认了"不伤害患者"的职业底线标准。我国当代社会精神文明以及医德建设的经验与教训告诫人们：以往的高标准、一刀切的做法，目前为数不少的人只守底线、放弃高尚的做法，都是医学职业精神建设的误区。医学职业人格若不设底线，就等于没有起点；若放弃终极，就等于丢掉了自己的本质。例如，作为针对全国所有医务人员的医学职业人格规定，服务患者的内容就既应该包含不伤害患者的一般为患者服务，又应该包含利他主义的全心全意为患者服务。二者是不可偏废的。

（五）处理好医学职业伦理的生命话语与健康话语之间的关系

在欧美，自20世纪六七十年代以来，生命伦理学逐步取得了医学职业伦理的话语霸权，被视为医学伦理学的最新发展阶段。生命伦理学20世纪传入中国以后，其影响日益扩大，现在已出现一统天下之势。对此，一直有人质疑。生命伦理学的话语尽管解决了医学伦理学不能完美解决的一些问题，但它过于宏大，而且又不能最贴近医学目的（即健康），还仅仅是前沿生物医学的伴生物，只能做一种伦理话语背景或者平台。医学的根本目的是健康。医学道德的基本问题是健康利益追求及其合理分配。作为医学职业精神的核心，医学伦理精神不仅应该反映医学的高度技术化，更应该反映医学的高度社会化。因此，至少在目前的中国，健康公平、医务人员正直品格等要求医学道德发展的未来定向必须是健康道德。健康伦理学的话语必须是医学职业精神重构的核心话语。

第三节　医学职业精神的践行

一、理性认知医学职业精神

与国外的研究和实践不同的是，中国对于医学职业精神的讨论几乎只与中国医疗行业负性的医学道德、医疗伦理等问题相关，人们的共识性感受集中于医学职业精神的不足甚至缺失。而当特殊卫生事件发生时，人们对医师专业精神的认知又会转向相对积极的层面，如非典时期、汶川地震时期……医学职业精神正向力量就得以凸显。因此，正确的认知、理性的期待是践行医学职业精神的首要义，是方向性的引领。对医疗专业内部而言，它关系到医疗内部对本专业的认同及未来的发展；对外部而言，是正确客观地认识医学及医务人员的基石，也是探寻医学职业精神与宏观的医疗卫生制度及公共卫生政策的复杂关系的全新视角。

一场前所未有的疫情——新型冠状病毒感染使医师一切以患者利益为核心的专业精神得以高度彰显并受到社会各界的高度认同，于医者而言，这只是日常诊疗的集中化、凝练化——虽然夹杂着更多的不确定性与危险性。然而外界更多的讨论则认为只有此等危急时刻才是医师专业精神的凸显之境，甚而将医务人员再次推上神坛。

客观而言，医学职业精神具有动态性，不同视角的认知和解读影响着对医学及医务人员的期待和判断。事实上，医学职业精神的内在实质并不因常规诊疗或突发事件而有所改变，而是由于多重复杂的原因导致了对于医学职业精神的认知没有形成"共认意识"。而要在医疗实践过程中积极践行医学职业精神，首先要形成一种"共认意识"，而后才有可能通过一系列的措施提升医学职业精神，客观评价医生的行为决策，客观理解医学的局限，将相对抽象的医学职业精神同具体的医疗卫生制度和卫生政策建立联系，在二者互构的医疗生态系统内，促进医学及医者以最饱满的状态完成医学救死扶伤的终极使命。

二、优化医学职业生态

（一）医学职业生态的积极优化

首先，政府应该十分明确并严格履行自己对医学事业的职责，以医学职业精神指导、要求自己积极作为，如采取有力措施加大对医疗事业的财政投入等，为医疗机构坚持和发扬医学职业精神创造良好的外部大环境。近些年来无数的事例与实践反复证明：医疗机构经费补偿机制的不合理，如经济报酬的不合理常常影响医师个人的、伦理的、道德的责任；基层医疗机构的医务人员健康服务能力常常受制于医疗资源的不合理配置。医学伦理生态建设、医学职业精神建设所涉及的类似内容，是医学职业内部无能为力的，政府相关部门及其官员对此负有义不容辞的责任，建立相关的官员问责制也许是最紧迫的任务。

其次，以建立和完善医德奖罚机制为直接目标，真正将职业伦理精神引入医院管理的实际运行之中，逐步形成正常的职业伦理氛围、职业伦理风尚。职业伦理氛围与风尚是医学伦理生态的现实表征和医学职业精神的重要组成部分及其检验尺度之一。健康的职业伦理氛围与风尚，应该是合理保护各行为主体的正当权益的，应该是充分体现医学善良本质的，应该是完美实现医学人际关系和谐目标的。

（二）自觉融入良好医学职业生态的营造实践

事实分析和理性论证已经为我们解决目前的医学职业精神建设问题提供了基本指南，但是，由于自觉地建设医学职业精神还是一个新课题，再加上是在医疗卫生改革处于关键时期被提上日程的，在认识上还往往处在困惑甚至误区之中。因此，走出理论认识上的困惑和误区，是自觉参与良好职业生态营造并不断提升自我职业精神，从而构建和谐医患关系的前提条件。

首先，从素质唯一论的困惑和误区中走出来。医学职业素质唯一论者认为，医学职业精神纯粹是医者个体的主观精神世界，医者职业素质是其唯一载体。因此，医学职业精神建设就是造就一个个具备职业素质的医务人员。这种认识的正确之处，是它看到了医学职业精神的实质与核心，失误之处在于它的片面论与背离辩证法，也就是说，它看不到医学职业精神的外在的群体的表现形式——职业生态，由此也不可能看到和理解医者个人职业素质与医学职业生态之间的辩证关系。如果以此作为医学职业精神建设设计和实施的指导，就会犯唯心主义的错误，恰恰找不到造就医学职业素质的现实途径。

其次，从自律唯一论的困惑和误区中走出来。这种认识与上述认识密切相关。它认为，医学职业精神与医学伦理精神是同义语，而医学伦理精神是纯粹自律的；建设医学职业精神无非就是要求每一个医务人员进行自律或者强化他们的个体自律性。由于这种观点过分强调"出淤泥而不染"，无视"近朱者赤，近墨者黑"的规律性，把医务人员的道德生活、职业生活中的他律与自律完全割裂开来，把医务人员养成医学职业精神视为封闭的个体自律活动，因此，就无法理解自律从何而来，同样找不到个体自律以及医学职业精神养成的现实途径。有些自律唯一论者意识到了自己的失误，但却仍然囿于自律唯一论的思路，于是便任意扩张自律的概念，提出了一个未加认真推敲的"职业自律"（或称行业自律）的理论来加以补救。其实，"职业自律"是一个伪命题。因为，按照自律与他律这两个概念及其理论的创定者康德的严格规定，自律或他律所涉及的行为主体是作为理性存在者的人；这个理性存在者的人是个人；自律不是别的，就是有理性的存在者个人对他自己发出道德命令，他服从的不是别人，而是他自己。换句话说，所谓自律无非就是行为主体个人听从自己的善良意志或者道德律令。尽管康德的自律概念及其理论存在着脱离生活实践与割裂同他律的相互联系两大根本缺陷，需要加以必要的修正，但他对自律主体、对象的明确而严格的规定则是完全正确的。道德生活一再证明：意志是纯粹个体性的，只有个人才有所谓意志自由与不自由、善良与不善良的问题；自律对象只能是行为主体个人的行为，而不可能是群体的活动；自律只能是行为主体针对自己的行为。"职业自律论"者所指称的职业内部不同成员之间的"律"，只能是他律，而不是自律。如果硬要把这种说成是自律，不仅是一种虚构，甚至在形式逻辑上也说不通——群体自律就相当于群体中不同成员的相互自律。所以，要走出这一误区，就必须正确理解和运用他律与自律在道德生态和职业生态中相互关系的原理。

最后，从道德让位论的困惑和误区中走出来。这种认识是世界性的道德虚无主义、道德无用的一种反映。在我国近些年来的特殊背景下，由于在社会上存在着"市场神话"与道德虚无主义思潮，尤其是在医疗卫生改革中错误地认识和运用市场手段，道德在职业生活中被边缘化、虚位化，道德在医学职业生态中苍白无力甚至形同虚设的局面。正如前面阐释的，要想建设医学职业精神，不仅需要伦理精神回归医学，而且必须将伦理精神置于医学职业精神的核心与首要的位置上。

在所有关于医学职业精神的话语中，概念的解读、内涵实质的明确、影响因素的剖析、医疗实践中的培育……最为重要的是厘清医师专业精神同宏观医疗卫生体制的关系。其目的在于在公共卫生政策制定、实施和操作的过程中，将医学职业精神作为重要的一环纳入其中，同时优化一个基于社会经济、政治、制度、文化、生命科学和技术、基层卫生系统的建立和运行以及医疗卫生社会保障体系等一系列社会要素形成的医疗生态环境，形成社会卫生制度同医学职业精神之间的良性互动，打破传统的强调医者奉献、付出却忽略对医者能够奉献付出所需的外部条件的满足，如合理的工作条件和收入、与卫生体系其他成员包括卫生行政人员之间透明公开的沟通渠道、有效增强患者照护、持续改进临床和团队技能的信息系统等各种软件和硬核，从而以理性的方式积极推动医学职业精神的发展。同时，良好的医学职业精神也将公众同社会医疗卫生事业密切关联，为社会公共卫生政策的执行提供方向上的指引，在公共卫生政策与其受惠者之间搭建桥梁。

（王　彧）

复习思考题

1. 如何理解医学职业精神的概念和内涵？
2. 医学职业精神的主要内容及其表现方式是什么？
3. 《医师宪章》所倡导的三项基本原则和十条职业责任是什么？
4. 谈谈如何培育当代中国的医学职业精神？